北京大学医学教材

临床康复医学

Clinical Rehabilitation Medicine

主 编 王宁华 黄 真

编 者（以姓氏笔画为序）

王 彤 南京医科大学第一附属医院
王宁华 北京大学第一临床医学院
汪 波 中国假肢矫形技术学校
李泽兵 复旦大学中山临床医学院
郑光新 解放军总医院第二临床部
周谋望 北京大学第三临床医学院
赵正全 华中科技大学同济医学院
郭铁成 华中科技大学同济医学院
徐本华 北京大学第一临床医学院
黄 真 北京大学第一临床医学院
顾 新 卫生部北京医院
谢欲晓 卫生部中日友好医院
谢 斌 北京大学第一临床医学院
窦祖林 中山大学附属第三医院
燕铁斌 中山大学附属第二医院

北京大学医学出版社

LIN CHUANG KANGFU YIXUE

图书在版编目（CIP）数据

临床康复医学/王宁华，黄真主编．—北京：北京大学医学出版社，2006.6
ISBN 7-81116-019-6

Ⅰ.临… Ⅱ.①王…②黄… Ⅲ.临床医学：康复医学 Ⅳ.R49

中国版本图书馆CIP数据核字（2006）第039680号

临床康复医学

主　　编：王宁华　黄　真
出版发行：北京大学医学出版社（电话：010-82802230）
地　　址：（100083）北京市海淀区学院路38号　北京大学医学部院内
网　　址：http：//www.pumpress.com.cn
E - mail：booksale@bjmu.edu.cn
印　　刷：莱芜市圣龙印务有限责任公司
经　　销：新华书店
责任编辑：暴海燕　**责任校对：**杜　悦　**责任印制：**郭桂兰
开　　本：787mm×1092mm　1/16　**印张：**17.25　**字数：**436千字
版　　次：2006年6月第1版　2006年6月第1次印刷　**印数：**1—3000册
书　　号：ISBN 7-81116-019-6/R·019
定　　价：29.80元

序　言

随着生命科学技术的日新月异，在我国高等教育体制改革的带动下，医学教育教学改革不断深入，医学教育逐渐由职业化教育转向具有职业特点的综合素质教育，着眼于二十一世纪，医学教育将更注重人才的综合培养，不仅要培养学生具有学科专业知识和能力，而且要具有知识面宽、能力强、素质高的特点，注重创新精神、创新意识、创新能力的培养。

1995年以来，通过教育部、卫生部及北京市等各级教育教学改革项目的研究与实践，我校着力于人才培养模式和课程体系的研究，实现融知识、能力、素质于一体的综合培养，拓宽专业口径，特别强调理论与实践的结合，培养学生自学和创新的精神和能力，树立终身学习的观念；进行了课程内容、教学方法和考核方法的研究和实践；改革教与学的方法，以学生为主体，以教师为主导，引导学生主动学习，注意因材施教，注重加强人文素质的培养，强调在教学过程中的教书育人。

在改革实践中我们深刻认识到教材建设在教学过程中起着重要的作用。但长期以来医学教育一套教材一统天下的局面，未能充分体现各医学院校的办学特点，未能及时反映教学改革及教学内容的更新。为此我们邀请了北医及部分兄弟院校各学科的专家教授编写了这套长学制教材。

这套教材的编写工作力求符合人才培养目标和教学大纲，体现长学制教学的水平，探索和尝试突破原有教材的编写框架；体现北医教育观念的转变、教学内容和教学方法改革的成果和总体水平，确立以学生为主体的人才培养模式，有利于指导学生学习和思考，有利于训练学生临床思维的能力，培养学生的创新意识；体现教学过程中的“双语”教学要求，将学生必须掌握的词汇编入教材之中，每本教材配有英语专业词汇只读光盘。

本套教材汇集了北医及部分兄弟院校的专家教授们多年来积累的知识和教学经验，在编写中也进行了大胆的尝试。衷心希望该套教材的出版能为我国的医学教育贡献一份力量，使医学教育的教材建设能够百花齐放。但是由于学科专业发展的不平衡，教材中难免存在不足之处，欢迎有关专家学者批评指正。

韩启德

2002年7月

前　言

康复医学是一门新兴学科，其宗旨是最大限度地达到和维持个体最佳功能状态和独立生活能力，并回归社会。它是医学和社会进步的必然产物，是一门具有独立内容、规范体系、医教研全面高度发展、且社会需求不断增加的临床学科，它对其他各临床学科具有必不可少的完善和延续作用，尤其康复治疗的早期介入，是将各种疾患导致的功能障碍降至最低限的保证。因此，作为现代医学生责无旁贷地需要掌握康复医学，它是医学生教育中不可缺少的一部分。本书针对长学制临床医学生，采取不同于以往的教材书写形式，以临床常见问题为中心，以功能障碍为主线，每章节用病例为引子，以康复诊断和康复处方为结尾，同时采用英文做小结和提供参考读物的形式，使本书更加符合"以问题为中心"的教育理念，突出康复医学的特色，满足新型长学制医学生的培养要求。

本书共分三大部分，第一部分全面概括地介绍康复医学的基本概念、内容和分类等，使医学生对康复医学概念的内涵和外延有初步了解。第二部分以临床中与功能障碍相关的常见症状和体征为中心，阐述康复评定和康复治疗的方法。第三部分围绕临床中以功能障碍为主的常见疾病，从康复评估角度分析疾病，制定康复治疗方案。本书最后附加专业英语词汇索引。编写力求精、准、明的原则，突出重点，强调实用性和科学性。

本书参编人员主要为国内一流大学附属医院康复科学科骨干，是20世纪80年代与我国康复事业共同成长起来的中青年，在国外接受过先进的康复医学教育。但是，由于本书的编写是一种新的尝试，编写人员的资历相对较浅，书中一定存在缺憾和不足，敬请批评指正，我们将在今后的工作中不断改进提高。

在编写过程中，得到北京大学医学部副主任刘玉村、北京大学第一临床医学院副院长郭晓惠、北京大学第一临床医学院教学办公室主任孟凡荣和副主任王颖等领导，以及原北京大学第一临床医学院物理医学与康复科主任、主任医师殷秀珍的大力支持，在此深表感激。

另外，我们还要感谢 Bill Purves 对本书英文总结的审定。

王宁华　黄　真

2004 年 3 月

目　录

第一篇

临床康复医学概论

第一章　概　　述

第一节　定　　义

康复（rehabilitation）定义为“采取一切措施以减轻残疾带来的影响并使残疾人重返社会。”“康复不仅是指残疾人适应周围的环境，还包括调整残疾人的周围环境和社会条件以利于他们重返社会。”因此，康复是综合协调地应用各种措施，以减少病、伤、残者的躯体、心理和社会的功能障碍，发挥病伤残者的最高潜能，使其能重返社会，提高生存质量。康复的范畴包括医疗康复、康复工程、教育康复、社会康复、职业康复等，这些方面共同构成了全面康复。

康复医学（rehabilitation medicine）是具有独立的理论基础、功能测评方法、治疗技能和规范的医学应用学科，旨在加速人体伤病后的恢复进程，预防和/或减轻其后遗功能障碍程度，帮助病、伤、残者回归社会，提高其生存质量为最终目标。康复医学的服务对象为各种长期功能障碍的患者，包括残疾人、各种慢性病患者、老年人和急性病恢复期的患者。这些功能障碍不仅与生理功能相关，还与社会、心理、职业等诸多因素有关。康复医学着眼于整体康复，并围绕三个层面上进行：（1）最大可能的减轻残疾；（2）训练残疾人获得新的技能和方法从而减轻残疾造成的功能障碍；（3）帮助残疾人改变环境，包括躯体内环境及社会外环境，从而将残疾造成的躯体、心理、社会等影响降到最低，提高生活质量。因而康复医学具有多学科性、广泛性、社会性，并充分体现了“生物一心理一社会”的医学模式。

第二节　内　　容

康复医学的主要内容包括康复基础学、康复评定、康复治疗学、临床康复、社区康复。

一、康复基础学

康复基础学指康复医学的理论基础，重点是与主动功能训练有关的运动学、神经生理学、医学物理学，以及与患者生活和社会活动密切相关的环境改造学。

二、康复评定

康复评定是指在临床检查的基础上，对病、伤、残者的功能状况及其水平进行客观、定性和/或定量的描述，并对结果作出合理解释的过程，又称功能评定。康复评定的目的是制定对应的目标。制定目标时，遵循 SMART 原则，即特异性（specific）、可测性（measurable）、可获得性（achievable）、相关性（relevant）和时间性（time limited）。

三、康复治疗学

康复治疗可定义为主动的、动态的过程，是帮助残疾人获得知识和技能，最大限度获得躯体、精神和社会的功能。康复治疗是最大可能地增加功能能力，将残疾与残障碍降低到最低程度，从而促进活动能力和参与能力。康复治疗采取的主要方法包括三个基本方面：减轻残疾的方法；设计获得新的技能和决策能力，从而减少残疾影响的方法；帮助改变环境，使残疾人适应环境，将导致残障的可能降到最低的方法。康复治疗学分类包括：

1. *物理治疗*（physiotherapy，physical therapy，PT）

包括物理因子疗法（非力学方法）和运动疗法（力学方法）。物理因子疗法是使用电、光、声、磁、水、蜡等物理因子治疗，对减轻炎症、缓解疼痛、改善肌肉瘫痪、抑制痉挛、防止瘢痕的增生以及促进局部血液循环障碍等均有较好效果；近年来，经皮神经电刺激（transcutaneous electrical nerve stimulation，TENS），功能性电刺激（functional electrical stimulation，FES）和生物反馈疗法（biofeedback，BF）在镇痛、恢复和代偿肢体、脏器功能等方面的应用日益广泛。运动疗法强调力的应用，是通过手法操作、医疗体操以及器械锻炼等，采用主动（为主）和/或被动运动的方式达到改善或代偿躯体或脏器功能的治疗方法。如肢体瘫痪后通过运动训练将不正常的运动模式转变为正常或接近正常的模式，增强对肢体运动的控制能力及运动耐力，改善运动协调性和平衡等。运动疗法也有利于预防和治疗肌肉萎缩、关节僵直、骨质疏松、局部或全身畸形等并发症。物理治疗的主要作用是最大可能减低残疾的发生与程度。

2. *作业治疗*（occupational therapy，OT）

是针对病、伤、残者的功能障碍，采用日常生活活动、工作和学习活动以及文体活动等设计及利用的作业活动进行康复训练的治疗方法，以逐步恢复或改善自理、工作及闲暇活动中的独立能力。作业治疗在人体工效学（ergonomics）和职业功能测试（vocational assessment）的基础上，给予认知训练（cognitive training），感觉综合治疗（sensory integration），矫形（orthorse）、自助具（aids）的制作，压力治疗（pressure therapy），缅怀治疗（reminiscence therapy）与心理辅导（psychosocial counselling），家居测试，康复环境设计及改造，社区及家庭生活技能训练等。作业治疗的主要目的是学习和获得新的技能、提高日常生活活动能力，利用环境改造以达到减轻残疾，增加活动能力与参与能力，提高生活质量的目的。

3. 言语治疗（speech therapy，ST）

是针对脑卒中、颅脑外伤后、小儿脑瘫、头颈部肿瘤以及一些先天缺陷的患者，言语或语言障碍进行矫治的方法。常见的交流障碍包括语言的理解、表达和学习获得的障碍，如失语症、语言发育迟缓；以及口语的发音障碍，如构音障碍、口吃等。通过评定，鉴别言语（如构音异常、言语异常或流畅度异常等）或语言障碍（如失语症）的类型；给予针对性的练习，如发音器官练习、构音结构练习、单音刺激、物品命名练习、读字练习、情景会话练习等方法，恢复或改善患者的交流能力。

4. 心理治疗（psychological therapy）

是通过观察、谈话、实验和心理测验法（智力、人格、神经心理等）对患者的心理异常进行诊断，采用精神支持疗法、暗示疗法、催眠疗法、行为疗法、脱敏疗法、松弛疗法、音乐疗法和心理咨询等对患者进行治疗，使患者以积极、主动的态度参与康复治疗、家庭和社会生活。

5. 文体治疗（recreational therapy，RT）

选择患者力所能及的一些文娱、体育活动，对患者进行功能恢复训练，一方面恢复其功能，另一方面使患者得到娱乐，锻炼身体以及参与集体活动。

6. 中国传统治疗（traditional Chinese medicine）

太极拳、针灸、气功、推拿等中国传统治疗方法在调整功能、疼痛控制、身体协调等方面具有独特的作用。综合应用中国传统治疗与康复训练能进一步提高患者的功能。

7. 康复护理（rehabilitation nursing）

是除治疗护理手段外，采用与日常生活活动有密切联系的方法，帮助残疾者提高生活自理的护理方法。如在病房中为防止肌肉萎缩和关节僵直而鼓励患者早期进行肢体活动，鼓励患者利用自助具进食、穿衣、梳饰、排泄等。

8. 康复工程（rehabilitation engineering）

是应用现代工程学的原理和方法，通过假肢、矫形器、辅助具以及环境改造等途径，以最大限度恢复、代偿或重建患者的躯体功能治疗措施。

四、临床康复

各临床学科的系统疾病在所有阶段中，都应有康复的介入。康复介入的越早，结局越好。目前形成多个临床康复亚专业，如神经康复、骨科康复、儿科康复、心肺康复等。

五、社区康复（community based rehabilitation，CBR）

是 WHO 在 20 世纪 70 年代所倡导的一种行之有效的康复服务形式。CBR 确保残疾人能充分发挥其身心能力，能够获得正常的服务与机会，能够完全融入所在社区与社会之中。CBR 强调的是充分利用社区资源，鼓励病、伤、残者及其家庭的积极参与，使病、伤、残者及其家庭受益。社区康复计划必须包括转介服务部分。一些康复技术由上级机构（机构康复）指导；而一些难于在社区解决的困难问题，又必须向上级机构转送。这种上下转介系统是 CBR 的重要内容。

第三节　残疾分类与预防

残疾是指因外伤、疾病、发育缺陷或精神、心理因素造成长期、持续甚至永久性的躯体、精神和心理功能障碍，导致不同程度地丧失正常生活、工作、学习、娱乐以及社会交往能力的状态。残疾分为原发性残疾和继发性残疾。原发性残疾是指原发病直接导致的功能障碍或者丧失，例如脊髓损伤导致的肢体肌肉瘫痪。而继发性残疾是指原发病不直接导致，而是在疾病过程中由于其他原因导致的功能障碍，例如脊髓损伤后的压疮及关节挛缩。疾病、营养不良、遗传、意外事故、社会心理等因素是导致残疾的主要原因。

一、残疾分类

传统的疾病模式是病因一病理一临床表现，根据临床表现给以临床诊断及临床治疗（主要为手术或药物）。20 世纪 80 年代始，世界卫生组织专家关注这一疾病模式，发现这一模式未概括和解决疾病相关的全部问题，还更应考虑疾病的后果，治愈与死亡之外，尚存的残疾和功能障碍问题。

1. ICIDH 分类

1980 年 WHO 颁布了《国际残损、残疾和残障分类》（International Classification of Impairment，Disability and Handicap，ICIDH），将残疾划分为三个独立的类别，即残损、残疾、残障（见图 1-1-1）。

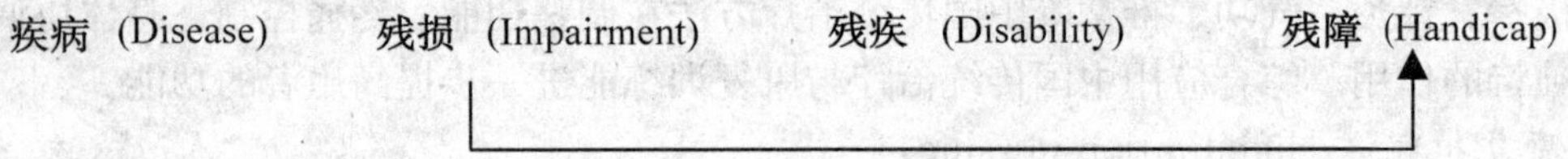

图 1-1-1　ICIDH 各构成成分之间的相互作用示意图

残损（impairment）是指心理上、生理上或解剖结构上或功能上的任何丧失或异常，是由于器官、系统出现病理改变导致的结构功能的缺损，如脑出血后偏瘫、失语。残损可分为①智力残损；②语言残损；③听力残损；④视力残损；⑤内脏残损；⑥骨骼肌肉残损；⑦畸形；⑧心理残损；⑨多种综合残损。残损是临床疾病诊断中的重要组成部分，亦是康复评定的基础。

残疾（disability）是指个体水平上的残疾，它是由于残损造成的能力受限或丧失，使个体不能完成正常的功能活动，如脑出血后偏瘫导致独立生活能力降低、失语导致与人无法正常沟通。残疾分为①行为残疾；②交流残疾；③生活自理残疾；④运动残疾；⑤身体姿势与运动的残疾；⑥技能活动残疾；⑦环境适应残疾；⑧特殊技能残疾；⑨其他活动方面的残疾。

残障（handicap）是指社会水平的残疾，它是由于残损或残疾而限制或阻碍个体不能完成社会活动或担当正常社会角色，如脑出血后不能从事疾病前的工作，个体的社会、生活价值无法体现，使生活质量降低。

2. ICF 分类

ICIDH 分类是一种疾病后果的分类，根据能力的丧失情况制定对策，只强调单一方向的作用。以新的视角看待疾病、健康及其环境等各因素之间的相互（双向）作用，从“生物一心理一社会”的角度认识疾病与健康，并且避免使用负性词语，2001 年 WHO 再次出版了ICIDH-2，又称为《国际功能、残疾和健康分类》（International classification of functioning，disability and health，ICF）。ICF将残疾和功能分类，作为一种相互作用和演进的过程，提供了一种多角度的分类方法，制定了一种全新的模式图（见图1-1-2）。ICF由两部分组成，每一部分有两个成分，第一部分是功能与残疾，包括身体功能和结构、活动（替代"残疾"）和参与（替代"残障"）（见表1-1-1）；第二部分是背景性因素，包括环境和个人因素。

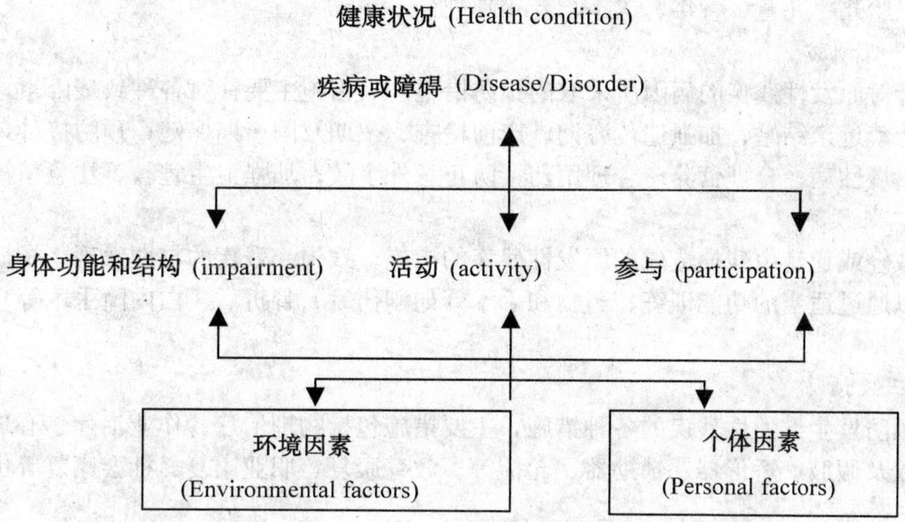

图1-1-2　ICF分类模式图

表1-1-1　ICF组成部分

身体功能和结构	
身体功能	身体结构
精神功能	神经系统的结构
感觉功能与疼痛	眼、耳和有关结构
发声和言语功能	涉及发声和言语的结构
心血管、血液、免疫和呼吸系统功能	心血管、血液、免疫和呼吸系统的结构
消化、代谢和内分泌系统功能	与消化、代谢和内分泌系统有关的结构
泌尿生殖和生育功能	与泌尿生殖和生育系统有关的结构
神经肌肉骨骼和运动有关的功能	与运动有关的结构
皮肤和有关结构的功能	皮肤和有关结构
活动与参与	环境因素
学习和应用知识	用品和技术
一般任务与要求	自然环境和对环境的人为改变
交流	支持和相互关系
活动	态度
自理	服务、体制和政策
家庭生活	
人际交往和人际关系	
主要生活领域	
社区、社会和公民生活	

第一部分在ICIDH的基础上发展，第二部分是ICF模式特有的组成，它说明和强调了背景性因素在整个过程中所起的作用，这些因素是与具有健康问题的个体交互作用决定了个体功能的水平和程度。

二、残疾预防

残疾的预防分为三级，各级预防均应在国家、地方、社区、家庭的不同层次以及在不同的时期（胎儿、儿童、青年、成年、老年）进行。

1. 一级预防

指针对原发性残疾的病因所采取的预防措施，其措施主要针对各种致残因素，包括优生优育、严禁近亲结婚、加强遗传咨询、产前检查、孕期及围产期保健；预防接种，积极防治老年病、慢性病；合理营养；合理用药；防止意外事故；加强卫生宣教、注意精神卫生等。

2. 二级预防

指减轻或逆转由残损造成的原发性残疾的措施。残损、残疾的早期发现、早期治疗是关键。可以通过适当的功能训练、药物和手术（如创伤后、骨折后、白内障手术等）达到预防的目的。

3. 三级预防

指预防发生继发性残疾的各种措施，主要措施包括物理治疗、作业治疗、心理治疗、语言治疗以及假肢、矫形器、辅助器、轮椅等。教育康复、职业康复、社会康复等也有重要价值。

第四节　康复效益

一、功能效益

康复带来的功能效益是显而易见的，如不能行走的人使用轮椅后立刻获得了活动和转移功能。从广义上讲，综合治疗的康复训练比传统医疗更能明显改善功能。脑卒中的卒中病房的循症研究，证明卒中病房的康复使患者获得了更多的躯体和心理功能，明显增加了回归社会和家庭的机会，降低了疾病再发的危险，调整患者的心理和精神状态。患者及家属对综合康复训练较传统医疗更接受。特别指出的是院内的短期康复是不够的，出院后的长期训练才能保证患者获得的功能持久。

二、减少不必要的并发症

功能训练与功能重建有效地避免了不必要发生的残疾（活动能力减低）或残障（参与能力降低），如主动训练能够有效的预防因制动造成的挛缩、压疮，甚至抑郁等心理情感障碍。康复工作者、各级医疗人员应鼓励和促进患者积极主动参与康复训练，减少和预防并发症。

三、资源的协调及更好的利用

对于有功能障碍的人，特别是严重残疾，更加需要全面的包括健康、社会和其他相关的服务。这些服务应该相互协调，避免重复评估或治疗，避免资源浪费。康复团队的工作方式能够有效的综合各方面资源，作为协调者与残疾人或家属到达有效的沟通。康复网络的建立是必须的，它更能够提供便捷、省时、有效的服务系统，包括就业、教育、健康和家居等，降低残障（参与能力的降低）的发生。

四、经济社会效益

虽然目前为数不多的研究分析显示了康复团队的工作方式带来的健康经济效益，但康复能够有效地使残疾人功能重建、预防短、长期并发症、增加就业和回归社会和家庭的机会，从而证明了能够增加经济、社会效益。

五、教育、培训和科研

对康复整个领域进入深入研究是非常必要的，需要更多地教育、培训和研究。康复团队在上述方面起着重要作用，并能帮助增加知识水平，减少愚昧，以及减少对残疾的歧视做着更多的工作。

Summary

This chapter has outlined the concepts, principles, process of rehabilitation, disability classification and prevention, and some of the benefits that can follow. Rehabilitation can be defined as an active and dynamic process by which a disabled person is helped to acquire knowledge and skills in order to maximize physical, psychological, and social function. It is essentially a team process in which the doctor clearly has an important role. Rehabilitation medicine mainly focus on three areas, (1) maximize functional ability, (2) educate the people to regain the new skills, new strategies, and new approaches to minimize the disability and handicap, (3) modify the facilities or environment with the fundamental aim of maximizing quality of life. Rehabilitation approaches, like physical therapy, occupation therapy, speech therapy, recreational therapy, traditional Chinese medicine, rehabilitation nursing, rehabilitation engineering and community based rehabilitation can be applied to improve the function. Modern rehabilitation practice is based around the concept of impairment, activity and participation as outlined by the WHO in International Classification of Functioning, Disability and Health. Benefits of rehabilitation can follow from a proper rehabilitation process, arising from functional benefit, reduction in unnecessary complication, coordination and better use of resources and cost effective.

（王宁华）

第二章 流行病学

第一节 基本概念

一、流行病学与临床流行病学

流行病学（epidemiology）是研究人群中疾病的分布及其影响因素的一门学科。临床流行病学（clinical epidemiology）是将现代流行病学及生物统计学的原理和方法引入临床医学领域，研究患病群体的疾病自然史、诊断方法和治疗效果评价的交叉学科，因此与康复医学有密切关系。

二、发病率与患病率

发病（incidence）和患病（prevalence）是两个主要测量疾病频率（disease frequency）的方法。发病率（incidence rate）是指在特定时间内，人从无病发展为有病的率，也就是说，在一段时间内人群中出现的新病例数。患病率（prevalence rate）指在一定时间内（a period of time）如1年，或特定时点（a specific time point），人群中的病人数。发病率说明疾病的发生情况，患病率说明疾病的存在情况。发病意味着新发的患者，患病意味着全部的患者。例如，年轻患者的非进展性疾病可有较高的患病率。典型的疾病为骨关节炎、脑卒中、创伤性脑损伤等。和急性医疗服务相比，残疾服务计划相对更关注患病率。

第二节 残疾人概况及分布特征

根据世界卫生组织（WHO）估计，全世界残疾人数约占全球人口的7%，而且其总数每年递增。

我国于1987年进行的首次残疾人抽样调查表明：我国约有残疾人5164万人，占总人口的4.89%，也就是说每20人中就有一名是残疾人。据1996年的人口数估算，目前全国残疾人总数已达6000万人。

1987年抽样调查结果显示：①5类残疾中，听力语言残疾、智力残疾、视力残疾、肢体残疾和精神病残疾的现患率分别为21.81%、12.68%、10.08%、9.16%、2.47%，以听力语言残疾率最高。②乡村残疾的总现患率高于城镇，而不同类型的残疾城乡分布差异有所不同。听力语言残疾、智力残疾和肢体残疾乡村高于城镇，而视力残疾和精神残疾城市高于乡村。③经济、文化和卫生水平较低的地区其残疾人的比例偏高。④残疾人的患病率分布存在明显的年龄差异：听力语言和视力残疾随着年龄的增加而升高，智力残疾在儿童人群中较高，肢体残疾和精神残疾在青壮年人群中较高，见表1-2-1。

表 1-2-1 各类残疾的年龄构成

年龄组	听力语言		智力		肢体		视力		精神病	
	人数	%	人数	%	人数	%	人数	%	人数	%
0～14	1738	6.55	8075	53.00	928	8.21	272	2.41	21	0.72
15～59	10564	39.84	6697	43.96	7047	62.34	4073	36.04	2486	85.52
≥60	14216	53.61	463	3.04	3330	29.45	6955	61.55	400	13.76
合计	26518	100.0	15235	100.0	11305	100.0	11300	100.0	2907	100.0

来源：卓大宏主编．中国残疾预防学．北京，华夏出版社，1998：13

从致残时间和原因看，智力残疾（尤其儿童）以先天致残为主，占 53%；其他各类残疾均为后天致残为主，如肢体、听力语言和视力残疾的后天致残因素均占 60%以上。先天性致残因素为遗传因素（如先天性白内障、先天性耳聋、垂体性体儒、呆小病、苯丙酮尿症和先天愚型等）、环境因素（如胎儿在子宫中的内环境和出生前及出生时的产科环境）。后天致残因素包括意外伤害、各种致残性感染和疾病、致残性中毒、营养失调和社会心理行为因素等。

另据英国人口统计和调查办公室（OPCS）1988 年和 1989 年调查结果，该国共有 6 百万残疾人，大约 14%的成年人有残疾。他们把残疾者划分为从 1（最轻）～10（最重）的严重等级，和依据国际残疾分类（ICIDH）标准确定了残疾的 13 个领域，见表 1-2-2。

表 1-2-2 残疾领域一依据类型（ICIDH）和每 1000 人口年龄来估计英国残疾的患病率

残疾类型	年龄组			
	16～59	60～74	75＋	全部成人
运动	31	198	496	99
听力	17	110	328	59
个人卫生	18	99	313	57
灵巧	13	78	199	40
视觉	9	56	262	38
智力	20	40	109	34
行为	19	40	152	31
够和伸	9	54	149	28
交流	12	42	140	27
大小便控制	9	42	147	26
毁容	5	18	27	9
吃、喝和消化	2	12	30	6
意识	5	10	9	5

来源：Martin，Meltzer，and Elliott 1988

该调查显示，运动困难是最常见的残疾，所有年龄组患病率最高。躯体残疾易于与其他类型的残疾一起发生，尤其是感觉残疾。由肌肉骨骼疾病引起的残疾是最严重的，其次是与视觉和听觉有关的问题，神经方面的情况占较少部分，但在较年轻的人群中，严重的残疾主要由于神经疾病。严重残疾也与合并多种疾病有关，并且超过 60 岁的严重残疾易于有两种或两种以上的随着年龄增长而增高的疾病。关节炎和高血压这两种高患病率疾病在 60 岁或以上的人群中占的比例大于 1/4。由于慢性疾病的数量与老年人口增多有关，因此老年人的康复更易与合并疾病有关，这是老年组与年轻组康复最重要的区别之一。

第三节　流行病学的意义

从事康复医学具有良好的流行病学知识为什么如此重要？因为残疾的流行病学调查是给制定、防治残疾的策略提供科学的依据，并使之有针对性。残疾遍布全球，数量很大。残疾，特别是严重残疾，对本人、家庭和社会都造成各种严重的影响和后果，但残疾是可以预防的。1976 年 WHO 指出，使用现有的技术可以使至少 50%的残疾得以控制或延迟发生。

残障是康复治疗最困难，也是最难测量的领域，但残障不是不可避免的，也不是残损和残疾必然的直接结果。它实际上产生于残损和残疾与其他外界因素的相互作用，如家庭环境、工作和人际关系等。它受环境和个体差异的影响，如社会对残疾人的态度，文化、社会价值和期望的影响。另外，有的人可能受残疾的影响严重，但对他们的生活方式很满意，而具有相似的或较轻的其他残疾者可能无法生存。人们参加社会生活和履行社会职责，须具备以下基本能力：定向力、身体独立、运动功能、职业融入社会和经济自足等 6 个方面。

在残疾人独立生活领域有许多事情要做，有必要了解对他们不利的因素。在残损和残疾水平的干预属于医疗康复，它必须直接降低对残障的负担。只有这样，才能使残疾人的期望增高，以便让他们在社会中发挥积极作用。

Summary

Disability is common. About 4.89% percent of the population of China has a disability. Disability in common as age increases and older people are more likely to have more than one disabling condition . The prevalence of different disabilities can vary from locality to locality and prevalence of handicap will alter according to the local services and support networks. However, disability can be prevented. Thus, rehabilitation service should be based on good quality of epidemiological information.

（徐本华）

第三章　康复医学的工作方式和流程

第一节　康复医学服务形式

康复医学服务形式有四种：机构康复（institution-based rehabilitation，IBR）、社区康复（community-based rehabilitation，CBR）、上门康复服务（out-reaching rehabilitation service. ORS）即从康复机构派人到家庭或社区进行康复服务及信息康复（康复医学资源中心将康复信息发送到社区和家庭提供康复服务）。前两者是主要的，简述如下：

一、机构康复

如康复中心（rehabilitation center）、康复医院和综合医院的康复医学科等。它们又分设病床和不设病床的，综合性（兼收各类残疾）和专科性的（如专收偏瘫或截瘫）。它们一般有较好的设备，专业人才较集中，医疗、教学、科研三结合，能解决较复杂的康复医学问题，并指导社区康复，是发展康复医学的重要基地。综合医院的康复医学科，数量大、分布广，是目前康复医疗服务的主要形式，它主要为疾病的急性期，恢复早期的有关躯体或内脏器官功能障碍者提供早期的康复医学诊疗服务；同时，也为有关疑难的功能障碍者提供后期的康复医疗服务，并为所在社区的康复工作提供康复医学培训和技术指导。但 IBR 收费较高，服务面窄，需病人登门求医，特别是对行动困难或距离远的患者不方便。根据卫生部的有关规定，我国二、三级综合医院应设置康复医学科，一级综合医院应提供社区康复服务。康复医学科的组织结构见图 1-3-1。按规定，康复医学科至少应设有物理治疗和作业治疗。

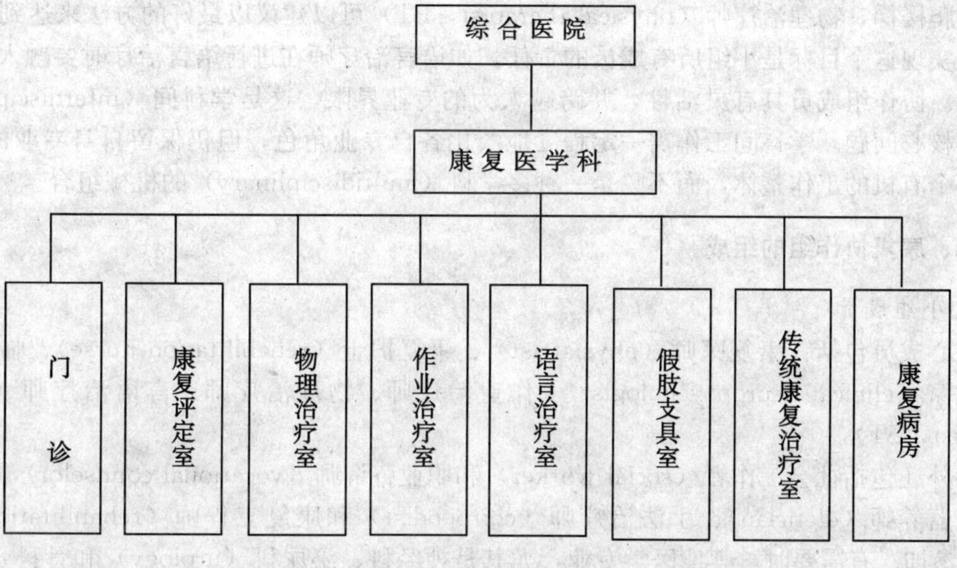

图 1-3-1　综合医院康复医学科结构模式图

二、社区康复

发展中国家经过正规训练的康复医生、治疗师和护士很少，而且多在市区工作。在社区特别是农村社区中大量的残疾人得不到康复服务，因此，WHO提倡社区康复，它是依靠社区的行政领导和群众组织，依靠社区的人力、财力、物力、信息和技术，以简便实用的方式向残疾人提供全面康复服务。已有实践表明，对有健康知识背景的人员进行大约6～8周的康复培训，尽管是很基本的水平，但可以处理大约80%残疾人的需要。CBR的优点是费用低、服务面广、实用易行、方便快捷，有利于残疾人回归家庭和社会，应大力推广，以解决大部分残疾人的康复问题。

IBR与CBR是相辅相成的。没有IBR，则缺乏CBR人员培训基地，复杂疑难的康复问题得不到解决；没有IBR则广大残疾人不能受益，失去康复的意义。因此，当前我国既要进一步落实二、三级综合医院要建立康复医学科的要求，又要大力发展CBR，才能实现残疾人“人人享有康复服务”。

第二节　工作方法—康复协作组

一、多学科与学科间的概念

康复治疗是采取一种多学科通力合作的协作组（team work）的工作方法，它包括广泛的专业范围。许多以医院为协作组，主要包括医生、治疗师和护士。然而，不同工作内容的其他协作组，其小组成员有不同的侧重。如社区康复协作组则包括当地的行政人员，特别是社会工作者（social worker）和社区作业治疗师（occupational therapist，OT）或就业专家（employment expert）。康复治疗应以残疾人及他们的目标和愿望为中心。有时这些目标会跨越学科的界限，需要不同专业人员为同一目标共同工作。例如，患者的短期目标是以特定的方式爬楼梯，物理治疗师（physical therapist，PT）可以建议以最好的方法来达到这个目标，但实现这个目标是小组所有成员的责任。如语言治疗师在进行语言治疗时要融入爬楼梯的技巧。协作组成员具有灵活性，并跨越人为的专业界限，这是学科间（interdisciplinary）工作的核心问题。学科间工作需一定程度地淡化各自专业角色，但仍保留自身专业的特点，成为一个有机的工作整体，而不只是一种多学科（multidisciplinary）的机械组合。

二、康复协作组的组成

1. 小组成员

核心成员包括：康复医师（physiatrist）、康复护士（rehabilitation nurse）、临床神经心理学家（clinical neuropsychologist）、作业治疗师、物理治疗师、言语治疗师（speech therapist，ST）

另外还包括社会工作者（social worker）和职业咨询师（vocational counselor），部分时间会有营养师（dietician）、手法治疗师（chiropodist）和康复工程师（rehabilitation engineer）参加。有需要时，其他医学专业，尤其是神经科、泌尿科（urology）和骨科（orthopedic surgery）也参与。康复协作组要定期开会，确定康复目标，安排康复治疗时间，小组成员既有分工，又有合作，互相尊重。协作组决定入院标准、转诊模式、康复程序、结果评定和出院标准等。

2. 小组领导

康复协作组长一般由康复医师担任领导。他们的医学知识面较宽，而不像其他专科那样目标较窄。理想的协作组领导应具有如下特长：

1. 结合其他专业特点来观察患者的整体能力。
2. 能较好地处理人际关系并具备社会技能和交流能力。
3. 根据小组其他成员的观点和想法，能灵活地调整方向。

第三节 康复流程

康复治疗须从伤病的早期开始。一般而言，康复越早、效果越好。一般急性期的康复治疗持续 2～3 周，恢复期或慢性期的康复治疗可能持续数周至数月或更长时间，最后回归家庭或社会。某些患者可能只康复某一个阶段即可恢复工作，而某些患者可能终生需要他人帮助。因此在整个康复流程中的各种组织，均应具备良好的康复条件，以满足患者的需要。

康复医疗的流程根据病情和残疾的性质与程度，在不同层次和程序进行康复治疗。

一、住院病人

急性期除积极的临床治疗，预防和控制残疾的发生外，特别要预防继发性残疾，如预防肌肉关节挛缩、肌萎缩、褥疮、骨质疏松、情绪障碍等。可由病区医护人员或康复科派人到病区施行；恢复期患者如存在功能障碍，应在出院前进行短期的康复。

二、住院康复治疗

尤其是脑卒中、颅脑损伤、脊髓损伤、截肢后等病人要进行较长时间的积极康复治疗者，应住院康复。此时，病人可由临床病区转康复病区或从院外转介住院康复。

三、门诊康复治疗

有功能障碍或残疾，不需住院治疗者可在门诊治疗。

四、社区康复治疗

接受出院后或门诊康复后仍需继续康复者，或不需要或无能力到专业康复机构康复者。

五、家庭康复治疗

住院或门诊康复后，由社区康复人员到病人家中进行康复或病人自己或在家属陪护的帮助下在家中进行维持性康复锻炼。

六、其他

有工作潜力的病人，有需要者可接受职业康复；对严重残疾，经长期康复治疗无好转，家中又无人照顾者，可安排福利院、养护院或荣军疗养院等进行一般维持性的康复治疗。

多数发达国家认为康复治疗应分两个层次，大多数康复治疗能够并应该在自己的社区或家里进行，但先决条件是具备可应用的地方的康复治疗组织；少数（大约 10%左右）残疾人会需要更专业的专家服务和设施。在欧洲，一般有区域性的专业康复中心网络，这些康复中心要与地方的康复组织和残疾小组建立紧密的、广泛的网络联系。

下面简单介绍康复网络中一些提供康复服务的组织。

1. 区域性专业康复中心（regional specialist rehabilitation centers）

它大约可为 300 万人口服务，它主要为最复杂的残疾人和残疾问题提供专业康复治疗，并包括生物工程，交流用具、驾车评定服务等，并和地方的康复网络保持密切的联系。兼负康复教学、训练和科研的任务。

2. 康复医院（rehabilitation unit）

床位数量根据服务人口数入院、出院和诊断标准决定。一般而言，20 张床位左右可满足 25 万人口的 16～65 岁急性期后神经残疾者的康复需求。它实施康复协作组的工作方式可有广泛的社区生活空间、练习用的厨房、卧室和生活区域，甚至公寓以便患者进一步练习 ADL 技能。

3. 地方的专业康复服务（local specialist rehabilitation service）

它能够提供基本的康复服务，如急性期脑卒中或脑外伤住院病人的康复并对那些遗留残疾或持续进展性疾病，如为多发性硬化等进行社区支持。

4. 初级保健组（primary care team）

在英国，典型的全科保健组大约管 1 万人，它可简单的观察残疾人，但水平有限，它可适当地向地方医院的康复小组进行转诊。

5. 社区康复组（community rehabilitation team）

急性康复和以医院为基础的小组保持和残疾人联系并提供持续的支持，但此方式供不应求。

6. 特定疾病诊所（disease-specifics clinics）

如多发性硬化癫痫、帕金森病诊断，它可由熟悉那些疾病障碍问题的多学科专家组提供服务。它可提供信息咨询并关注自助小组的作用。有社会和医疗功能，同时促进研究工作。

7. 其他

如开业护士（nurse practitioner）、资源中心（resource centre）、独立生活运动（independent living movement）、病例经理（case manager）等都可提供一定的、不同层次的康复服务。

Summary

There is no single prescriptive model for the organization of disability services. The model depends on local facilities, resources, potential team membership, and the degree of cooperation and liaison between the different statutory bodies including health services, social services, and the education and employment sector. However, there is now a consensus that there should be a two-tier rehabilitation system—a institution-based rehabilitation serving the needs of people with complex or rarer conditions while complementing the community-based rehabilitation services who should deal with the majority of the day-to-day problems of disabled people. Rehabilitation will only work if it is a real partnership between professionals and their disabled clients.

Rehabilitation is team work. Although the team will consist of core disciplines, it must work in a interdisciplinary manner and be prepared to cross professional boundaries. The team will need to involve a broad network of other individuals in order to give maximum benefit to the disabled person. Every team needs a leader, who may be the rehabilitation physician, but who must have the necessary leadership skills, including vision, respect of and for other team members, flexibility, and determination. The right team with the right leader is the key to rehabilitation.

（徐本华）

第四章 功能障碍的评估

康复医学是一门针对功能障碍的学科，它可以分成两大部分，即康复评定学和康复治疗学。康复评定学主要是研究利用各种客观的检查方法和量化的评估指标，准确有效地评价功能障碍的种类、部位、性质、程度以及对生活质量所造成的影响，以便全面反映功能障碍情况、设定康复治疗目标、制定康复方案、评判康复治疗效果以及估计预后等等。它类似于临床诊断学，是康复治疗的依据，也是康复疗效的衡量尺度。在康复治疗的初期、中期和后期均需要进行康复评定。初期评定的目的是确定康复目标和制定康复方案；中期评定是为了反映功能转归情况，指导康复方案的调整，必要时需要进行多次评定，以便及时反映疗效，使治疗方案更具针对性；后期评定是在治疗结束时进行，目的是重新评估功能状况，评价康复治疗效果，为下一步康复治疗或重返家庭和社会提出建议和指导。

功能障碍的康复治疗效果常常不如其他针对病理治疗的效果那样显而易见，例如：抗生素消炎治疗，化验指标的改善可以非常客观地反映疗效。而康复治疗效果虽然也有一些很客观的评判指标，如关节活动范围的增大、肌肉力量的提高等等，但是，常常表现为患者主观感受的好转，生活质量的提高。因此，这些效果均需要客观、量化地反映出来。目前，针对各种功能障碍已有很多评定方法，但是，根据患者的具体情况有针对性地选择敏感性强、特异性高、有很好信度和效度且临床上简单易行的评定方法就显得至关重要。世界卫生组织将功能障碍分为三个水平，即残损、活动能力低下和参与能力低下。这种分类为个体功能和健康状况的描述提供了一个清晰的轮廓，已越来越广泛地应用在康复评定中，即对一种功能障碍的评估应考虑到这三个水平，从而使功能性评估更加全面，更加贴近生活质量。

第一节 残损的评定

残损是指由于病理原因造成器官系统结构和功能的缺损，临床中大部分常见的症状和体征属于这一层水平，它是影响活动能力和参与能力的基础。基于残损水平的康复评定与有关活动能力和参与能力的评定相比，更加客观，更加便于记录。常用的评定方法有：关节角度测量法、肌力六级分级法、握力评测法、有关痉挛程度的改良 Ashworth 分级法等等，这些临床上常用的评定方法可以比较准确地反映患者的残损程度。另外，反映步行能力的常用评定法也属于这一范畴。常用的方法是测量患者在固定距离或固定时间内所行走的时间或距离，这种方法简单准确，其信度和效度较好，其中“站起一走”计时测试（Timed “Up & Go” Test）就是一个例子，它广泛应用于临床。方法是：患者坐在靠背椅上，测试者发出“开始”指令后，患者站起并向前行走 3 米，越过 3 米标线马上转身，走回靠背椅，再转身坐下，测试者记录患者背部离开椅背到坐下重新靠在椅背上所用的时间，通常测三次，取平均值。有关上肢功能评定的方法，除了常用的握力测试以外，九孔柱测试也是一种简单省时的评定方法，它常用于评定手的精细协调运动。方法是：受试者将九根小木柱放入一个正方形木板的插孔内，测试者记录所用的时间，若 50 秒未完成，应终止，然后记录 50 秒内插入的小木柱数目。功能障碍患者活动时常易于疲劳，临床上常采用简易的 6 分钟步行试验（6

minutes walk test）来反映患者对运动的耐受能力。另外，生理消耗指数（physiological cost index，PCI）也是一个有用的指标，它不仅可以用于步行受试者还可以用于借助轮椅行走的患者。它的计算方法如下：

$$PCI=\frac{活动时脉搏-安静时脉搏}{活动速度}$$

属于残损水平的其他方面的评定还有：言语障碍的常用评定方法 Frenchay 失语筛查试验（frenchay aphasia screening test，FAST）和 Boston 失语筛查试验（boston aphasia screening test）；认知障碍的常用评定方法简易精神状态检查量表（Mini-Mental State Examination）；以及心理状况的常用评定方法 Zung 焦虑和抑郁量表和 HAMD 量表等等。

第二节　活动受限的评定

活动受限是指个体在执行一项任务或行动时可能遇到的困难。日常生活活动能力（activities of daily living，ADL）是人在独立生活中反复进行的衣、食、住、行和个人卫生等基本技能，是生活中最基本的活动能力，ADL 的受限可以直接影响患者的自尊心、自信心以及与人交往等等，给家庭和社会也会带来负担。康复医学的宗旨就是最大限度地提高患者的生活自理能力，使其尽可能回归社会，因此，针对 ADL 的评定，如 Barthel 指数、功能独立性评定（Functional Independent Measurement，FIM）等，是康复医学中的重要内容，它体现了康复医学以生活质量为目标的特点。

第三节　参与局限的评定

参与局限是指个体投入到生活情景中可能经历到的问题，常采用患者对生活质量的满意程度的调查形式来进行评定。与健康相关的生活质量（quality of life，QOL）是指“不同文化和价值体系中的个体对与他们的目标、期望、标准以及所关心的事情有关的生存状况的体验”，是个体的主观评价。因此，参与局限的评定具有以下特点：①具有多维性，它综合反映躯体功能、心理功能及社会功能等多方面问题；②从客观指标评价发展到关注个体的主观感受；③具有文化依赖性，不同文化背景和价值观的个体具有不同的衡量标准。目前，临床上常用的 QOL 评价问卷有健康状况 SF-36（36-item short-form）及其他疾病相关 QOL 量表如针对呼吸系统疾病的圣·乔治呼吸问卷调查表（St. George's Respiratory Questionnaire），这些生活质量评定方法均已成为不仅康复治疗而且其他临床治疗结局的重要评价指标之一。

总之，有效的康复治疗离不开科学的评定方法。上述提到的各类评定方法将在以后的相关章节中具体介绍，希望从功能的角度为临床疗效的评判提供更多的方法。

Summary

Rehabilitation is one of medical subjects and focuses on functions. The measurement of rehabilitation outcome usually lacks the specificity that is seen in the treatment of pathology. Therefore, simple measures may not be able to show the effect properly. The ICIDH classification is now becoming more common in rehabilitation measurement. Measures based on three domains of the classification show reasonably objective. The three domains are impairment, abilities and participation. Measures of impairment are more objective and easier to record compared with abilities and participation. Such as range of motion (ROM) in joint mobility, grades of muscle testing in muscle strength, Modified Ashworth Scale in spasticity, grip strength and nine-hole peg test in hand function, 'time to get up and go' test in walking speed, 6 minutes walk test and physiological cost index (PCI) in endurance, Frenchay Asphasia Screening Test (FAST) and Boston Aphasia Screening Test in communication, Mini-Mental State Examination in cognition. The more common measures used of abilities are Barthel Index and Functional Independency Measure (FIM) in activities of daily living (ADL). The SF-36 has been widely used in participation domains.

（黄　真）

第二篇

临床常见功能障碍的康复

第一章　肌力降低与肌萎缩

病例

患者，男，55岁，右肩关节疼痛伴活动受限3年，临床诊断为冻结肩（右），行右肩关节粘连松解术。现术后第三天，患者一般状况良好，述右肩疼痛，手不能上举过头。查体：右肩略肿胀，局部皮温略高，皮肤颜色正常，肩周轻压痛，右肩主动关节活动度为屈曲90°，外展70°，伸展30°，被动关节活动度为屈曲150°，外展90°，伸展30°，右肩屈曲肌力2级，外展肌力2级。

第一节　概　　述

人体的主动运动是由骨骼肌完成的。骨骼肌在神经的支配下进行收缩，肌肉收缩牵动骨骼而产生运动。骨骼肌纤维（肌细胞）有其巧妙的生理构造，在神经冲动的作用下，释放的Ca^{2+}与肌原蛋白结合，激活ATP酶分解ATP释放能量，拉动细肌丝产生肌肉的形变，完成人体需要的生理运动。

骨骼肌（skeletal muscle）纤维（muscle fiber）有两种类型。Ⅰ型纤维又称慢纤维（slow twitch fibers）或红肌，是慢氧化型肌纤维。Ⅱ型纤维又称快纤维（fast twitch fibers）或白肌。Ⅱ型纤维又分为$Ⅱ_a$型纤维和$Ⅱ_b$型纤维，$Ⅱ_a$型纤维是糖原酵解一氧化型纤维；$Ⅱ_b$型纤维是糖原酵解型肌纤维。

肌萎缩（muscle atrophy）是肌细胞的减少和/或死亡而表现出的肌肉体积的缩小。肌萎缩的结果是肌力降低（muscle weakness），运动功能受限，既而日常生活活动能力和生活质量均受到不同程度的影响。

肌肉的长期废用、肌肉本身的病理变化以及所有影响肌肉的血液供应和/或神经营养的疾病均可能引起肌萎缩。肌肉的长期废用多源于骨折或关节脱位后的制动，也可能因为各种疾病造成的长期卧床；肌源性肌萎缩的病变是指多发性肌炎、进行性肌营养不良等疾病；神经源性的肌萎缩可由脊髓灰质炎、周围神经损伤等引起；严重的关节病变如膝骨关节炎等也可引起病变关节周围的肌肉萎缩。上述各种引起肌萎缩的原发疾病应由相应专科诊断及治疗，康复医师的任务是评价肌肉功能，制定肌肉功能康复的计划并组织实施。

在学习肌肉功能评定的方法和提高肌力的康复训练方法之前，首先需要了解各种肌肉收缩方式和运动的基本概念。

等长收缩（isometric contractions）是肌肉的静态收缩，在肌肉收缩时肌纤维长度不变，不产生关节活动，仅产生肌肉张力的变化。可将其视为角速度为 0°/s 的等速运动。

等张收缩（isotonic contractions）是肌肉的动态收缩，在肌肉收缩时肌纤维长度改变，产生相应的关节活动，运动中肌肉的张力不变，运动的角速度不恒定。

等速运动（isokinetics）是在肌肉的动态收缩引起相应关节活动的同时，专用设备提供与肌肉收缩力相匹配的顺应性阻力，保证该关节的活动是以设定的角速度在设定的关节活动范围内进行，运动中肌肉的张力发生变化、肌纤维长度改变。

向心性收缩（concentric contractions）是肌肉的动态收缩，在肌肉收缩时肌纤维长度缩短，产生相应的关节运动。

离心性收缩（eccentric contractions）是肌肉的动态收缩，在肌肉收缩时肌纤维长度增加，产生相应的关节运动。

第二节　康复评定

肌肉功能的评定包括肌肉的形态学评定，如肌肉的长度、肌肉的体积，甚至肌肉的肌纤维类型等等，肌肉功能的评定更重要的是肌肉的生理学评定，如肌力、肌张力、肌肉的电生理等等。本节重点介绍肌力的评定。

肌力评定的方法有许多，临床应用最多的是徒手肌力评定，在康复医学中还经常应用等长肌力评定、等张肌力评定和等速肌力评定。无论用何种方法进行肌力评定，为了达到准确的结果，都需要注意以下几点：

（1）评定前对患者进行充分的解释，解释包括评定的目的和具体的评定方法，取得患者理解配合；

（2）评定前指导患者进行全身或评定部位简单的准备活动，既能避免可能的伤害，又使患者能发挥出最大的肌力；

（3）指导患者使用规范化动作进行评定；

（4）在评定中给予适当口令引导和鼓励，达到最佳评定效果；

（5）若运动中患者出现局部肢体疼痛症状，评定以不引起明显疼痛为度，并在评定结果中注明出现疼痛；

（6）如果需要使用仪器评定时，一定先校准仪器各项参数；

（7）应避免在剧烈运动后、疲劳时或饱餐后等时间进行评定；

（8）各种疾病在病情不允许患者用力时，不宜测试肌力。

肌力评定是制定肌肉康复方案的前提，一般先对全身可能受累的多个肌群进行徒手肌力评定，再根据具体问题及可能应用的康复方法选择其他更精确的评定方法。

一、徒手肌力评定（manual muscle testing，MMT）

1916 年 Lovett 提出徒手肌力评定的方法后，被各科临床医师广为接受，由于这种方法简便易行，成为应用最广泛的肌力评定方法。

徒手肌力评定方法分级的原则是（具体见表 2-1-1）：

（1）依据施加阻力的大小，并与健侧比较，判断肌力级别 4 级或 5 级；

（2）依据能否抗重力判断肌力级别 2 级和 3 级（除手指、足趾）；

（3）依据能否在全关节活动范围内运动，判断相应级别的亚组；

（4）依据目测肌肉收缩或触诊肌肉收缩判断肌力级别 0 级和 1 级。

表 2-1-1 徒手肌力评定结果判定

级别	特　点
5	能对抗的阻力与正常相应肌肉的相同，且能作全范围的活动
5^-	能对抗的阻力与 5 级相同，但活动范围在 50%～100%之间
4^+	在活动的初中期能对抗的阻力同 4 级，但在末期能对抗 5 级阻力
4	能对抗阻力，但其大小达不到 5 级水平
4^-	能对抗的阻力与 4 级同，但活动范围在 50%～100%之间
3^+	能作抗重力运动，运动末期能对抗一定的阻力
3	能作抗重力运动，能完成 100%范围，但不能对抗任何阻力
3^-	能作抗重力运动，但活动范围在 50%～100%之间
2^+	能抗重力运动，但运动范围＜50%
2	不能抗重力，消除重力影响后能作全范围活动
2^-	能在消除重力影响下活动，但活动范围在 50%～100%之间
1	触诊能发现有肌肉收缩，但不能引起任何关节活动
0	无任何肌肉收缩迹象

四肢主要大肌群徒手肌力评定方法的具体实施见表 2-1-2，未列入表 2-1-2 的肌肉徒手肌力检查可参阅相关康复专著。每组肌群的评定从 3 级开始，可完成 3 级动作，在其基础上增加阻力，根据抗阻力的能力决定评定结果。如果不能完成 3 级动作，转换为 2 级动作，根据完成该动作的质量进行评级。如果不能完成 2 级动作，转换为 0 级和 1 级的姿势，试图进行该动作，并同时触摸有无肌肉收缩，根据触诊结果，决定评定等级。如果有被动关节活动受限、肌痉挛或疼痛，应在评定表中予以注明。

表 2-1-2 四肢主要肌肉徒手肌力评定方法

肌肉	0级和1级姿势	2级动作	3级以上动作
三角肌前部 喙肱肌	仰卧，尝试屈曲肩关节	非检侧侧卧，受检侧在滑板上主动屈曲肩关节	坐位，肩内旋肘屈曲掌心向下，主动屈曲肩关节，阻力施于上臂远端
三角肌后部 大圆肌 背阔肌	俯卧，尝试后伸肩关节	非检侧侧卧，受检侧在滑板上主动伸展肩关节	俯卧，主动伸展肩关节，阻力施于上臂远端
三角肌中部 冈上肌	仰卧，尝试外展肩关节	仰卧，上肢在滑板上主动伸展	坐位，肘屈曲，主动外展肩关节，阻力施于上臂远端
肱二头肌 肱肌 肱桡肌	坐位，上肢于滑板上肩关节外展，尝试屈曲肘关节	坐位，上肢于滑板上，肩关节外展，主动屈曲肘关节	坐位，上肢下垂，主动屈曲肘关节，阻力施于前臂远端
肱三头肌 肘肌	坐位，上肢于滑板上，肩关节外展肘关节屈曲，尝试伸展肘关节	坐位，上肢于滑板上，肩关节外展肘关节屈曲，主动伸展肘关节	俯卧，肩关节外展，肘关节屈曲，前臂垂于床边，主动伸展肘关节，阻力施于前臂远端
髂腰肌	仰卧，尝试屈曲髋关节	受检侧侧卧，由检查者托住非检侧下肢，受检侧主动屈曲髋关节	仰卧，小腿悬垂于床缘外，主动屈曲髋关节，阻力施于大腿远端伸侧
臀大肌	俯卧，尝试伸展髋关节	受检侧侧卧，由检查者托住非检侧下肢，受检侧主动伸展髋关节	俯卧屈曲膝关节，主动伸展髋关节，阻力施于大腿远端屈侧
臀中肌 臀小肌 阔筋膜张肌	仰卧，尝试外展髋关节	仰卧，下肢于滑板上主动外展髋关节	非检侧侧卧，非检测下肢屈曲，受检测主动外展髋关节，阻力施于大腿远端外侧
腘绳肌	俯卧，尝试屈曲膝关节	受检侧侧卧，由检查者托住非检侧下肢，受检侧主动屈曲膝关节	俯卧，主动屈曲膝关节，阻力施于小腿远端屈侧
股四头肌	仰卧，尝试伸展膝关节	受检侧侧卧，由检查者托住非检侧下肢，受检侧主动伸展膝关节	仰卧，小腿悬垂于床缘外，主动伸展膝关节，阻力施于小腿远端伸侧

徒手肌力评定的优点是使用方便，无需仪器设备，对全身各个肌群都可以进行评定，无论各组肌群的功能在何种水平都可以进行评定。它的缺点是定量粗糙，测试者主观误差不易消除。如果需要定量准确的肌力评定，就需要采取以下的肌力评定方法。

二、等长肌力评定（isometric muscle testing）

等长肌力评定是对肌肉静力性收缩的强度的评测方法，它测定关节活动范围中的某一角度下的最大肌力或耐力。常用的方法如下：

（1）握力 使用握力计测试，将握力计指针放置零点，嘱测试者上肢垂于体侧，用最大力握住握力计，读取握力计上的指针所指示的公斤数，重复2～3次，取最大值。正常值为测试者体重的50％；

（2）背拉力 使用背力计，将背力计指针调零，嘱测试者双膝伸直站立，将背力计手把调节至测试者膝高度，测试者双手握住背力计用最大力抬上身，读取指针刻度。正常值男性为体重的1.5～2倍，女性为体重的1～1.5倍；

（3）腹肌　使用秒表，测试者仰卧位，嘱其双下肢伸直并拢抬高至与床面45°角度时尽量保持该姿势，计算时间，正常值60秒；

（4）背肌　使用秒表，测试者俯卧位，双手抱头，将测试者脐以上身体悬空，嘱其保持上身与地面水平位置，计算时间，正常值60秒。

三、等张肌力评定（isotonic muscle testing）

等张肌力评定是对肌力的动态评测方法。在全关节活动范围中，各个角度的最大肌力各不相同。在一般情况下，在全关节活动范围的两端肌力弱，在全关节活动范围中段肌力强。全关节活动范围内最弱的肌力的大小决定了人体可完成的功能活动的最高限度。等张肌力评定即是测定关节活动范围中肌力最弱角度时的最大肌力。

对于能够对抗肢体重力和阻力的肌群，需要测定最大阻力数值。常测定该肌群能完成10次全范围关节活动的最大阻力，即10RM（10 repetition maximum，10RM）。

对于不能对抗肢体重力的肌群，测定在辅助下该肌群能完成10次全范围关节的最小辅助力，以$10RM_n$表示。

四、等速肌力评定（isokinetic muscle testing）

等速肌力评定是应用等速运动装置，测定某一关节以选定的角速度运动时，相应肌群在全关节活动范围内的每一角度的最大肌力。在测定过程中，无论肌肉如何增加用力程度，关节活动的角速度只能按照预先设定的角速度不变，只是仪器自动瞬时变化对运动的阻力。该阻力为顺应性阻力（accommodative resistance），是随着被测试者的肌力大小而变化的。临床常应用的测试角速度是慢速测试60°/s、快速测试180°/s。等速肌力评定需要一定的设备，常用的设备有Cybex，Biodex，Kin-Com，Lido等等。等速肌力评定的方法是研究肌肉功能及肌肉力学特性的最佳方法，它可提供多种数据，包括峰力矩、峰力矩体重比、屈伸肌力矩比、总作功量、平均功率、最大关节活动范围、峰力矩角度、指定角度力矩、耐力比等等，它可分别测定向心收缩、离心收缩、等长收缩的数据，也可同时完成主动肌和拮抗肌测试。但是等速肌力评定应用范围有限制，它不能用于徒手肌力评定3级及3级以下的肌肉的肌力评定，也不能用于手部肌肉肌力的评定。等速运动装置价格昂贵，操作复杂费时，不同型号仪器不能比较，这些因素限制了它在临床的广泛应用。

第三节　康复治疗

一、增强肌力的机制

肌肉在反复收缩的过程中逐渐消耗内源性能量、蛋白质和酶等物质，使肌肉的物质水平和功能水平逐渐降低，产生疲劳。肌肉收缩活动完成以后，通过血液循环等各种人体机制的自身调整，逐渐重新补充能量、蛋白质和酶等物质，使肌肉的功能逐渐恢复至原有水平，疲劳感消除。但是这种恢复过程在达到原有水平后不立即停止，而是出现一个超量恢复的阶段，在超量恢复阶段，无论肌肉的物质水平还是功能水平都较产生疲劳之前有所提高。但是

超量恢复阶段不持续存在，随着时间的推移，肌肉的的物质形态功能都将回到原有水平。（见图 2-1-1）

如果在超量恢复阶段再次进行肌肉反复收缩训练，肌肉的物质水平和功能水平都将在一个新的较原来略高的水平上重复上述消耗、疲劳、疲劳恢复和超量恢复的过程。如此反复叠加，肌肉体积增大，肌纤维增粗，收缩蛋白、肌蛋白、酶蛋白增加，ATP、热能含量和糖原储备增加，毛细血管密度增加，肌肉功能逐渐得到提高，肌力得到增强。

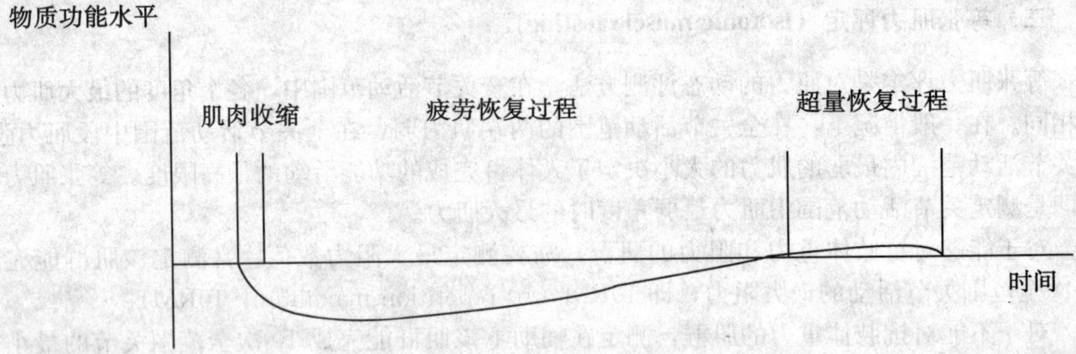

图 2-1-1　肌肉反复收缩后物质功能水平随时间变化的示意图

二、增强肌力训练（muscle strengthening exercises）的原则

根据肌力增强的机制，增强肌力的训练必须达到一定运动量。训练必须产生肌肉疲劳，无肌肉疲劳，就无超量恢复，也不可能使肌力增强。在肌力训练中，还应注意训练频度，理论上应使每一次训练在前一次训练的超量恢复阶段。如果训练太频繁，恢复时间太短，就加重了肌肉的疲劳，易引起损伤；如果训练间隔时间太长，超量恢复阶段已过，又从原有水平开始，训练结果无从积累叠加。

增强肌力训练的运动量与阻力大小和重复次数相关。当训练中应用的阻力为肌肉能对抗的最大阻力的 40%以下时，主要募集Ⅰ型肌纤维，肌肉不易产生疲劳，重复较多次数或维持较长时间才能达到应有的运动量。当训练中应用的阻力为肌肉能对抗的最大阻力的 40%以上时，主要募集$Ⅱ_a$型和$Ⅱ_b$型肌纤维，肌肉容易疲劳，只能重复很少次数或持续很短时间即达到应有的运动量。应根据训练目标决定训练时的阻力。

三、增强肌力训练的具体方法

增强肌力的方法很多，本文仅介绍最常用的方法，在临床应根据患者的具体情况和临床所具备的条件进行选择。

1. 传递神经冲动的练习

在对肌肉实行电刺激的同时，让患者在主观意识方面进行该肌肉收缩的指令；或在被动活动的同时，让患者对该被动活动的主动肌进行主观意识的肌肉收缩指令。这种主观意识的指令，是大脑皮质运动区发放的神经冲动，通过脊髓前角细胞向周围传递至特定肌肉，它可以活跃神经轴生物电活动，增强神经营养作用，促进神经的再生。

2. 肌电生物反馈

将肌肉收缩的肌电信号采集后放大，放大的信号转变为可视或可听的信号，使患者能对肌肉收缩的程度有量化的认识，并进一步通过主观努力增强肌肉收缩程度。

3. 助力运动

在患者进行肌肉主动收缩时，施加外力帮助，完成整体运动。注意施加外力最好给予最低可完成运动的助力。助力的来源可以是患者自身的健肢、他人、滑轮和砂带等配套器械。

4. 免负荷运动

除重力的主动运动。除重力的方法可为利用水的浮力、利用悬吊装置、利用光滑支撑面等。

5. 主动运动

患者主动进行某关节的抗自身肢体重力的无外力帮助的运动。

6. 等长练习（isometric exercise）

肌肉的静力性收缩练习，练习参数可为最大负荷，持续收缩 6 秒，休息 6 秒，重复 20 次，每天一次；也可为最大负荷，持续收缩 10 秒，休息 10 秒，重复 10 次为一组，共 10 组。等长练习为静力性训练，可用于关节活动疼痛或肢体固定时，可在关节活动明显受限或存在关节损伤或炎症时应用，它无需特殊仪器，操作简单，可在家庭训练，费用低。但是等长练习无关节活动，无改善运动控制作用。肌力的增加局限于训练的特定角度，有角度特异性，一般认为有效的生理溢流范围为±10 度，训练负荷和结果难用客观标准衡量。为了克服等长练习的角度特异性的不足，可每间隔 20 度作多角度等长练习（multi-angle isometric exercise，MIE）。

7. 徒手抗阻练习

患者主动进行某一关节活动，治疗师用手在该肢体远端施加与运动相反的阻力，阻力大小应与肌力相匹配。重复 8～10 次或根据患者练习中的反应决定练习参数。

8. 等张练习（isotonic exercise）

利用哑铃、砂带、肌力训练器械等作为阻力进行抗阻训练。阻力根据等张肌力评定结果 10RM 确定。渐进抗阻练习（progressive resistance exercise PRE）的阻力第 1 组为 10RM 的 50%，第 2 组为 10RM 的 75%，第 3 组为 10RM 的 100%，每组练习 10 次，组间休息 1min。渐减抗阻练习的阻力分别为 10RM 的 100%、75%和 50%，其余参数同前。等张练习可每隔日 1 次或每周 4～5 次。等张练习方法简单，无需特殊设备，可进行许多关节的训练，该方法可增加全关节活动范围内的肌力，可改善肌肉的神经控制，可改善血液淋巴循环和关节软骨营养，可进行向心、离心训练。但是等张练习不适于关节挛缩、关节内损伤、运动时疼痛的患者，不易进行不同速度的训练，在训练中只能选择全关节活动范围中负荷的最小阻力，阻力矩与最大力矩不一致，影响训练效果。

9. 等速肌力训练（isokinetic exercise）

利用等速运动装置，对某一关节进行主动肌与拮抗肌的肌力训练。常用的训练方案为速度谱练习方案（velocity spectrum rehabilitation program VSRP），即选用 60°/s、90°/s、120°/s、150°/s、180°/s、180°/s、150°/s、120°/s、90°/s、60°/s 10 种角速度，每组重复 10 次，间隙 30 秒，一个 VSRP 后休息 3min，酌情进行 1～3 个 VSRP，至第 10 组峰力矩比第一组下降 50%为止。每周 3 次。等速肌力训练可达最大关节活动幅度，关节运动角速度恒定不变，仪器提供的阻力为顺应性阻力（accommodative resistance），肌肉在整个活动范围内始终承受最大阻力，保证全过程每时每刻适宜的阻力，既保证训练阻力，又不会过度负荷，训练安全，可用于早期康复，可同时训练主动肌和拮抗肌，可提供不同的训练角速度，适应功能速度的需要，可提供反馈信息，可进行向心、离心训练，也可根据需要进行限定训练角度的短弧等速练习（short arc isokinetic exercise，SAI）。但是由于等速运动装置价格昂贵，操作费时，技术要求高，不易普及应用。

10. 短暂最大收缩练习（brief maximal exercise，BME）

是等张练习和等长练习的组合训练，肌肉先进行等张收缩，再持续最大等长收缩5～10秒，然后放松，重复5次。

四、增强肌力的康复方案的制订

肌力评定是制订增强肌力的康复方案的基础。最简易最普遍应用的肌力评定方法是徒手肌力检查。因此本文介绍在徒手肌力检查的结果的指导下，如何选择增强肌力的训练方法。

肌力0级：可使用电刺激延缓肌萎缩，可进行传递神经冲动的练习。在进行传递神经冲动的练习的同时，进行被动运动则效果更佳。

肌力1级：可应用电刺激方法，可选用肌电生物反馈进行训练。

肌力2级：可应用电刺激方法和肌电生物反馈训练，也可选用助力运动或免负荷运动。

肌力3级：进行抗自身重力的主动运动训练。

肌力4级：进行抗阻训练，根据患者具体情况和所具备的器械条件，可选择徒手抗阻练习、等张练习、等速肌力训练或短暂最大收缩练习，可单独应用上述某项训练，也可相互组合。根据患者个体的病理及功能，变换训练时的阻力强度、训练角度等参数，使得增强肌力的训练既有针对性，又达到可引起超量恢复的运动量，循序渐进。

五、增强肌力练习的注意事项

1. 运动量与练习频度

遵循引起疲劳，但不过度疲劳，能达到超量恢复的原则。当患者再次练习时应表现为肌力增加，练习者主观感觉疲劳消除，对训练表现出较高的积极性和信心。

2. 无痛

疼痛为损伤信号，在肌力训练中应该避免。让患者在无痛范围内进行用力。如果出现疼痛，疼痛感觉可反射性地抑制脊髓前角细胞，进而影响肌肉收缩。因此所有的增强肌力的训练都应遵循无痛的原则。

3. 适当动员

增强肌力的练习需要患者的主观努力，因此在训练开始之前，应该向患者解释清楚训练的目的和方法，取得患者的配合。在训练过程中应有适当的语言鼓励，并向患者显示训练的效果，以提高患者的信心，并支持患者能够坚持训练。应向患者介绍增强肌力的原理，使患者能够掌握科学的方法，避免过度训练的损伤。

4. 注意心血管反应

肌肉的用力收缩，会引起心率血压升高，应予以重视，避免由于不恰当的用力造成不良后果。在开始进行增强肌力的训练之前，应了解患者心血管情况，在此基础上制订训练方案。

康复诊断：右肩关节粘连松解术后
右上肢功能障碍
右肩肌力下降
右肩关节活动度受限

康复处方：

1. 超短波，右肩对置，无～微热量，15min，每日1次×10；
2. 促进右肩肌力训练：右肩屈曲和外展的助力运动和免负荷运动，每组10～15次，重复3组，组间间隔1min，每日1次×10，根据患者情况逐渐降低助力；
3. 维持右肩关节活动度训练：右肩各方向最大范围被动活动×5，每日1次×10；
4. 促进右肩关节稳定性训练：从右肩0°位开始；
5. 维持心肺功能训练：功率自行车或跑台。

Summary

Skeletal muscles are very important to functional activities. Much pathology may cause muscle weakness and atrophy, such as prolonged disuse of muscles and/or diseases characterized by progressive muscular dystrophy, decreased blood supply, or interfere with the nerve supply to the muscle. The role of the physiatrists is to evaluate the extent of muscle weakness and make a plan to strengthen the muscle, rather than treating the original pathology. Muscle strength can be tested by manual muscle testing, isometric muscle testing, isotonic muscle testing, or isokinetic muscle testing. The muscle strengthening program is based on the result of muscle testing and is individual according to the specific condition. Assistance exercise, active exercise or resistance exercise may be chosen and a variable of equipment is very helpful to muscle strengthening. The parameters of muscle strengthening exercises vary according to the goal of the program.

（顾 新）

第二章 痉 挛

病例

患者，男，20岁，因车祸致意识不清1月余入院。查体：意识不清，Glasgow昏迷评定睁眼反应4分，运动反应3分，言语反应1分。四肢肌张力高，双上肢呈屈曲痉挛，双下肢呈伸直痉挛。双侧肘关节屈曲状，被动伸直困难，Ashworth 3级；双侧髋、膝关节伸直，被动屈曲困难，Ashworth 3级，双踝强直，Ashworth 4级。

第一节 概 述

上述体征是脑瘫、中风、颅脑外伤、脊髓损伤、神经元退行性疾病和多发性硬化等上运动神经元疾病常见症状痉挛所致。痉挛是神经康复领域最常见的问题。给予痉挛正确的处理对患者生活质量的改善是不言而喻的，对临床及康复专业也是一种机遇与挑战。

目前临床上比较公认的关于痉挛的定义是，痉挛是一种因牵张反射兴奋性增高所致的以速度依赖性肌肉张力增高为特征的运动障碍，且伴随有腱反射的亢进。简言之，痉挛是一种运动性疾病，表现为张力性牵张反射速度依赖性增加，有腱反射的增高，它通常是由于大脑或脊髓对脊髓发射弧的抑制性降低或受损所致。据新近的文献报道，全世界目前有超过1.2亿人受痉挛的影响，仅在英国超过10万人，半数以上的痉挛需要治疗。

美国神经生理学家Nathan非常强调牵张反射在痉挛中的核心作用，他指出：痉挛是正常情况下处于潜伏状态的牵张反射变的明显得一种状态，此时腱反射阈值下降，对叩击的反应增加，而且可引起邻近肌肉的反射性收缩。张力性牵张反射亦受到同样的影响。在这里所描述的是位相性牵张反射（腱反射）和张力性牵张反射（对被动牵伸的阻力，检查者感知为肌力）的上升。其关键点是夸大的或者运动反应的“阳性”特征。该特征由检查者在检查中引出。由于腱反射亢进和肌肉张力增高对于判断有无上运动神经元损伤十分有用，使得牵张反射成为讨论痉挛现象的一个共同出发点。尽管人们已经认识到其他相关现象也常常对于患者功能有更重要的影响。

临床上，中枢神经系统损伤可表现为阳性与阴性症状。肌张力高、腱反射活跃或亢进，出现阵挛等属于阳性症状，这是抑制作用减弱所致。而缺乏敏捷性、选择性运动控制的丧失以及肌力、耐力的降低等属于阴性症状，则是由于以中枢神经系统为基础的特殊技能丧失所致。严重痉挛可导致各种各样的并发症，包括皮肤损伤、静脉栓塞和静脉炎、疼痛、搬运困难、排痰困难，长期的活动受限将出现骨质疏松和挛缩以及由此产生的关节畸形。严重的下肢痉挛可导致骨折、关节脱位和其他严重损伤。

由于选择性运动控制的丧失，患者可出现行走、转移困难，异常坐姿与平衡障碍。吃饭、穿衣等日常生活活动受限制，个人卫生差。由于活动能力受限，痉挛也可能导致心血管意外。此外，痉挛对患者的身心健康将有严重的不利影响。痉挛所致的尴尬可能使病人隔离社会，慢性疼痛可致抑郁。

痉挛的表现在不同病人之间差异很大，一般程度的痉挛也可产生有益的作用。在痉挛状态下，肌肉不会发生萎缩，可有效预防深静脉血栓、肢体水肿，骨质疏松。对截瘫患者而言，一定程度的痉挛可维持坐姿、转移、站立甚至行走，对预防压疮也有帮助。

作为上运运动神经元损伤的表现，痉挛很少单独发生。在临床实践中，单从痉挛不能决定治疗，是否治疗痉挛以及如何积极实施有效措施应以病人功能状态为指导。只有当运动能力、体位摆放、照顾或舒适度等受痉挛影响达到一定程度时，才需要进行以降低肌张力为目的的治疗。但是，当痉挛影响患者的ADL，步态、睡眠，个人卫生或当痉挛引起严重疼痛、导致挛缩时，要给予积极处理。

此外，应特别注意痉挛是一种动态性的现象。尽管在病床边即可测出痉挛的存在，但其严重程度、分布和痉挛所引致的功能性不良后果在不同体位下的表现差别很大，由于一些不可预知的因素如疲劳、压力、外部刺激如衣服、尿管或矫形器，或对不同药物的反应均可使痉挛发生变化。因此对痉挛长期的观察评测，实时跟踪随访有时是必要的。

第二节　康复评定

临床上很难找出一个比较理想的评定痉挛的方法，其主要原因是因为评定痉挛不仅包括受累肢体部位，还应该考虑到痉挛对功能及其结局的影响。同时，评定痉挛的环境不同，会引起痉挛强度的变化。痉挛的程度受发病时间、功能训练情况、患者情绪状况或伴发病的影响。在结局评定过程中，有些因素是可以控制的，而另外一些因素是不能控制的，因此，痉挛评定必须综合考虑多方面的影响因素。临床上常采用一些量表对痉挛进行评定，简介如下。

一、改良Ashworth痉挛量表（modified Ashworth scale，MAS）

此量表是目前临床上常用的痉挛评定量表，该表将肌张力分为0～4级，使痉挛评定由定性转为定量。根据文献报道，此量表用于上肢痉挛评定的信度优于下肢的评定。

表2-2-1　改良Ashworth痉挛量表

等级	标准
0	肌张力不增加，被动活动患侧肢体在整个范围内均无阻力
1	肌张力稍增加，被动活动患侧肢体到终末端时有轻微的阻力
1^+	肌张力稍增加，被动活动患侧肢体时在前1/2ROM中有轻微的“卡住”感觉，后1/2ROM中有轻微的阻力
2	肌张力轻度增加，被动活动患侧肢体在大部分ROM内均有阻力，但仍可以活动
3	肌张力中度增加，被动活动患侧肢体在整个ROM内均有阻力，活动比较困难
4	肌张力高度增加，患侧肢体僵硬，阻力很大，被动活动十分困难

二、综合痉挛量表（composite spasticity scale，CSS）

20世纪80年代，加拿大学者Levin和Hui-Chan根据临床的实际应用，提出了这个定量评定痉挛的量表，它包括3个方面：腱反射、肌张力及阵挛，目前主要应用于脑损伤和脊髓损伤后下肢痉挛的评定。若用于踝关节，评定内容则包括跟腱反射，小腿三头肌的肌张力，踝阵挛。评分标准如下。

(1) 腱反射　0分：无反射；1分：反射减弱；2分：反射正常；3分：反射活跃；4分：反射亢进。

(2) 肌张力　0分：无阻力（软瘫）；2分：阻力降低（低张力）；4分：正常阻力；6分：阻力轻到中度增加；8分：阻力重度增加。

(3) 阵挛　1分：无阵挛；2分：阵挛1～2次；3分：阵挛2次以上；4分：阵挛持续超过30秒。

结果判断：0～6分：无痉挛；7～9分：轻度痉挛；10～12分：中度痉挛；13～16分：重度痉挛。

三、Oswestry 等级量表（Oswestry scale of grading）

主要用于评价肌张力的级别，通过运动功能的综合评定，了解患者的功能状况。同时也考虑到姿势反射以及脑干、脊髓对肌张力的影响（见表2-2-2）。

表 2-2-2　Oswestry 等级量表

0	仅有肌痉挛　不能活动。肌紧张性反射或腱反射存在
1	严重肌痉挛　活动非常困难。肢体仅呈痉挛协同模式，在被动屈曲时或向伸展体位转变时，肢体仅呈总体屈曲或伸展状态。
2	严重痉挛　活动困难，呈明显的痉挛协同模式，可存在屈曲和伸展两种状态。患者可屈曲处于伸展位置的肢体及伸展处于屈曲位置的肢体，有或无近端关节的活动
3	中度痉挛　可活动，呈痉挛模式，在远端关节（踝关节或腕关节）存在小范围的活动
4	轻度痉挛　肢体在抗阻运动或身体其他部位用力时，仍呈痉挛模式，远端关节可在较大范围中活动
5	无痉挛　活动正常。不存在痉挛模式

四、改良 Tardieu 量表（modified Tardieu seale）

是一个等级量表，用于评定特定牵伸速度下的肌肉反应强度，同时记录出现肌肉反应的角度，因此，在评定痉挛时同时考虑到这三个变量，即牵伸速度、肌肉反应强度和出现反应时的角度。与Ashworth痉挛量表相比同样具有较好的效度。

五、Penn 痉挛频率量表（Penn spasm frequency scores）

用于评定脊髓损伤患者每小时双下肢痉挛出现的频率，了解患者痉挛的程度。有利于治疗的前后对比（见表2-2-3）。

表 2-2-3　Penn 痉挛频率量表

0分	无痉挛
1分	轻度痉挛，可由刺激引起
2分	每小时痉挛出现1次
3分	每小时痉挛出现＞1次
4分	每小时痉挛出现＞10次

六、每天痉挛频率量表（spasm frequency scale）

适用于每天的痉挛频率评定，而非每小时的评定（见表 2-2-4）。

表 2-2-4　每天痉挛频率量表

0	无痉挛；
1	每天有 1 次痉挛；
2	每天有 1～5 次痉挛；
3	每天有 5～9 次痉挛；
4	每天有 10 次以上痉挛

除此之外，痉挛患者尚需评估肌力、粗大及精细运动功能、平衡与步态分析、疼痛、日常生活活动能力、认知障碍、患者满意度、电生理等评估，全面了解痉挛对功能活动等各方面的影响。

第三节　康复治疗

痉挛是否治疗的重要考虑应取决于治疗的适应证以及所希望的预期效果，即是否影响功能来决定，而且治疗应个体化。首先应考虑痉挛是否有必要治疗，在某些病例中痉挛是有用的。例如，下肢痉挛在转移或步行中可起到支撑体重的支架的作用。上肢痉挛在辅助穿衣时有时是有用的。还需要考虑到治疗的严重副作用，尤其是口服抗痉挛药物，还会引致肌无力和疲劳，比不处理痉挛更为有害。

一、治疗目标

痉挛治疗的常见目标包括改善活动能力，ADL、个人卫生；减轻疼痛、痉挛；增加关节活动度、扩大关节活动范围；增加矫形器配戴的合适程度，改善矫形位置，提高耐力；改变强迫体位、改善在床或椅上体位摆放，让患者自觉舒适；预防或减轻与肌张力异常有关的并发症如挛缩，延迟或避免外科手术；消除有害的刺激因素，预防压疮发生或促进更快愈合，使护理更容易；面部痉挛应达到改善形象、美容效果；最终提高患者及其照顾者生存质量，见表 2-2-5。

二、考虑的问题

应当考虑的问题包括：① 痉挛引起功能障碍吗？如腹部痉挛是否影响呼吸能力，手痉挛是否让病人经常撒汤、书写困难，躯干痉挛是否影响病人操作轮椅，伸肌或屈肌痉挛是否使关节固定并妨碍转移。② 痉挛影响夜间睡眠吗？③疼痛是明显的主诉吗？④ 痉挛掩盖了其他并发症吗？⑤ 这个特定的痉挛经治疗后有改善的希望吗？⑥ 痉挛治疗的好处多于不利影响吗？治疗对病人及照顾者的生活是否有干扰，他们是否有足够时间接受并坚持治疗。⑦ 哪种治疗更合适，药物、物理治疗、矫形器的应用、手术治疗，还是综合治疗？⑧ 病人对治疗的要求现实吗？治疗是否必要，达到什么目标，病人是否咨询过可能的后果。⑨ 如何评估治疗效果？

表 2-2-5 痉挛治疗应达到的目标

改善功能	**减少护理难度**
活动（行走，正常的步态模式）	进食
转移	穿衣
坐起及体位	个人卫生及洗澡
平衡	床或椅上体位摆放
轮椅使用及灵活性	**增加舒适度**
性功能	疼痛减少
减少能耗	睡眠改善
预防或治疗肌肉骨骼并发症	矫形支具舒适性的改善
延迟或预防挛缩	**修饰**
防止半脱位	改善形象
减少压疮	增加了常规用鞋的可选择性及耐久性
防止痉挛	
提高了功效，减少了矫形的需要	

三、治疗原则

应遵守治疗方案个体化，治疗计划（包括短期、长期的目标）清晰可见，患者及其家属、照顾者能够接受的原则。

四、治疗内容

痉挛治疗以药物治疗和康复治疗为主，必要时辅以手术治疗。

1. *药物治疗*

下列情况下应首选药物治疗：①患者伴有痉挛性疼痛，睡眠减少，癫痫发作和张力异常；② 所有肌群均可见无选择性的动作，伴有认知障碍的患者；③四肢瘫患者。一般首选口服的全身药物是巴氯芬、替扎尼定（ tizanidine）和苯二氮䓬类（benzodiazepines）等药。

当一组肌群的痉挛或同一神经支配区域的数块肌肉出现肌痉挛，如髂腰肌、腰方肌或脊旁肌等，可考虑选用可逆的局部麻醉药物（利多卡因和同类药物）和作用时间较长的乙醇类，主要是乙基乙醇（乙醇）和苯基乙醇（苯酚）进行肌肉内注射（神经肌肉阻滞）或支配神经附近处注射（神经周围阻滞）降低肌痉挛。

自 1980 年 Scott 等报道了应用 A 型肉毒毒素（Botulinum toxin A，BTXA）治疗人类斜视以来，BTXA 局部多位点肌肉注射的临床应用逐渐扩大到眼睑痉挛、面肌痉挛、痉挛性斜颈以及肢体肌张力障碍的治疗，1997 年 Simpson 报道了应用 BTAX 治疗脑瘫、多发性硬化、脑外伤、脊髓损伤及中风后痉挛状态，证实 BTXA 能有效降低肌张力、改善关节活动度、自主神经反射、步态、姿势等，并使会阴易于清洁，且无明显不良反应。包括各种痉挛，目前能够治疗的病种达 72 种之多。国产衡力牌 BTXA 与美国产 BOTOX 具有同等效力与效价。在临床上被广泛使用。

2. 康复治疗

旨在切实可行、有针对性的治疗目标基础上，物理治疗、作业治疗及矫形器等各种行之有效的方法有机地结合应用。

(1) 消除加重痉挛的诱发因素　痉挛可由多种原因诱发，尤其是对于那些昏迷的、认知障碍和交流困难的患者。常见的原因包括尿潴留或感染，严重便秘，皮肤激惹如压疮或外界感觉刺激增强如不合适的支具和尿袋。有时痉挛的恶化意味着潜在的急腹症和下肢骨折，尤其是那些不能准确表达疼痛和不能指出自己不适的患者。应首先消除这些诱发因素。

(2) 体位与坐姿　正确的体位，尤其是对不能活动的患者，是治疗的一个重要方面。床上不正确的体位可以诱发伸肌痉挛，将患者采用坐位后问题就很容易解决。正确的坐姿很重要，基本的原则是身体可维持在一个平衡、对称和稳定的体位上，既舒适又可发挥最大的功能。不同类型的坐姿系统最终目的都是保持骨盆稳定，不会倾斜，微微前倾，这样脊柱可保持腰椎前屈、胸椎后曲和颈椎前曲。髋通常维持在 90 度的角度。膝和踝通常为 90 度。有严重痉挛的患者为了维持这种体位需要进行一系列坐姿装置的改进如足带、膝控制板、内收环、腰部支撑。躯干侧面支撑及一系列头和颈的支撑系统的帮助也很重要。

(3) 物理治疗　在缓解由中枢神经系统损伤所产生的痉挛方面，物理疗法主要通过痉挛肌被动牵伸、关节被动活动、神经发育疗法、功能性训练和物理因子疗法等有机配合以缓解痉挛。其中，①痉挛肌被动牵伸、关节被动活动等可以减轻局部肢体的痉挛，防止挛缩。为了防止挛缩，痉挛肌肉应牵伸多长时间合适还没有共识，一般认为每 24 小时至少应有 2 小时保持肌肉完全伸展状态。②神经发育疗法是依据人体正常神经生理和发育的过程，利用多种感觉的刺激，运用诱导或抑制的方法，使得患者逐步学会如何在控制肢体痉挛的状态下，以尽可能正常的运动方式去完成日常生活动作的一类治疗方法。各种不同的技术如 Bobath 技术，本体感觉神经肌肉促通技术，Brunnstrom 技术以及 Rood 技术等，都显示有抗痉挛的效果。但很少有证据表明这些神经发育技术一种比另一种在处理痉挛上更有效，通常综合应用。③功能性训练是诱导患者在抗痉挛模式下，学习正确的生物力学要点，通过以功能性动作为导向的强化训练，逐步提高日常生活活动能力。③物理因子疗法包括功能性电刺激、生物反馈、温度刺激和超声波等疗法。例如，热疗通常用于缓解肌肉痉挛，一定时间的冷疗也可抑制肌肉痉挛。但是，物理因子治疗效果都维持不长。

(4) 矫形器的应用　矫形器制作是一项有计划的工作，是痉挛康复治疗中非常重要的治疗手段。在肌肉痉挛情况下，矫形器能在一定程度上通过对肌肉的牵伸，骨骼、关节的固定，达到减缓肌痉挛、疼痛，预防和/或矫正畸形，防止关节挛缩，促进正常运动模式建立的作用。现有的各种各样的矫形器均可将痉挛的肢体固定在休息位或功能位，将挛缩的危险降到最小，如踝足矫形器，对跖屈内翻足很有效。在使用过系列夹板或模具（新型的塑胶模具，可随着关节活动度的改善每数天进行修改）之后，挛缩肢体的活动度可获得明显的提高。

3. 外科或矫形手术

处理痉挛很少需要外科手术，除了部分严重或症状持久以及肌肉固定挛缩的患者。痉挛的外科处理主要针对四个不同水平的解剖位置：大脑，脊髓，周围神经和肌肉。针对大脑为治疗目标的神经外科主要是采用外科手段于苍白球、腹丘脑核或小脑部位。目前对痉挛的治疗成效甚微。选择性脊神经后根切断术（selective posterior rhizotomy，SPR）目前得到较广泛的应用，并被认为是一种有效的作用于中枢神经系统的治疗方法，腰$_2$一骶$_2$的神经后根在术中暴露并采用电刺激仪来检测，对显示为异常刺激反应的后根神经束予以切断，该手术的禁忌证主要是肌力太弱和固定的挛缩畸形。新近采用的微创经皮射频神经根切断术可取代 SPR，且创伤小。周围神经切断术也被试用于痉挛的治疗，但治疗效果并不理想且副作用严重。

针对肌肉骨骼的手术方式依然在治疗痉挛引起的挛缩方面扮演重要的角色。最常见的矫形术是跟腱延长术，可缓解跟腱固定挛缩畸形。内收肌腱切断术有时对严重的内收痉挛有效。上肢手术的效果较差，但各种肌腱切开术和肌腱延长术也可以做，如二头肌和肱桡肌的延长，尺侧腕屈肌延长和桡侧腕屈肌延长，单个拇指一掌畸形时可将拇长屈肌转移至拇指桡侧。

总之，痉挛的治疗是综合性的。大多数患者可用物理治疗及局部神经肌肉阻滞或肉毒毒素注射相结合的方式来解决，有时需加用一些剂量相对较小的口服药。更进一步的鞘内注射或手术的方式较少采用，除非由于早期不正确的治疗或并发症较多。另外，痉挛的处理需要各相关专业的医务人员通力协作，以康复小组方式进行，尤其是康复医师、矫形器师、物理治疗师将发挥重要作用。

康复诊断：脑挫裂伤，去皮质强直（痉挛型四肢瘫），意识障碍（昏迷）

康复处方：主要针对痉挛的处理

1. 抗异常模式的体位性治疗：包括正确卧姿和肢体摆放等。

2. 综合康复促醒：包括高压氧、神经营养药物治疗、多种感觉刺激、针灸、电疗等。

3. 药物治疗：对双侧肱二头肌、肱肌注射肉毒毒素以缓解双上肢屈曲痉挛。口服脊舒片，开始可从 5mg，每日 2 次开始，视肌肉张力改善情况可逐渐增加剂量至每日总量达60～80mg，注意个体化治疗。

4. 肌肉牵伸及关节被动活动：对痉挛肌肉通过徒手、绑带及矫形器等措施被动牵伸，尤其是在局部肉毒毒素注射治疗后，一定要配合肌肉的牵伸来保持肌肉长度。采用关节各轴向被动运动保持关节活动度。因为患者意识不清，注意手法的轻柔和缓慢，体验所受阻力的大小及观察患者反应，防止出现意外损伤。

5. 功能性运动训练：待意识清醒后，逐渐增加功能性活动，包括体位转移、步行训练、日常生活活动训练等。

每日至少保持 2 小时痉挛肌肉的完全伸展，同时指导家属或陪护人员协助，将治疗方法融入日常生活中。每月康复评定一次，调整治疗方案。

Summary

Spasticity is a disorder of the sensorimotor system characterized by a velocity-dependent increase in muscle tone with exaggerated tendon jerks, resulting from hyperexcitability of the stretch reflex. It is one component of the upper motoneuron syndrome, along with released flexor reflexes, weakness, and loss of dexterity. Spasticity is an important "positive" diagnostic sign of the upper motoneuron syndrome, and when it restricts motion, disability may result. The "negative" signs—weakness and loss of dexterity—invariably alter patient function when they occur.

Development of validated and reliable outcome measures for spasticity rehabilitation has been hampered by the difficulty of quantifying functionally important parameters such as pain, ease of care, and mobility. Nonetheless, a combination of measures designed to assess technical and functional outcomes, patient satisfaction, and the effectiveness of treatment can be used together to evaluate status and track change in spasticity management. Because no single tool can measure the many types of changes possible with treatment, the choice of assessment tools must be based on the functional changes expected from the treatment. A wide range of assessment tools, such as the Ashworth Scale, Oswestry Scale of Grading, Penn Spasm Frequency Score, Modified Tardieu Scale etc. are critically reviewed for their sensitivity, reliability, validity, and ease of administration. Basically, the range of assessments includes tone, mobility, strength, balance, endurance, and others.

Spasticity from an upper motor neuron syndrome may cause a variety of symptoms that interfere with function. Decisions regarding spasticity treatment are influenced by the chronicity, severity, and distribution of the spasticity; the locus of injury; the presence and severity of co-morbidities; the availability of support; and the goals of treatment. Not all spasticity can or even should be treated; tone reduction is indicated only if spasticity interferes with some level of function, positioning, care, or comfort. Treatment goals should be well outlined before treatment begins. The available drug treatment for muscle overactivity are local, using intramuscular or perineural injections of blocking agents. Botulinum toxin may be used to treat focal spasticity as part of an overall treatment plan, and systemic, using oral or intrathecal administration of antispastic drugs. In all forms of treatment of muscle overactivity, one must distinguish between two different goals of therapy: improvement of active function and improvement of hygiene and comfort. The risk of global performance reduction associated with general or regional administration of antispastic drugs may be more acceptable when the primary goal of therapy is hygiene and comfort than when active function is a priority.

Physical and occupational therapy play important roles in the evaluation and management of patients with spasticity. therapeutic interventions have multiple methods, mainly focus on strengthening and facilitation, increasing range of motion, retraining of ambulation and gait, improving the fit and tolerance of orthoses, and improved functioning in ADLs etc. It is noted that comprehensive intervention is recommended.

（窦祖林）

第三章　平衡与协调障碍

病例

患者，女，18岁，有机磷农药中毒，经救治病情稳定，能独自步行，但行走不稳，夜晚症状加重。查体：双上肢肌张力、肌力正常，双下肢踝关节背伸肌群肌张力降低，肌力 3^{+}级，踝反射减弱，其他肌群肌张力、肌力和反射正常，坐位平衡良好，坐位－站立位转移正常，睁眼站立尚稳定，闭眼站立不稳（Romberg's 征阳性），平衡测试仪（Balance Performance Monitor，BPM）检查，身体重心摆动频率明显增大，重心移动轨迹和面积明显增大。

第一节　概　　述

在上述病例中，患者主要表现为本体感觉功能障碍引起的平衡感觉减退，在视觉代偿减弱或没有的条件下，出现平衡功能紊乱。

一、定义

1. 平衡（balance，equilibrium）

自然界的平衡是指物体受到来自各个方向的作用力与反作用力大小相等，使物体处于一种稳定的状态。人体的平衡比自然界物体的平衡要复杂得多，是指身体所处在的一种姿势状态，或是指在运动或受到外力作用时自动调整并维持姿势稳定性的一种能力。

2. 姿势（posture）

是指躯体的一种非强制性、无意识状态下的自然状态。从人体力学方面来说，是指身体各个器官，尤其是骨骼、肌肉以及神经系统互相关联所构成的一种状态。

3. 支撑面（base of support）

是指人体在各种体位下（卧、坐、站立、行走）所依靠的接触面。站立时的支撑面是指包括两足底在内的两足之间的面积。

4. 协调（coordination）

又称为共济，与平衡密切相关，是指人体产生平滑、准确、有控制的运动能力，包括按照一定的方向和节奏，采用适当的力量和速度，达到准确的目标等几个方面。

二、分类

1. 平衡分类

人体平衡可以分为静态和动态两大类。

（1）静态平衡　指的是人体或人体某一部位处于某种特定的姿势，例如在坐或站时保持稳定姿势的状态。

（2）动态平衡　包括两个方面：①自动态平衡，指的是人体在进行各种自主运动，例如由坐到站或由站到坐等各种姿势之间的转换运动时，能重新获得稳定状态的能力；②他动动态平衡，指的是人体对外界干扰，例如被推或拉，或支撑面突然发生移动时，能及时产生平衡反应、恢复稳定状态的能力。

2. 协调障碍分类

协调功能障碍又称为共济失调（dystaxia）。中枢神经系统中参与协调控制的部位主要有小脑、基底节、脊髓后索，因此，根据不同调控部位的病变可以将协调障碍分为小脑性共济失调、基底节共济失调、脊髓后索共济失调。

三、平衡反应及平衡维持机制

1. 平衡反应

平衡反应（equilibrium reaction）是指当平衡状态改变时，机体恢复原有平衡或建立新平衡的过程，包括反应时间和运动时间。反应时间是指从平衡状态的改变到出现可见运动的时间；运动时间是指从出现可见运动到动作完成、建立新平衡的时间。

通常在出生 6 个月时形成俯卧位平衡反应，7 ～ 8 个月形成仰卧位和坐位平衡反应，9 ～ 12个月形成蹲起反应，12 ～ 21 个月形成站立反应。

除了一般的平衡反应之外，尚有 2 种特殊平衡反应。

（1）保护性伸展反应　是指当身体受到外力作用而偏离原支撑点时，身体所发生的一种平衡反应，表现为上肢和/或下肢伸展，其作用在于支持身体，防止摔倒。

（2）跨步及跳跃反应　是指当外力使身体偏离支撑点或在意外情况下，为了避免摔倒或受到损伤，身体顺着外力的方向快速跨出一步，以改变支撑点，建立新平衡的过程，其作用是通过重新获取新的平衡，来保护自己避免受到伤害。

平衡反应使人体不论在卧位、坐位、站立位均能保持稳定的状态或姿势，是一种自主反应，受大脑皮层控制，属于高级水平的发育性反应。人体可以根据需要进行有意识的训练，以提高或改善平衡能力。例如，体操、技巧等项目的运动员，或舞蹈杂技演员的平衡能力明显高于普通人群；各种原因引起平衡能力受损后，通过积极的治疗和平衡训练，可以使平衡功能得到改善或恢复。

2. 人体平衡维持机制

为了保持平衡，人体重心（center of gravity，COG）必须垂直地落在支撑面的范围内。支撑面的大小直接影响身体的平衡。当身体的重心落在支撑面内，人体就保持平衡，反之，重心落在支撑面之外时就失去平衡。

一般认为，维持人体平衡需要三个环节的参与：感觉输入，中枢整合，运动控制。此外，前庭系统、视觉调节系统、身体本体感觉系统、大脑平衡反射调节、小脑共济协调系统以及肌群的力量在人体平衡功能的维持上都起到了重要作用。

（1）感觉输入　正常情况下，人体通过视觉、躯体觉、前庭觉的传入来感知站立时身体所处位置和与地球引力及周围环境的关系。因此，适当的感觉输入，特别是躯体、前庭和视觉信息对平衡的维持和调节具有前馈（feed forward）和反馈（feedback）的作用。

视觉系统：由视网膜所收集到的信息经过视觉通路传入到视中枢，提供了周围环境及身体运动和方向的信息。在视觉环境静止不动的情况下视觉系统能准确感受环境中物体的运动以及眼睛和头部的视空间定位。如果躯体感觉受到干扰或破坏，此时身体直立的平衡状态主要是通过视觉系统。视觉系统通过颈部肌肉的收缩使头部保持向上直立的位置和保持水平视线来使身体保持或恢复到原来的直立位，从而获得新的平衡。如果去除或阻断视觉输入（如闭眼、戴眼罩或在黑暗的环境中），此时，姿势的稳定性要比睁眼站立时显著下降。这也是视觉障碍者或老年人出现平衡能力降低的原因之一。

躯体感觉：与平衡的维持有关的躯体感觉包括皮肤感觉（触、压觉）和本体感觉。在维持身体平衡和姿势的过程中，与支撑面相接触的皮肤的触觉、压觉感受器向大脑皮质传递有关体重的分布情况和身体重心的位置；分布于肌肉、关节及肌腱等处的本体感受器（属于螺旋状感觉神经末梢）收集随支持面而变化的信息（如面积、硬度、稳定性以及表面平整度等而出现的有关身体各部位的空间定位和运动方向），经深感觉传导通路向上传递。正常人站立在固定的支撑面上时，足底皮肤的触觉、压力觉和踝关节的本体感觉输入起主导作用，当足底皮肤和下肢本体感觉输入完全消失时（如外周神经病变），人体失去了感受支持面情况的能力，姿势的稳定性就会受到影响，需要其他感觉特别是视觉系统的输入。如果此时闭目站立，由于同时失去了躯体和视觉的感觉输入，身体出现倾斜、摇晃，并容易摔倒。

前庭系统：包括三个半规管，感知人体角加速度运动，椭圆囊、球囊（耳石器）感知的瞬时直线加速运动及与直线重力加速有关的头部位置改变的信息，经第八对颅神经（滑车神经）进入脑干。头部的旋转刺激了前庭系统中两个感受器。其一为半规管内的壶腹嵴（运动位置感受器），能感受头部在三维空间中的运动角加（减）速度变化而引起的刺激。其二为前庭内的椭圆囊斑和球囊斑，感受静止时的地心引力和直线加（减）速度的变化引起的刺激。在躯体感觉和视觉系统正常的情况下，前庭冲动在控制人体重心位置上的作用很小。只有当躯体感觉和视觉信息输入均不存在（被阻断）或输入不准确发生冲突时，前庭系统的感觉输入在维持平衡的过程中才变得至关重要。

（2）中枢整合　三种感觉信息输入在包括脊髓、前庭核、内侧纵束、脑干网状结构、小脑及大脑皮层等多级平衡觉神经中枢中进行整合加工，并形成产生运动的方案。当体位或姿势变化时，为了判断人体重心的准确位置和支持面情况，中枢神经系统将三种感觉信息进行整合，迅速判断何种感觉所提供的信息是有用的，何种感觉所提供的信息是相互冲突的，从中选择出那些提供准确定位信息的感觉输入，放弃错误的感觉输入。

（3）运动控制（输出）　中枢神经系统在对多种感觉信息进行分析整合后下达运动指令，运动系统以不同的协同运动模式控制姿势变化，将身体重心调整回到原来的范围内或重新建立新的平衡。

当平衡发生变化时，人体可以通过三种调节机制或姿势性协同运动模式来应变，包括踝调节、髋调节及跨步调节机制。

踝调节（ankle strategy）：是指人体站在一个比较坚固和较大的支持面上，受到一个较小的外界干扰（如较小的推力）时，身体重心以踝关节为轴进行前后转动或摆动（类似钟摆运动），以调整重心，保持身体的稳定性。

髋调节（hip strategy）：正常人站立在较小的支持面上（小于双足面积），受到一个较大的外界干扰时，稳定性明显降低，身体前后摆动幅度增大。为了减少身体摆动使重心重新回到双足的范围内，人体通过髋关节的屈伸活动来调整身体重心和保持平衡。

跨步调节（stepping strategy）：当外力干扰过大，使身体的摇动进一步增加，重心超出其稳定极限，髋调节机制不能应答平衡的变化时，人体启动跨步调节机制，自动地向用力方向快速跨出或跳跃一步，来重新建立身体重心支撑点，使身体重新确定稳定站立的支持面，避免摔倒。

此外，前庭神经系统，内侧纵束向头部投射影响眼肌运动，经前庭脊髓通路向尾端投射维持躯干和下肢肌肉兴奋性，经γ运动纤维传出的冲动调整梭内肌纤维的紧张性；而经运动纤维发放的冲动调整骨骼肌的收缩，使骨骼肌保持适当的肌张力，能支撑身体并能抗重力运动，但又不会阻碍运动。交互神经支配或抑制可以使人体能保持身体某些部位的稳定，同时有选择性地运动身体的其他部位，产生适宜的运动，完成大脑所制定的运动方案，其中静态平衡需要肌肉的等长运动，动态平衡需要肌肉的等张运动。上述几方面的共同作用结果，使得人体保持平衡或使自己处于一种稳定的状态。

第二节　康复评定

一、平衡功能评定

1. 评定目的

评定平衡主要是了解被评定对象是否存在平衡功能障碍；找出引起平衡障碍的环节；确定是否需要进行治疗（如药物或康复治疗）；重复评定以了解治疗手段是否有效，并可以预测患者可能发生跌倒的危险性。

2. 评定对象

任何引起平衡功能障碍的疾患都有必要评定平衡功能。

（1）中枢神经系统损害　脑外伤、脑血管意外、帕金森病、多发性硬化、小脑疾患、脑肿瘤、脑瘫、脊髓损伤等。

（2）耳鼻喉科疾病　各种眩晕症。

（3）骨科疾病或损伤　骨折及骨关节疾患、截肢、关节置换、影响姿势与姿势控制的颈部与背部损伤以及各种运动损伤、肌肉疾患及外周神经损伤等。

（4）其他人群　如老年人，运动员、飞行员及宇航员。

3. 评定内容

（1）静止状态下　在不同体位时均能保持平衡，睁、闭眼时能维持姿势稳定，在一定时间内能对外界变化作出必要的姿势调整反应。

（2）运动状态下　能精确地完成运动，并能完成不同速度的运动（包括加速和减速），运动后能回到初始位置，或保持新的体位平衡。如在不同体位下伸手取物。

（3）动态支撑面内　当支撑面发生移动时能保持平衡。例如，在行驶的汽车、火车或飞机中行走。

（4）姿势反射　当身体处在不同体位时，由于受到外力（如推力或拉力）而发生移动，机体建立新平衡的反应时间和运动时间。

4. 评定方法

包括主观评定和客观评定两个方面。主观评定以观察和量表为主，客观评定主要是指平衡测试仪评定。

（1）观察法　评定者通过观察被评定对象在不同体位下能否维持姿势的稳定性来判断有无平衡功能障碍。由于其应用简便，可以对具有平衡功能障碍的患者进行粗略的筛选，具有一定的敏感性和判断价值，临床上广为应用。

跪位平衡反应：受试者取跪位，检查者将患者上肢向一侧牵拉，使之倾斜。阳性反应：

头部和躯干上部出现向中线的调整，被牵拉一侧出现保护性反应，对侧上、下肢伸展并外展。阴性反应：头部和躯干上部未出现向中线的调整，被牵拉一侧和另一侧上、下肢未出现上述反应或仅身体的某一部分出现阳性反应。

坐位平衡反应：受试者坐在椅子上，检查者将患者上肢向一侧牵拉。阳性反应：头部和躯干上部出现向中线的调整，被牵拉一侧出现保护性反应，另一侧上、下肢伸展并外展。阴性反应：头部和躯干上部未出现向中线的调整，被牵拉一侧和另一侧上、下肢未出现上述反应或仅身体的某一部分出现阳性反应。

站立位平衡反应：包括①Romberg 征（Romberg sign），双足并拢直立，观察在睁、闭眼时身体摇摆的情况，又称为“闭目直立检查法”。②单腿直立检查法：要求受检者单腿直立，观察其睁、闭眼情况下维持平衡的时间长短，维持 30 秒时间为正常；③强化 Romberg 检查法：要求受检者两足一前一后、足尖接足跟直立，观察其睁、闭眼时身体的摇摆，维持 60 秒为正常。

跨步反应：受试者取站立位，检查者向左、右、前、后方向推动受试者身体。阳性反应：脚快速向侧方、前方、后方跨出一步，头部和躯干出现调整。阴性反应：不能为维持平衡而快速跨出一步，头部和躯干不出现调整。

其他方法：包括在活动状态下能否保持平衡。例如，坐、站立时移动身体；在不同条件下行走，包括脚跟碰脚趾，足跟行走，足尖行走，走直线，侧方走，倒退走，走圆圈，绕过障碍物行走，等等。

（2）量表法　由于不需要专门的设备，评分简单，应用方便，临床仍普遍使用。信度和效度较好的量表主要有 Fugle-Meyer 运动功能评定中的平衡功能部分（表 2-3-1），Berg 平衡量表（Berg balance scale，BBS）（表 2-3-2）。

表 2-3-1　Fugle-Meyer 运动功能评定中关于平衡功能部分

测试	评分标准
1. 无支撑坐位	0 分：不能保持坐位 1 分：能坐但少于 5 分钟 2 分：能坚持坐位 5 分钟以上
2. 健侧“展翅”反应	0 分：肩部无外展肘关节无伸展 1 分：反应减弱 2 分：正常反应
3. 患侧“展翅”反应	评分同第 2 项
4. 支撑站位	0 分：不能站立 1 分：他人最大支撑时可站立 2 分：一个人稍给支撑时能站立 1 分钟
5. 无支撑站位	0 分：不能站立 1 分：不能站立 1 分钟或身体摇晃 2 分：可以不扶持站立 1 分钟以上
6. 健侧站立	0 分：不能维持 2 秒 1 分：平衡站稳达 4～9 秒 2 分：平衡站立超过 10 秒
7. 患侧站立	评分同第 6 项

注：最高积分 14 分

表 2-3-2 Berg 平衡量表记录表

姓名： 性别： 年龄： 评定者：

诊断：

项目	年 月 日	年 月 日	年 月 日
1. 独立坐	4/3/2/1/0	4/3/2/1/0	4/3/2/1/0
2. 由坐到站	4/3/2/1/0	4/3/2/1/0	4/3/2/1/0
3. 独立站立	4/3/2/1/0	4/3/2/1/0	4/3/2/1/0
4. 由站到坐	4/3/2/1/0	4/3/2/1/0	4/3/2/1/0
5. 床一椅转移	4/3/2/1/0	4/3/2/1/0	4/3/2/1/0
6. 闭眼站立	4/3/2/1/0	4/3/2/1/0	4/3/2/1/0
7. 双足并拢站立	4/3/2/1/0	4/3/2/1/0	4/3/2/1/0
8. 站立位上肢前伸	4/3/2/1/0	4/3/2/1/0	4/3/2/1/0
9. 站立位从地上拾物	4/3/2/1/0	4/3/2/1/0	4/3/2/1/0
10. 转身向后看	4/3/2/1/0	4/3/2/1/0	4/3/2/1/0
11. 转身一周	4/3/2/1/0	4/3/2/1/0	4/3/2/1/0
12. 双足交替踏台阶	4/3/2/1/0	4/3/2/1/0	4/3/2/1/0
13. 双足前后站立	4/3/2/1/0	4/3/2/1/0	4/3/2/1/0
14. 单腿站立	4/3/2/1/0	4/3/2/1/0	4/3/2/1/0
总分	/56	/56	/56

注：完成全部评定需要大约 20 分钟，满分 56 分，低于 40 分表明有摔倒的危险性

（3）平衡测试仪　平衡测试是 20 世纪中后期国际上发展较快的定量评定平衡能力的一种测试方法，其种类包括静态平衡能力测试仪（balance performance monitor，BPM），动态平衡测试仪等等。

不论是静态平衡还是动态平衡测试仪，其构成一般都是由测试平台或受力平板（force plate）即压力传感器、显示器、电子计算机及专用软件构成。测试时，受试对象自然站立在测试平台上，双目平视保持稳定。测试开始后，受力平台记录身体重心的位置、摇摆情况并将记录到的信号转化成数据输入计算机，计算机在应用软件的支持下，对接收到的数据分析，实时描计出身体重心在受力平台上的投影及其与时间的关系曲线，其结果以数据及图的形式显示，故又称为计算机动态姿势图（computerized dynamic posturogram，CDP），或简称为姿势图。

平衡测试仪的评定项目主要包括以下几个方面。①静态平衡测试：分别测试受试者站立在受力平台上时，睁眼、闭眼的平衡状态，主要测试参数包括重心位置，重心移动路径总长度和平均移动速度，左右向（x 轴向）和前后向（y 轴向）重心位移平均速度，重心摆动功率谱，以及睁眼、闭眼重心参数比值等。②动态平衡测试：根据外界的干扰形式分成两类：一类是记录活动平板微小移动或旋转时的反应；另一类是记录多种有用或无用的感觉信息联合刺激时的平衡控制能力。动态平衡测试的测试内容主要有感觉整合测试（sensory organization test，SOT）、运动控制测试（motor control test，MCT）、应变能力测试（adaptation test，ADT）和有限的稳定性测试（limits of stability，LOS）等。被测试者可以通过躯体

的运动反应来跟踪计算机荧光屏上的视觉目标，保持重心平衡；或者，在被测试者无意识的状态下，支撑面突然发生移动（如前后水平方向，前上、后上倾斜），以了解机体感觉和运动器官对外界环境变化的反应以及大脑感知觉的综合能力。

平衡测试仪能精确地测量人体重心位置、移动的面积和形态，评定平衡功能障碍或病变的部位和程度，结果可以保存。不仅可以定量评定平衡功能，还可以明确平衡功能损害的程度和类型，有助于制定治疗和康复措施，评价治疗和康复效果。同时，平衡测试仪本身也可以用作平衡训练，因此，临床应用范围广泛。

二、协调功能评定

1. 评定目的

评定协调主要是判断有无协调障碍，为制定治疗方案提供客观依据。

2. 评定方法

主要是观察被测试对象在完成指定的动作中有无异常。

（1）指鼻试验　被测试对象用自己的食指，先接触自己的鼻尖，再去接触检查者的食指。检查者通过改变自己食指的位置，来评定被测试对象在不同平面内完成该试验的能力。

（2）指一指试验　检查者与被测试对象相对而坐，将食指放在被测试对象面前，让其用食指去接触检查者的食指。检查者通过改变食指的位置，来评定被测试对象对方向、距离改变的应变能力。

（3）轮替试验　被测试对象双手张开，一手向上，一手向下，交替转动；也可以一侧手在对侧手背上交替转动。

（4）食指对指试验　被测试对象双肩外展 90 度，伸肘，再向中线运动，双手食指相对。

（5）拇指对指试验　被测试对象拇指依次与其他四指相对，速度可以由慢渐快。

（6）握拳试验　被测试对象双手握拳、伸开。可以同时进行或交替进行（一手握拳，一手伸开），速度可以逐渐增加。

（7）拍膝试验　被测试对象一侧用手掌，对侧握拳拍膝；或一侧手掌在同侧膝盖上作前后移动，对侧握拳在膝盖上作上下运动。

（8）跟一膝一胫试验　被测试对象仰卧，抬起一侧下肢，先将足跟放在对侧下肢的膝盖上，再沿着胫骨前缘向下推移。

（9）旋转试验　被测试对象上肢在身体一侧屈肘 90 度，前臂交替旋前、旋后。

（10）拍地试验　被测试对象足跟触地，脚尖抬起作拍地动作，可以双脚同时或分别做。

上述检查主要观察动作的完成是否直接、精确，时间是否正常，在动作的完成过程中有无辨距不良、震颤或僵硬，增加速度或闭眼时有无异常。评定时还需要注意共济失调是一侧性或双侧性，什么部位最明显（头、躯干、上肢、下肢），睁眼、闭眼有无差别。

第三节　康复治疗

一、平衡功能训练

1. 体位

从最稳定的体位开始训练平衡时，一般先从卧位（如前臂支撑下的俯卧位）开始。因为卧位的支撑面最大，最稳定，患者比较容易掌握平衡技巧。逐渐过渡到最不稳定的体位（如站立位）。训练顺序为：前臂支撑下的俯卧位→肘膝跪位→双膝跪位→半跪位→坐位→站立位。不论在什么体位下训练，首先需要控制头部的稳定，其次是颈部和躯干肌肉的协同收缩，来保持躯干的稳定性。

2. 训练静态平衡和动态平衡

首先恢复患者保持静态平衡的能力，即能独自坐或独自站。静态平衡需要肌肉的等长收缩，因此，可以通过训练维持坐或站立的躯干肌肉保持一定的肌张力来达到静态平衡。当患者具有良好的静态平衡能力之后，再训练动态平衡。

动态平衡需要肌肉的等张收缩。在动态平衡的训练过程中，要先训练他动态平衡，即当患者能保持独自坐或独自站立时，治疗人员从前面、后面、侧面或在对角线的方向上推或拉患者，将患者被动地向各个方向推动，使其失去静态平衡的状态，以诱发其平衡反应，然后让患者回到平衡的位置上。他动态训练中要掌握好力度，逐渐加大，以防出现意外。

当患者对他动态平衡有较好的反应后，最后训练自动态平衡。即让患者在坐位和站立位上完成各种主动或功能性活动，活动范围由小到大。

3. 逐渐增加训练的复杂性

平衡反应的训练可在床、椅、地面等稳定的支撑面上，也可在摇板、摇椅、滚筒、大体操球等活动的支撑面上。一般先在稳定的支撑面上，后在活动的支撑面上。为增加难度，可在一般性平衡治疗的基础上遮挡视线，或在训练中增加上肢、下肢和躯干的扭动。

4. 利用平衡测试仪训练

平衡测试仪除了可以用来客观地评定平衡功能外，还可以用于平衡功能的训练。训练时，患者双足放在测试仪的测力平台上，在仪器的显示屏上通过不同的图形来显示双足所承担的体重。正常人每侧足承受体重的50%，通过有意识的将体重转移到一侧下肢，可以提高对自动态平衡能力的训练。此外，平衡测试仪还可以精确测量人体重心的位置、移动的面积和形态。训练时可以根据这些数据的异常程度，随时调整平衡训练方案。

5. 提高平衡控制能力的训练

根据平衡的维持机制而采取一些训练。例如，①改善踝调节的训练：通过在不同质地的地面上训练可以提高踝关节对平衡改变的控制能力。开始时，可以在宽而硬的地面上练习将体重向一侧下肢转移，逐渐过渡到在松软或狭窄的地面上训练。开始时速度要慢、移动的幅度要小，训练中尽量固定髋关节，而让踝关节直接参与。②改善髋调节的训练：横站在平衡木上可以抑制踝调节，促进髋调节，单足站立训练也可以促进髋调节。

二、协调功能训练

协调功能训练的方法与平衡功能训练方法基本相同，二者的区别在于侧重点不同。平衡功能的训练侧重于身体重心的控制，以粗大动作、整体动作训练为主；协调功能训练侧重于动作的灵活性、稳定性和准确性，以肢体远端关节的精细动作、多关节共同运动的控制为主，同时强调动作完成过程的质量，例如动作的完成是否正确、准确、在完成过程中有没有出现肢体的震颤等。

康复诊断：有机磷中毒，双侧踝关节背伸肌群肌力降低，双侧踝关节本体感觉减退
康复处方：

治疗目的：提高平衡功能。

治疗原则：由易到难，重复训练，针对性训练，综合训练。

治疗方法

1. 增强双侧踝关节背伸肌力训练

（1）俯卧位：踝背伸抗阻力（利用弹力带或墙壁拉力器）训练。

（2）坐位：踝背伸抗阻力训练（利用沙袋）。

（3）站立位：同坐位训练。

2. 增强本体感觉训练

（1）利用视觉代偿：赤脚在不同质地的地面上行走，借助于视觉的补偿，提高本体感受器的敏感性。由睁眼逐渐过渡到闭眼。

（2）利用平衡板：平衡由静态到动态，支撑面由稳定到不稳定，由睁眼逐渐过渡到闭眼。

3. 改善对身体重心（COM）和稳定极限（LOS）的意识和控制能力，

利用平衡训练仪训练重心的控制，由睁眼逐渐过渡到闭眼。

4. 提高神经肌肉对平衡变化的反应，在静态和动态活动中促进平衡调节和协调能力。

每日训练2次，每次30分钟。每月康复评定一次，调整治疗方案。

Summary

Balance is a common term frequently used by health professionals working in a wide variety of clinical specialities. The word balance is often used in association with terms such as stability and postural control. Postural control is defined as the act of maintaining, achieving or restoring a state of balance during any posture or activity. The term balance or equilibrium, as used in mechanics, is defined as the state of an object when the resultant load actions acting upon it are zero. Postural control strategies may be either predictive or reactive, and may involve either a fixed-support or a change-in-support response. The ability of an object to balance in a static situation is related to the position of the center of mass or central of gravity (COG) and the area of the base of support (BOS) of that object falls within the BOS of that object then the object is balanced. The limits of stability (LOS) is a two-dimensional quantity defining the maximum possible COG sway angle as a function of sway direction from the center position. The LOS depends on the placement of the feet and the base of support. The state of a person's balance is best described in terms of angular displacement of the COG from the gravitational vertical.

Clinical tests of balance assess different components of balance ability. Clinical measures of balance appear to fall onto 2 categories-those that measure static postural control, namely functional reaching and those that measure dynamic posture such as Berg Balance Scale and the Timed Up & Go test. Health professionals should select clinical assessments based on a sound knowledge and understanding of the classification of balance and postural control strategies.

Many different balance tests have been developed and presented to obtain appropriate information of balance capabilities during standing. The selection of a suitable method generally depends on the goals and results aimed at. There is no single assessment technique that could be used as a true indicator of the overall integrity of the balance control system. For example, functional balance scales are easy to perform and suitable for daily clinical use, but not always accurate enough. Therefore, laboratory systems with new technologies, such as Balance Performance Monitor (BPM), Balance Master or Equitest, may give more detailed information about postural balance. Balanced stance can be achieved by coordinated movements of body segments, taking advantage of the interaction of internal and external forces, and accomplished through the action of the neuro-musculo-skeletal system. This is the reason for the three distinct subsets of physical variables to be viewed when measuring standing balance in laboratory circumstances: kinematics is concerned with details of the movement itself rather than forces (e.g. motion analysis), kinetic data (e.g. platform measurements) present the forces and the moments of forces that are developed during movements, and bioelectric changes are associated with skeletal muscle activity (e.g. electromyography).

When a person's balance is disrupted by an external perturbation, one or a combination of three different strategies can be used to coordinate movement of the COG back to a balanced position. These three strategies are ankle strategy, hip strategy and stepping strategy. When a patient complains of unsteadiness, the problem is seldom caused by the absence of balance-related activities. More frequently, some components are functioning normally and others abnormally. The interactions of which lead to functionally inappropriate or ineffective balance responses/ because of these multiple interactions focusing the diagnostic assessment or treatment on isolated components of the balanced system is frequently ineffective.

(燕铁斌)

第四章　异 常 步 态

病例

患者，男，28 岁，因工作中被重物压伤腰部导致第 11 胸椎至第一腰椎骨折，脊髓受压，引起下肢不完全性截瘫，大小便可以自控。现手术后 4 个月，可以平地独自缓慢行走，但挺胸，左右摇摆，下肢内收，走路不稳。查体：损伤平面在胸 11 以下，上肢感觉、肌力和反射正常。双下肢感觉减退，内收肌群肌张力增高，髋后伸、外展肌群肌力Ⅳ级，伸膝肌群Ⅳ级，踝关节肌群Ⅳ级，Trandenberg 征阳性，踝阵挛阳性。

第一节　概　　述

上述病例属于外伤引起的脊髓不完全性损伤，导致下肢不完全性瘫痪。步行表现出典型的剪刀步、臀肌无力步态。

一、正常步态

1. 定义

(1) 步态（gait）　是人体在行走时的姿态，是人体通过髋、膝、踝、足趾的一系列连续活动使身体沿着一定方向移动的过程。

(2) 步态分析（gait analysis）　利用力学概念和已掌握的人体解剖、生理学知识对人体行走功能的状态进行客观的定性和/或定量分析的过程。

2. 步态周期（gait cycle）

从一侧足跟触地到同侧足跟再次触地所经历的时间（图 2-4-1），称为步态周期，分为二个相：站立相（stand phase）和摆动相（swing phase）。

(1) 站立相　又称支撑相，是指同侧足跟着地到足尖离地，即足部支撑面接触的时间，占步态周期 60%，分为 5 个期：足跟着地（initial contact），负重反应（loading response），站立中期（mid-stance），站立末期（terminal stance），摆动前期（pre-swing）。

(2) 摆动相　又称为迈步相，是指从足尖离地到足跟着地，足部离开支撑面的时间，约占步态周期的 40% 分为 3 个期：迈步前期（initial swing），迈步中期（mid-swing），迈步末期（terminal swing）。

3. 正常步态参数（图 2-4-2）

(1) 步宽（stride width）　两侧足纵轴线之间的距离，正常人大约 5～10cm。

(2) 步幅长（step length）　一侧足跟（或足尖）迈步后到对侧足跟（或足尖）之间的距离，正常人大约 75～83cm。

(3) 跨步长（stride length）　一侧足跟（或足尖）到同侧足跟（或足尖）迈步后的距离，通常为步幅长的两倍，正常人大约 150～160cm。

(4) 步频（cadence）　单位时间内行走的步数，步频＝步数÷60（步/min），正常人

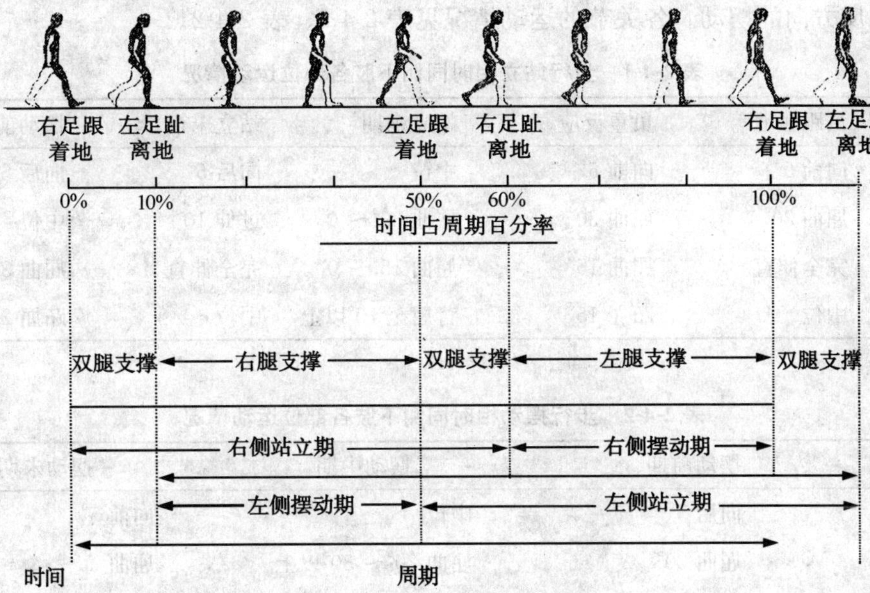

图 2-4-1　正常步态周期示意图

在 95～125 步/min

（5）步速（velocity）　即步行的速度，是指单位时间内行走的距离（m/min）。步速＝距离/所需时间，正常人大约为 65 ～ 100m/min。

（6）重心移动　行走时，身体重心随着骨盆的向前移动而上下移动大约 5cm，侧方移动约 5cm。

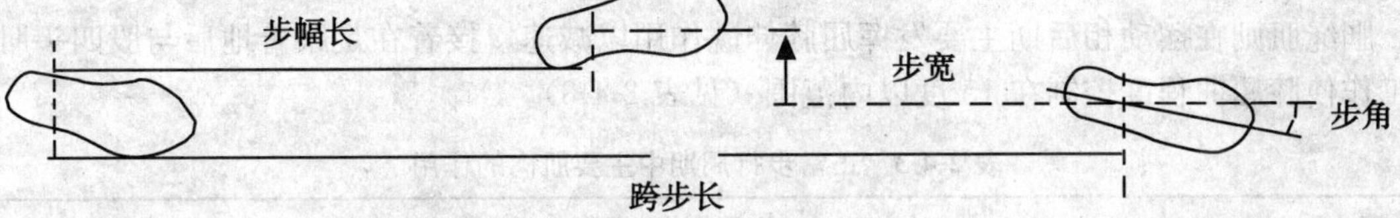

图 2-4-2　正常步态参数

4. 正常步态特征　包括以下几个方面。

（1）稳定性　以最小的能量消耗来取得最大的身体重心稳定。

（2）周期性和节律性　两侧下肢交替摆动，重复相同过程。

（3）方向性　使躯干沿着一定的方向移动。

（4）协调性　全身各关节、肌肉的参与，大脑对这些组织的控制。

（5）个体差异　后天经学习而获得，并随年龄、性别、职业的不同而有所差异。

二、正常步态周期中的关节与肌肉活动

1. 关节活动

正常行走过程中，身体各部分按一定的次序移动，如双下肢必须交替支撑和摆动，下肢各关节特别是髋、膝、踝关节的屈曲运动，身体的重心（正常位于第二骶椎前约 1cm 处）沿一复杂的螺旋形曲线向前运动，骨盆周期性左右旋转、左右倾斜及侧向移动，而上肢与同

侧下肢成相反方向的摆动。各关节的运动情况见表 2-4-1、表 2-4-2。

表 2-4-1　步行站立相时同侧下肢各部位运动情况

关节	足跟触地	负重反应	站立中期	站立末期	摆动前期
骨盆	向前 5°	向前 5°	中位	向后 5°	向后 5°
髋	屈曲 30°	屈曲 30°	屈曲 30°～ 0°	过伸 10°	中位
膝	完全伸直	屈曲 15°	屈曲 15°～ 0°	完全伸直	屈曲 35°
踝	中位	跖屈 15°	背屈至 10°以上	中位	跖屈 20°

表 2-4-2　步行摆动相时同侧下肢各部位运动情况

关节	摆动前期	摆动中期	摆动末期
骨盆	向后 5°	中位	向前 5°
髋	屈曲 20°	屈曲 20°～ 30°以上	屈曲
膝	屈曲 60°	屈曲 60°～ 30°以上	屈曲 30°～ 0°以上
踝	跖屈 10°	中位	中位

2. 肌肉活动

步行中，下肢各肌群只参与短暂和有限时间的工作，其中臀大肌、股四头肌和足背屈肌主要是在站立相早期参与工作，并分别起到伸髋、控制屈膝程度和控制足平放速度的作用。避免人体向前倾曲，腓肠肌等小腿后肌群主要在足跟离地期参与工作，以推动身体重心向上和向前。臀中肌和臀小肌等外展肌群主要在站立相早期工作，以稳定向对侧倾斜 5 度的骨盆。腘绳肌则在摆动相后期主要发挥屈膝伸髋作用以减速，接着在足跟着地后与股四头肌协同工作使膝屈曲程度控制在 15 度以内范围（见表 2-4-3）。

表 2-4-3　正常步行周期中主要肌肉的作用

肌肉	步行周期
腓肠肌和比目鱼肌	站立相中期至蹬离，首次触地
臀大肌	摆动相末期，首次触地至站立相中期
腘绳肌	摆动相中期，首次触地至承重反应结束
髂腰肌和股内收肌	足离地至摆动相早期
股四头肌	摆动相末期，首次触地至站立相中期
	足离地至摆动相早期
胫前肌	首次触地至承重反应结束
	足离地至再次首次触地

第二节　康 复 评 定

一、目的和对象

1. 目的

步态分析主要是临床观察和实验室分析来评定肢体有无伤残及其程度，是否需要使用支具或安装假肢；根据分析提供的信息，制定治疗方案；通过重复评定可以评价步态训练效果；同时，对行走功能的机制可以进行深入研究。

2. 对象

任何有步行障碍的患者均可进行步态分析。

（1）神经系统　包括中枢性和周围性神经损伤，如中风、头部外伤、脑性瘫痪、脑肿瘤、脊髓损伤、脊髓炎、尺、桡、胫、腓神经损伤等。

（2）运动器官　骨骼、关节、韧带、肌肉、肌腱等障碍，各种脊椎疾病、关节疾病、肌营养不良、截肢等。

（3）神经系统和运动系统接合部障碍　如重症肌无力等。

二、临床步态分析

临床分析多用观察法和测量法。

1. 观察法

是一种定性分析的方法。通常让患者按习惯的方式来回行走，观察者从不同方向（正、背、侧面）观察，注意全身姿势和下肢各关节的活动，通过检查表或简要描述的方式记录步态周期中存在的问题；此外，还可以让患者作变速行走、慢速、快速、随意放松步行，分别观察有无异常。步行中，可以让患者停下，转身行走上下楼梯或斜坡、绕过障碍物，坐下和站起，原地踏步或原地站立，闭眼站立等，用助行器行走的患者只要有可能，分别使用或不使用助行器行走。

2. 测量法

是一种简单定量的方法。可以测定时间参数，即让患者在规定距离的道路上行走，用秒表计时，实测行走距离不少于 10 米，两端应至少再加 2～3 米以便受试者起步加速和减速停下。也可以测定距离参数，常用足印法。即用滑石粉或墨水使患者行走时能在规定走道上或地面铺的白纸上留下足印。测试距离至少 6 米，每侧足不少于 3 个连续足印，以便分析左右两侧各步态参数。

3. 步行能力评定

是一种相对精细的和半定量评定，常用 Hoffer 步行能力分级（表 2-4-4）、Holden 步行功能分类（表 2-4-5）和“站起一走”计时测试（timed“Up & Go” Test）（见第一篇第四章功能障碍的评估）。

表 2-4-4　Hoffer 步行能力分级

分级	评定标准
Ⅰ 不能步行（nonambulator）	完全不能步行
Ⅱ 非功能性步行（nonfunctional ambulator）	借助于膝—踝—足矫形器（KAFO）、杖等能在室内行走，又称治疗性步行
Ⅲ 家庭性步行（household ambulator）	借助于踝—足矫形器（AFO）、手杖等可在室内行走自如，但在室外不能长时间行走
Ⅳ 社区性步行（community ambulator）	借助于 AFO、手杖或独立可在室外和社区内行走、散步、去公园、去诊所、购物等活动，但时间不能持久，如需要离开社区长时间步行时仍需坐轮椅

表 2-4-5　Holden 步行功能分类

级别	表　现
0 级：无功能	患者不能走，需要轮椅或 2 人协助才能走
Ⅰ级：需大量持续性的帮助	需使用双拐或需要 1 个人连续不断地搀扶才能行走及保持平衡
Ⅱ级：需少量帮助	能行走但平衡不佳，不安全，需 1 人在旁给予持续或间断的接触身体的帮助或需使用膝－踝－足矫形器（KAFO）、踝－足矫形器（AFO）、单拐、手杖等以保持平衡和保证安全
Ⅲ级：需监护或言语指导	能行走，但不正常或不够安全，需 1 人监护或用言语指导，但不接触身体
Ⅳ级：平地上独立	在平地上能独立行走，但在上下斜坡、在不平的地面上行走或上下楼梯时仍有困难，需他人帮助或监护
Ⅴ级：完全独立	在任何地方都能独立行走

三、实验室步态分析

1. 组成

目前国际上较先进的步态分析系统主要由以下部分组成。

（1）摄像机　一般配备 4～6 台，带有红外线发射源，固定于步态实验室四面墙的不同位置上，用来采集事先粘贴在患者身体各主要关节上反光球的移动轨迹。

（2）测力台　固定在步态实验室的地面上，是一种比较灵敏的压力传感器。患者在实验室里行走时，当足踏在测力台上，可以测量行走时地面的支撑反应力及其压力变化规律。

（3）表面肌电图　电极放在检测肌肉的表面，在行走过程中同步检测多组肌肉的肌电变化及其与步态的关系。

（4）计算机分析系统　将摄像机、测力台和表面肌电图所采集到的数据进行三维分析，提供各种参数和图形。

2. 分析内容

实验室分析需要借助于步态分析仪，主要从运动学和动力学两个方面来分析。

（1）运动学分析　主要观察步态的距离和时间参数特征，如步长、跨步长、步频、站立相和迈步相在步行周期中分别所占时间及其比例以及步行速度等，以及步行中各关节角度的变化或位移、肢体的运动速度及加速度等。

（2）动力学分析　主要观察某种步态特征进行成因学分析，如人体的重力、地面反应力、关节力矩、肌肉的拉力等力的分析及人体代谢性能量与机械能转换与守恒等的分析。动力学分析需要科技含量高的设备，如 Vicon 系统，价格昂贵，分析过程较复杂，多用于步态的研究工作。

四、常见异常步态

异常步态有多种分类与名称。表 2-4-6 着眼于疾病原因、肌紧张、异常步态类型三方面进行分类。

表 2-4-6　异常步态分类

1. 按疾病原因分类
（1）中枢性疾病：失用性步态，失调性步态，偏瘫步态，脑瘫步态，帕金森病步态，截瘫步态
（2）周围性疾病：小儿麻痹步态，周围性麻痹步态
（3）运动系统疾病：假肢步态，关节疾病步态
2. 按肌紧张异常分类
（1）肌张力增高：痉挛性步态，僵硬步态
（2）肌张力低下：弛缓性步态
3. 按异常形态类型分类
（1）中枢性疾病：画圈步态，尖足步态，剪刀步态，慌张步态
（2）周围性疾病：垂足步态，跛行步态

1. 中枢性损伤引起的步态异常

包括瘫痪性和非瘫痪性步态。

（1）偏瘫步态　多见于脑损伤（如脑卒中、颅脑外伤）。由于下肢伸肌紧张导致步态周期中髋、膝关节痉挛，膝不能屈曲，髋内旋，足内翻下垂。行走时患腿在迈步相向前迈步时常经外侧回旋向前，故又称回旋步或划圈步，上肢常出现屈曲内收，停止迈步。

（2）截瘫步态　多见于脊髓损伤。T_{10} 以下截瘫患者，通过训练，借助手杖、支具等可达到功能性步行，但截瘫较重患者，双下肢可因肌张力高而始终保持伸直，行走时可出现剪刀步，甚至于足着地时伴有踝阵挛，而使行走更感困难。又称交叉步或剪刀步。

（3）脑瘫步态　见于脑性瘫痪患者，由于髋内收肌痉挛，导致行走中两膝常互相摩擦，步态不稳，呈剪刀步或交叉步。

（4）蹒跚步态　见于小脑损伤导致的共济失调，行走时摇晃不稳，不能走直线，状如醉汉，又称酩酊步。

（5）慌张步态　见于帕金森病或基底节病变，行走时上肢缺乏迈步动作，步幅短小，并出现阵发性加速，不能随意停止或转向，称慌张步态或前冲步态。

2. 肌无力引起的步态异常

根据受损肌群不同，又分为以下几种。

（1）臀大肌无力　由于伸髋肌群无力，行走时躯干用力后仰，重力线通过髋关节后方以维持被动伸髋，并控制躯干的惯性向前，形成仰胸凸肚的姿态。

（2）臀中肌无力　由于髋外展肌群无力，不能维持髋的侧向稳定，行走时上身向患侧弯曲，重力线通过髋关节的外侧，依靠内收肌来保持侧方稳定，并防止对侧髋下沉，带动对侧下肢迈步，如果双侧臀中肌均无力，步行时上身左右摇摆，形如鸭子走步，又称鸭步。

（3）股四头肌无力　由于伸膝肌无力，行走时患腿在支撑期不能保持伸膝稳定，上身前倾，重力线通过膝关节的前方，使膝被动伸直，有时，患者通过稍屈髋来加强臀肌及股后肌群的张力，使股骨下端后摆，帮助被动伸膝，如果同时合并伸髋肌无力，患者则需要俯身向前，用手按压大腿使膝伸直。

（4）胫前肌无力　由于踝背伸肌无力，患侧下肢在迈步期呈现足下垂，患者通过增加屈髋和屈膝来防止足尖拖地，又称跨门槛步或跨栏步。

3. 其他原因引起的步态异常

（1）短腿步态　如一侧下肢缩短超过 3cm 时，患腿支撑期可见同侧骨盆及肩下沉，迈步期则有患足下垂。

（2）疼痛步态　当各种原因引起患腿负重时出现疼痛，患者尽量缩短患腿的支撑期，使对侧下肢跳跃式迈步前进，步长缩短，又称短促步。

第三节　康复治疗

步行训练包括传统的训练方法和借助于现代科技的训练方法。传统的训练方法是一种按部就班的训练，即患者必须首先具备了站立平衡的能力，才可以开始步行训练；现代科技的训练方法是一种跳跃式的训练方式，即将不具备站立平衡能力的患者，甚至尚不具备坐位平衡能力的患者，只要病情稳定，就可以通过现代科技的方法，将其悬吊起来，实施被动的步行训练，这种训练方法又称为减重步行训练。

一、传统的步行训练

1. 训练前准备

步行训练前，患者必须能够具备以下条件：独自完成由坐至站立的体位转移、能独自或在较少的帮助下完成身体重心的左、右、前、后移动；在原地完成健侧和患侧下肢的单腿支撑（承受体重），同时对侧膝关节屈曲；单腿向前迈步并收回，向外侧迈步并收回。

2. 治疗室内行走训练

（1）平行杆内训练　患者手扶平行杆由坐位站起、坐下；体重侧方、前后方向转移，改变手的位置（如前、后方向），左右手交替（如手握对侧平行杆）；双手离开平行杆，肩前屈、后伸迈步，上肢摆过中线；以及在平行杆内向前走、向后走、转身、侧方走等。

（2）室内行走　如能完成平行杆内的训练，即可开始练习室内行走。根据病情、躯干及下肢关节和肌群肌力等情况，决定是否需要助行器及其种类。室内行走训练应包括平地行走，上、下楼梯，走斜坡以及摔倒后如何自己起来。

3. 室外行走

将治疗室内训练已经掌握的行走技能应用于室外，包括在平地、不平整地面及斜坡上行走，上下台阶，横穿马路以及如何乘坐公共汽车等交通工具。

4. 使用助行器行走

助行杖是指帮助人体稳定站立和行走的工具，通常分为手杖、腋杖和前臂杖三种。有时，由于病情的关系，患者不能完全恢复独立的行走能力，此时，需要借助于不同类型的助行器行走。

（1）手杖步行　常用的有两点支持步行和两点一点交替支持步行。

两点支持步行：步行顺序为手杖→患腿→健腿。手杖一般放在健手，先伸手杖，后迈患腿，最后迈健腿。这种步行方式由于总是有两点接触地面，稳定性较好，但步行速度比较慢，多用于步态训练早期，长期卧床患者开始起床活动时以及老年患者。

两点一点交替步行：步行顺序为手杖和患腿先同时迈出，然后迈健腿。这种步行的特点是手杖和患腿始终共同支撑体重，减轻了患腿负重，且步行速度比较快，但要求持杖者具有较好的平衡能力。

(2) 腋杖步行　常用的有三点步、四点步、摆至步、摆过步。

三点步：步行顺序为双侧腋杖和患腿同时伸出→健腿迈出。根据患腿是否负重又分为完全不能负重和部分负重两种。完全不能负重的三点步，步行时患腿悬空。这种步行方式适合于一侧下肢功能障碍，患腿不能负重或只能部分负重。例如，一侧下肢截肢、下肢骨折早期、急性踝扭伤等。

四点步和两点步：四点步的步行顺序为一侧腋杖→对侧腿→对侧腋杖→另一侧腿。这种步行方式接近于自然步行，稳定性好，但步行速度较慢。熟练后，可以将一侧腋杖和对侧腿同时迈出，两侧交替向前，此为两点步。

摆至步和摆过步：摆至步的步行顺序为两侧腋杖同时伸出→两腿同时迈步到腋杖附近，但不超过杖。熟练后，两腿同时迈步，超过腋杖，此为摆过步。摆过步在腋杖步行中速度最快，但有摔倒的危险，应在熟练掌握摆至步后，并在一定监督下方可练习。

(3) 前臂杖步行　如为单杖，与手杖步行相同；如为双杖，与腋杖步行相同。

(4) 上下楼梯　只有单脚手杖和腋杖、前臂杖适合于上下楼梯，而多脚杖和助行架因其占地面积比较大，上下楼梯不易操作，不够安全，因此，一般不用。

单杖上下楼：不论是上楼还是下楼，不论患腿是左腿还是右腿，杖总是在外侧，内侧手抓住楼梯扶手，因此，外侧上肢要有一定的力量。单杖上楼的顺序为：内侧手先向前抓住上一级台阶的扶手→健腿向上→提起杖放在上一级台阶上→患腿向上。下楼时，内侧手先向前抓住下一级台阶扶手→提起杖放在下一级台阶上→患腿向下→健腿向下。

双杖上下楼：上楼时，健腿先向上→双杖和患腿同时向上。下楼时则相反，双杖和患腿同时向下→健腿向下。

二、减重步行训练

1. 组成

减重步行训练（body weight support gait trainer）又称为部分负重步行训练（partial weight bearing gait therapy)，由减重悬吊系统和活动平板两部分组成。

(1) 减重悬吊系统　包括悬吊系统（suspension system)、支撑架（frame）和背心吊兜(harness)。悬调系统是一根金属吊带，起着悬吊身体的作用，使患者在治疗中保持适当的直立姿势，提供平衡和安全，并允许患者的躯干上部分及四肢活动。支撑架是一个门框样的金属支架，其下端一般有轮可以水平移动，两侧的升降杆可以上下滑动，调节高度。背心吊兜类似于飞行员跳伞时固定身体的部分，上端通过固定带连接到头上方的横杆上与悬吊系统相连接，下端固定在骨盆、下腹部和腰部，有助于患者维持步态周期中的直立姿势，并通过稳定躯干来保持平衡。训练时可以根据患者的自身能力，通过升降吊兜来改变下肢负重的程度。

(2) 活动平板（treadmill)　类似于心血管运动试验中所使用的跑台，提供水平方向的移动，其速度和倾斜度可调节，但调节的范围很大，可根据患者情况调节其运动速度。活动平板能帮助患者的下肢后退，促进伸髋，这对迈步初期起重要作用，并为迈步提供动力。

2. 治疗作用

（1）动物实验　切断猫和猴的下段脊髓，但保存其节段性输入的功能，经踩车训练，可恢复行走功能。行走功能的恢复决定于特殊感觉输入，可作为存在运动环路的间接证据，也就是说，在腰骶部脊髓中存在中心模式发生器（central pattern generator，CPG）。减重步行训练系统在人行走功能训练上能够取得疗效，说明在人的骶部也可能存在一个类似的中心型发生器。大部分不完全脊髓损伤患者都有步行的潜力，近年来许多学者都在研究步态训练对改善不完全脊髓损伤患者步行能力的有效性。在人不完全性颈或胸髓损伤时，也可以像猫一样进行减重训练，也可见无自主活动的下肢有EMG活动出现，行走功能也有恢复的可能性。它们不是由机械性肌肉、肌腱牵拉引起，可能与存在中心模式发生器有关。

（2）基础理论　根据脊髓学习的机制，在没有脊髓连接的情况下，训练时反复地将节段感觉输入到腰髓神经元和中间神经元，可导致长时程增强（long-term potentiation，LTP）。根据依赖性感觉运动学习机制（包括LPT），超脊髓损伤的技巧学习对皮质代表区的可塑性起重要作用。应用这种机制，使患者保持最大运动量的步行训练，就有可能恢复不同程度的行走功能。

（3）临床功效　多年来，减重步行训练系统主要应用于脑卒中、脊髓损伤所导致的肢体瘫痪的治疗，取得了一定疗效；在动物实验上也获得成功，说明这种运动能力的恢复可能是一种脊髓模式。向脊髓腰段提供适当的本体感觉输入，有利于行走功能的恢复。减重步行训练系统应用于外伤性脑损伤、脑瘫、多发性硬化、截肢及一些骨科疾病导致的下肢运动功能障碍的康复，均取得明显的疗效。

减重步行训练系统（不管有无减重）的优点是：①患者能够反复进行整个步态训练，并逐渐进入正常步态；②活动平板可带动患者步行，从而增强步态周期中站立相末期对髋屈肌和踝屈肌的牵引；③下肢肌肉获得全面的被动和主动练习，可防止废用现象的发生；④活动平板的速度因人而异，有时可提高到最大速度和耐力，迫使患者加速行走；⑤患者可以独立训练或仅需他人少许帮助；⑥强化的活动平板行走训练可增加肌肉耐力和增强心血管功能；⑦产生最大节段的感觉输入，最佳地促进脊髓上运动网络的功能。

3. 临床应用

（1）适应证　凡是有行走障碍的患者均适用。

骨科：脊髓损伤（截瘫），肌肉萎缩，下肢骨折或关节疾患，截肢后假肢训练，下肢周围神经损伤，肌无力等。

神经科：脑卒中，脑外伤，Parkinson病，多发性硬化，脑瘫，肌萎缩，等等。

其他：没有行走障碍的患者，如体弱者需要步行训练、耐力训练，或需要坐位、站立位的平衡、协调、姿势训练，或需要前庭功能训练。

（2）禁忌证　由于减重系统的吊兜需要与髋关节、骨盆、腹部及胸部接触，因此，凡是这些部位不能受压的患者，不适宜使用。

4. 训练参数

（1）减重程度　根据患者具体情况减去部分体重，如：下肢骨关节炎可减去20%～40%体重；脊髓损伤可减去40%～50%体重；中风偏瘫一般减去30%体重。根据国外文献报告，如果减重大于30%，患者就失去足够的地面反作用力来推进他们的步行。所以，通常减重程度为30%左右，这样，所产生的步态参数最接近于完全负重下的步态参数。训练中可以根据患者行走能力的改善，逐步减少减重的程度（即增加双下肢的负重），每次调整的幅度应该是患者在步行中伸膝时的屈曲不超过15度。

（2）减重步行速度　即活动平板的速度，目前没有统一的规定，应根据每个患者的具体情况设定，训练中需逐步调整。近年的一些研究建议，只有以接近正常的步速训练中枢神经系统损伤的患者，才能最大程度的增加患者的活动能力。所以治疗师要在保证患者出现正常步态的前提下，选择一个最快的速度。美国洛杉矶加利福尼亚大学学者主张减重步行速度应接近于平时的正常行走速度，而大多数研究者提倡采用持续的慢速度，并不主张采用较高的功能性速度。

（3）减重训练次数与持续时间　根据实际情况分节段地进行，每次治疗分为3～4个部分，早期、体弱或损伤较重的患者，每个部分持续3分钟，休息5分钟，每次治疗时间30分钟，需要减重较多的患者<15分钟，住院患者每天1次，门诊患者可以隔天1次。

5. *存在问题*

减重步行系统有利于患者建立正常步态，是康复治疗的重要手段，但在临床普遍的应用上仍有一定的难度。

（1）需要专门的设备，治疗师也需要培训。由于借助于减重系统可以早期训练患者，因此，在最初阶段可能需要几个人的帮助才能完成训练。

（2）样本数量太小，缺乏多中心、随机的临床研究。减重步行系统还不足以成为神经康复治疗的核心部分。

（3）缺乏统一的训练参数　对减重步行系统非常关键的训练参数，如在一个步行周期中的减重量、持续时间、减重步行速度、训练持续时间和节段数均尚未明确和规范化。在减重步行系统时的最小运动功能，如坐位平衡、姿态和心血管获得的耐力等，尚需进一步证明。

（4）减重步行系统作为一种由治疗师操作的特殊的训练方法，可以作为下肢功能障碍或步行功能障碍患者的步态训练的有效辅助方法，但在现阶段仍然不能代替传统的步态训练手段。

康复诊断：

第11胸椎至第1腰椎体骨折，不完全性截瘫，臀肌无力步态。

康复处方：

治疗目的：增强脊柱及骨盆稳定性，改善步行能力。

治疗方法：

1. 增强脊柱稳定性：行走时佩戴合适的围腰。

2. 增强骨盆稳定性：增强臀部肌群（主要是臀大肌和臀中肌）的肌力。

3. 缓解下肢内收肌群痉挛：通过将下肢放在外展位来牵拉内收肌群，也可以在仰卧位时用楔形架放在双下肢之间，将下肢分开，或给予抗痉挛药，严重者需要用肉毒毒素局部注射。

4. 加强平衡功能训练：在站立位训练对身体重心的控制能力。

5. 改善行走功能：使用助行架（walking frame）保持重心在双足所构成的支撑面内。

治疗每日1～2次，每次30分钟。每两周康复评定一次，根据评定结果调整治疗方案。

Summary

The pattern of how a person walks is called the gait. Human gait is a complex and cyclic movement. The gait cycle is comprised of stance and swing phases. Each double stance period accounts for 10% of the gait cycle, while single stance typically represents 40% (60% total). The 2 limbs typically do not share the load equally during double stance periods. The swing phase for this same limb is the remaining 40% of the GC. Ipsilateral swing temporally corresponds to single stance by the contralateral limb. Slight variations occur in the percentage of stance and swing related to gait velocity. Duration of each aspect of stance decreases as walking velocity increases. The transition from walking to running is marked by elimination of double support period(s). A stride is the equivalent of a gait cycle. The duration of a stride is the interval between sequential initial floor contacts by the same limb. A step is recognized as the interval between sequential floor contacts by ipsilateral and contralateral limbs. Two steps make up each gait cycle, which is roughly symmetric in normal individuals.

Gait analysis of human walking can be done either without any technical support, or in combination with complex and expensive equipment. Clinical assessment of pathomechanical deformities requires a systematic approach. Initiating treatment without identifying the primary and secondary involvements can lead to ineffective or even damaging programs for the patient. Modern gait analysis is based on the integration of multiple components to derive a complete analysis of gait. These methods may include observation, videotaping, electromyography, kinematics, kinetics and energetics.

Gait abnormalities are unusual and uncontrollable problems with walking. Many different types of gait abnormalities are produced unconsciously. Most, but not all, are due to some physical malfunction. Some gait abnormalities are so characteristic that they have been given descriptive names: such as propulsive gait (characterized by a stooped, rigid posture, with the head and neck bent forward), scissors gait (characterized by legs flexed slightly at the hips and knees, giving the appearance of crouching, with the knees and thighs hitting or crossing in a scissors-like movement), spastic gait (characterized by a stiff, foot-dragging walk caused by one-sided, long-term, muscle contraction), steppage gait (characterized by foot drop where the foot hangs with the toes pointing down, causing the toes to scrape the ground while walking), and waddling gait (characterized by a distinctive duck-like walk that may appear in childhood or later in life).

Abnormal gait may be caused by disease in many different areas of the body. Typical groupings might consist of: vestibular disorders (the inner ear is responsible for maintaining balance; damage results in vertigo), central nervous system disorders of the brain that cause muscular problems resulting in gait disturbance such as multiple sclerosis and cerebral palsy). Spinal cord abnormalities (disease, trauma, degeneration), peripheral nerve diseases (nerves from the spinal cord to the muscles may be damaged by disease or trauma and result in gait abnormalities), degenerative muscle diseases (muscular dystrophy, myotonic dystrophy, myositis), neurodegenerative illnesses (Parkinson's disease), or skeletal abnormalities and disease such as arthritis, toxic reactions (alcohol, drugs, allergens).

Treatment of the cause often improves the gait. For example, gait abnormalities from trauma to part of the leg will improve as the leg heals. For a scissors gait, loss of skin sensation is often associated with scissors gait, so skin care should be provided in order to avoid skin breakdown and ulcers. Leg braces and in-shoe splints can help maintain proper foot alignment for standing and walking. A physical therapist can supply these and provide exercise therapy, if appropriate. For a spastic gait: Both active and passive exercises are encouraged. Leg braces and in-shoe splints can help maintain proper foot alignment for standing and walking. A physical therapist can supply these and provide exercise therapy, if appropriate. Use of a cane or a walker is recommended for those with poor balance. For a steppage gait: Adequate rest is encouraged. Fatigue can often cause an affected person to stub his toe and fall. Leg braces and in-shoe splints can help maintain proper foot alignment for standing and walking. A physical therapist can supply these and provide exercise therapy, if appropriate.

In addition, some therapists prefer a neurodevelopmental treatment (NDT), a proprioceptive neuromuscular facilitation (PNF), or a task-oriented approach to recovery of gait. Methods may vary from utilizing some type of assistive device, a raised bedside table, shopping cart, or pole (walking stick) to name a few. In recent years, the use of partial body weight support (PBWS) treadmill training has been gaining recognition as another method of facilitating the recovery of gait in patients with a multitude of pathologies, including those of a neurological or orthopedic nature.

（燕铁斌）

第五章　神经源性膀胱和神经源性直肠

病例

患者，男性，52岁，干部，手术后出现双下肢瘫痪，大小便失控3个月。患者因肢体肌力减退、麻木1年余，MRI检查发现颈7-胸1椎间盘突出，而接受颈椎间盘切除、椎体融合术。术后出现双下肢瘫痪和大小便失控，再行MRI检查提示手术部位血肿，行清除术后，下肢瘫痪虽有所改善，但大小便一直不能自控，膀胱一直留置导尿管，大便需借助开塞露由他人帮助下完成。期间2次拔除导尿管小便均不能自行排出。患者要求改善膀胱、直肠功能而收入康复医学科治疗。体检：神清，体温37.5度。上肢功能正常。胸2以下痛、触觉减退，肢体本体感觉存在。双下肢屈伸关键肌肌力2～3级，球肛门反射存在，骶部保留存在，腹壁反射、提睾反射存在。双下肢腱反射亢进，巴氏征（+）。坐位平衡1级。Barthel评分40分，膀胱持续留置导尿管。尿常规检查白细胞2+，肾功能、血常规正常，B超提示膀胱大小正常，膀胱壁不光整。

第一节　概　述

上述病例提示：患者因颈椎间盘突出行颈椎间盘切除和椎体融合术后出现双下肢功能障碍及膀胱和直肠神经源性损伤，导致排尿排便功能障碍，尤其以尿潴留为主。

一、定义

神经源性膀胱（neurogenic bladder）或神经源性直肠（neurogenic bowel）是因多种神经系统疾病或外伤、药物、认知障碍、减少活动所引起的排尿或排便功能减弱或丧失，最终表现为尿失禁（incontinence）或尿潴留（urine retention）或排便失控。大多数情况下膀胱、直肠括约肌功能障碍同时存在或以其中一种损害为主。这将严重妨碍患者的日常生活，使其生活质量严重下降，如果康复和护理不当，由此造成的感染等并发症会危及患者的生命。

二、膀胱和直肠解剖和神经支配

泌尿系统的解剖生理很复杂，至今未完全阐明。但有效的实践和治疗方法起源于对膀胱的解剖和神经控制的简单了解。

1. 中枢对膀胱、直肠的支配

虽然膀胱功能的神经控制复杂，根据神经通路，膀胱功能受中枢大脑前叶、脑桥上部和脊髓前角运动神经元控制。脑桥以上的排尿控制中心主要由前叶、基底节和其他部位高级中枢通过抑制性输入进行调节。排便也受大脑皮层的控制，意识可以加强或抑制排便。

2. 膀胱的外周神经支配

下泌尿道的排尿与排尿控制的外周部分主要由膀胱逼尿肌、膀胱颈机制、后尿道平滑肌、盆腔与尿道周围横纹肌组成。膀胱贮尿和排尿是在外周交感、副交感神经和躯体神经以及中枢控制下相互协调完成。① 副交感神经（para-sympathetic nerve）：逼尿肌受来自 $S_{2\sim4}$ 节段副交感神经盆神经（pelvic nerve）支配，逼尿肌具有胆碱能受体，副交感神经分泌乙酰胆碱，其兴奋即引起膀胱收缩。② 交感神经（sympathetic nerve）：交感神经来自 $T_{11}\sim L_{1-2}$ 脊髓节段，到达下腹下神经节，换元后发出节后纤维，形成腹下神经（subabdominal nerve），经膀胱丛分布支配平滑肌。其末梢分泌去甲肾上腺素，使以 α 肾上腺素能受体为主膀胱颈与近端尿道肌肉收缩，使膀胱体 β 肾上腺素能受体为主的逼尿肌松弛，即产生抑制排尿功能。③ 躯体神经（somatic nerves）：躯体神经主要来自于骶$_{2-4}$脊神经根的运动神经纤维，它们组成阴部神经，支配尿道外括约肌、直肠外括约肌、尿道周围横纹肌等，引起这些括约肌收缩并维持其紧张性。

3. 直肠的外周神经支配

直肠黏膜受到粪便的刺激，引起直肠壁内感受器兴奋，冲动经盆神经和腹下神经传至脊髓腰骶段的初级排便中枢，同时上传到大脑皮层，引起便意和排便反射。这时，通过盆神经的传出冲动，使降结肠、乙状结肠和直肠收缩，肛门内括约肌舒张。与此同时，阴部神经的冲动减少，肛门外括约肌舒张，使粪便排出体外。此外，由于支配腹肌和膈肌的神经兴奋，腹肌和膈肌的收缩使腹内压增加，促进粪便的排除。正常人直肠壁内的感受器对粪便的压力刺激具有一定的阈值，当达到此阈值时即可引起排便反射。

三、排尿和排便生理

1. 排尿

脊髓内排尿反射初级中枢接受较高级脑干内的排尿中枢及大脑皮质膀胱机能表达区的调节。膀胱压力感觉（膀胱的胀满感觉）是经薄束上行达脑干及大脑皮质的膀胱机能区表达。自这些中枢下行的纤维，经锥体束及锥体外系传导经路内下行，达脊髓以调节排尿初级中枢。脑干内排尿中枢对脊髓的排尿反射起促进或抑制作用。当排尿开始后，膀胱感受压力的刺激已在维持排尿反射所需的阈值之下，此时脑干的排尿中枢作用是维持和促进逼尿肌的继续收缩及尿道膜部括约肌松弛，使膀胱完全排空。正常排尿步骤：膀胱充盈 100ml 时有充盈感，达 300～400ml 时膀胱内压升高超过 15cmH_2O（约 1.4kPa），膀胱壁的压力感受器被刺激，经盆神经内的膀胱感觉纤维将冲动传入脊髓的排尿中枢，并经薄束传至脑干的排尿中枢及大脑皮质的排尿意识控制中枢。脊髓排尿中枢如不在大脑皮质及脑干排尿中枢的抑制下，则引起盆神经传出纤维的兴奋及腹下神经的抑制，从而反射性引起逼尿肌收缩和膀胱括约肌松弛，排尿开始。

2. 排便

排便像排尿一样受意识控制，由于乙状结肠与直肠的充盈与扩张所激起的神经冲动传至圆锥部的脊髓骶节段中枢后产生反射活动。传出冲动再从骶节段中枢发出，此时乙状结肠和直肠收缩而肛门括约肌协调性松弛，引起排便反射。当肛管排空后，肛门括约肌与肛提肌收缩而肛门闭锁。在静息状态下，肛门外括约肌呈持续电活动和张力性收缩。在脊髓休克期和鞘内乙醇注射后，该活动消失。

四、常见病因

神经源性膀胱或神经源性直肠既可是先天性的，如脊髓发育不良，也可是后天损伤或疾病所引起，常见原因如下：

1. 颅内损害

颅内损害如血管病变（脑血管意外、动脉硬化性缺血）、颅内新生物、多发性硬化和帕金森病等可影响皮质中枢，也可影响上节段的传导径路。轻症通常引起无放射性膀胱，重者往往导致反射性膀胱。

2. 高位脊髓损害

在脊髓排尿中枢以上的脊髓病变、脊髓损伤、脊髓肿瘤、椎间盘疾病和多发性硬化等可导致所有至脊髓排尿、排便中枢的脊髓传导路径均遭破坏，引起反射性神经源性膀胱或神经源性直肠。脊髓损伤患者若出现腹泻，有可能并发肠道粪便梗阻。该患者在接受颈椎间盘切除手术后，导致高位脊髓损害，引起反射性神经源性尿潴留和神经源性排便障碍。

3. 前角细胞损害

这些损害引起膀胱、直肠收缩无力。前角细胞受损往往是由于脊髓灰质炎。

4. 外周神经损伤

脊髓后根和脊髓感觉传导路径的损害往往导致低反射或无反射性膀胱，造成大容量膀胱。常见原因为糖尿病、脊髓结核等。外伤和肿瘤使马尾受累时引起膀胱功能障碍，通常为自主性膀胱。

5. 药物副作用

各种不同药物对植物神经系统作用不同，可导致膀胱、直肠功能障碍。三环抗抑郁剂、抗组胺和苯妥英钠均可引起排空不全。尤其是在处于排尿病理边缘患者，药物副作用更为显著。患者长期应用抗胆碱能药物则会产生巨结肠。

五、病理生理

高位中枢损害，如前叶损害，特别是多发性硬化的脱髓鞘病变、侧脑室积水的尾状核病变等将会导致中枢性膀胱、直肠功能障碍。脑桥中心到脊髓之间的通路损害也会导致膀胱、直肠功能亢进（逼尿肌痉挛等）或抑制（逼尿肌无力），引起尿失禁或尿潴留。当然，下传通路也有协调尿道外括约肌和逼尿肌的作用，导致“逼尿肌失调”，这意味着逼尿肌收缩时，括约肌无法适当的松弛，这将引起膀胱内高压的危险后果，尿液逆流，上尿路扩张，肾脏压力增高，增加了逆行性感染的机会。尿流中断取决于逼尿肌产生的使尿液排出的压力和括约肌引起的控制尿液压力之间的压力差。膀胱不完全排空，这会引起残余尿的增多，特别是有协同失调的时候。骶$_{2\sim4}$脊神经的损伤通常会导致下运动神经元功能障碍，膀胱、直肠感觉丧失。排尿初始阶段缺失或受到抑制，膀胱张力降低而失去依从性。通常由于膀胱颈处组织有弹性，对排尿有部分控制力，在一定的压力作用下，尿道外括约肌也能够松弛，通常会发生压力性尿失禁，紧张、咳嗽、打喷嚏等腹压突然升高时尿液漏出。逼尿肌功能不全可能会导致大量残余尿。

六、常见临床表现

1. 尿失禁或尿潴留

为神经源性膀胱的主要表现，早期多为尿潴留。介于失禁和潴留的中间类型是充盈性尿失禁。引起神经源性膀胱症状的常见原因见表 2-5-1。

2. 排便困难或排便不能控制

为神经源性直肠的主要表现。脊髓损伤患者腹泻有可能并发肠道粪便梗阻，肠道有慢性中度扩张的倾向。若结肠粪块高位梗阻，其症状可表现为类似急腹症。且伴发自主反射障碍，出现血压升高、心动过缓，伴有出汗和头痛，临床上应极为小心。患者长期应用抗胆碱能药物则会产生巨结肠，可采用横结肠造口以利排便。对该类病变诊断需注意：①突发病史与体征不符；②伴自主反射障碍；⑤腹部紧张加剧或全身痉挛状态加重；④肠鸣音消失；⑤内脏穿孔后膈肌受刺激而引发肩痛。急诊静脉肾盂造影和血、尿检查有助于排除尿路病理改变。必要时行 CT、MRI、B 超、腹腔穿刺与剖腹探查，以明确诊断。

表 2-5-1　神经源性膀胱症状常见原因

症状	尿急和尿频	尿潴留	尿失禁
原因	逼尿肌反射亢进	逼尿肌收缩功能不全	逼尿肌反射亢进
	逼尿肌功能不稳定	括约肌松弛障碍	逼尿肌不稳定
		逼尿肌与括约肌协调障碍	高流量性尿潴留
			应激性尿失禁

3. 伴发感染和肾功能减退

可以出现膀胱刺激症状（尿急、尿频、尿痛）以及全身感染症状（发热等）。对于脊髓损伤患者来说，如果膀胱感觉消失，下尿道感染常无膀胱刺激症状而表现为尿混浊、异味、腹部和下肢痉挛、新发生尿失禁与潴留以及 T_6 以上损伤者出现自主神经反射障碍。除急性下泌尿系感染（膀胱炎）和上泌尿系感染外，还应注意其他潜在疾患，如因下泌尿系感染而发生附睾炎、前列腺或阴囊脓肿、败血症和上行感染。因上泌尿系感染而导致慢性肾盂肾炎、肾瘢痕形成、渐进性肾功能障碍和感染，以及还可发生肾结石、肾或后腹膜脓肿等。其他因膀胱内高压而流出道梗阻引起的肾盂积水、膀胱输尿管反流、肾结石、肾功能减退均可能导致肾衰竭。

该患者主要为尿潴留和排便困难，同时存在慢性膀胱炎症。尿潴留的原因可能与逼尿肌收缩功能不全、括约肌松弛障碍或逼尿肌与括约肌协调障碍有关，需进行尿动力学检查明确。

七、临床分型

1. 传统的神经源性膀胱的分类

包括感觉麻痹性膀胱、运动麻痹性膀胱、反射性膀胱、无抑制性膀胱。

2. 尿流动力学结合膀胱和尿道功能的分类

包括四种组合：①逼尿肌和括约肌均过度兴奋，常导致较大膀胱容量和充盈性尿失禁，通常为反射性膀胱（hyperreflexic bladder）；②逼尿肌兴奋，括约肌松弛，使膀胱储尿能力下降，导致小膀胱或膀胱挛缩；③逼尿肌松弛，括约肌兴奋，导致大膀胱容量或尿潴留，严重时损害肾脏，通常为运动麻痹性膀胱；④逼尿肌和括约肌均松弛，导致无抑制性膀胱，在临床上治疗最困难。尿失禁主要由于膀胱无抑制性收缩，容量减少，顺应性低，膀胱颈压下降，外括约肌压下降。尿潴留主要由于膀胱逼尿肌反射消失，容量增大，顺应性高，高排出压伴低尿流率，内括约肌协调不良，外括约肌协调不良，括约肌过度活跃（括约肌或假性括约肌协调不良）。尿潴留和尿失禁主要由膀胱无抑制性收缩合并逼尿肌活动下降所致。即使正常膀胱可因认知、运动等问题引起尿潴留和尿失禁。Wein 分类法作为一种以尿流动力学为基础的功能分类方法，是一种较实用的方法，在临床上得到广泛的应用。有关内容见表 2-5-2。

表 2-5-2　尿流动力学和功能分类（Wein 分类）

失禁	A. 由膀胱引起 无抑制性收缩 容量减少 顺应性低 正常（因认知、运动等原因引起） B. 由流出道引起 膀胱颈压下降 外括约肌压下降
潴留	A. 由膀胱引起 逼尿肌反射消失 容量大/顺应性高 正常（因认知、运动等原因引起） B. 由流出道引起 高排出压，伴低尿流率 内括约肌协调不良 外括约肌协调不良 括约肌过度活跃（括约肌或假性括约肌协调不良）
潴留和失禁	由膀胱引起，无抑制性收缩合并逼尿肌活动下降

第二节　康复评定

一、膀胱功能评定

1. 临床一般功能检查

出现泌尿系统症状时筛查上尿路是否有问题很重要，在一些脊髓损伤没有泌尿系统症状的人中筛查是否有上尿路问题同样重要。可以进行静脉造影或简单的肾功能生化检查。泌尿系统超声检测，可以用于鉴别诊断，了解伴发损害和测定残余尿量。残余尿量超过 100 毫升是导尿的指征。残余尿能促使感染和结石形成，导致肾功能障碍，特别是与肾小囊内压力增高有关的尿排空障碍会引起输尿管和肾压力增高。残余尿量可以通过导尿测量。对有危险因素但以上检查正常的患者应定期随访。尿路感染可以通过尿常规、中段尿培养确定。有些脊髓损伤患者感觉丧失，症状表现不明显，因此，正确判断泌尿系有无感染非常重要。改良膀胱冲洗法既可用于诊断又可用于治疗，方法：生理盐水 50ml，冲洗 20 次，冲洗后即刻和 90 分钟后收集尿样本进行半定量计数，然后，比较冲洗前后细菌浓度和总数变化。

2. 尿流动力学（urodynamic study）检查

是运用流体力学、电生理及神经生理学原理和方法，评估膀胱功能最重要的方法，指标包括：

（1）尿流率　单位时间排出的尿量（单位 ml/s）。主要反映排尿过程中逼尿肌与尿道括约肌相互作用的结果，即下尿路的总体功能情况。主要参数有：最大尿流率、尿流时间及排量等。尿流率受性别、年龄和排尿等因素的影响。

（2）膀胱压力容积　包括膀胱压、直肠压（腹压）及逼尿肌压（膀胱压减去直肠压）。正常压力容积为：①无残余尿；②膀胱充盈期内压维持 5～15cmH_2O，顺应性良好；③没有无抑制性收缩；④膀胱充盈过程中，最初出现排尿感觉时容量为 100～200ml；⑤膀胱总容量 400～500ml；⑥排尿及中止排尿受意识控制。

（3）尿道压力分布　主要参数包括最大尿道闭合压 50～130cm H_2O（女性 60～70cm H_2O）；功能性尿道长度男性 5.4±0.8cm，女性 3.7±0.5cm。

（4）括约肌肌电图　可用表面电极置入肛门测定肛门括约肌肌电活动或用针电极经会阴部直接插入尿道外括约肌，记录肌电活动，从而了解在逼尿肌收缩时尿道外括约肌的协调性活动。正常排尿周期中膀胱充盈期间，尿道外括约肌呈持续活动，排尿时肌电活动突然中止。排尿完毕，肌电活动重新出现。病理情况可见：① 逼尿肌收缩时，括约肌肌电活动同时增强，即逼尿肌－括约肌协同失调（detrusor-sphincter dyssynergia，DSD）；② 膀胱充盈过程中，突然出现括约肌肌电活动静止，患者出现不自主漏尿。

（5）尿流动力学、B 超或 X 线联合检查　用稀释的碘溶液代替生理盐水充盈膀胱，在作尿流动力学检测时同步获得尿流动力学及膀胱尿道形态等各项资料，可收集较全面的资料。

逼尿肌反射亢进，唯一最好的确诊方法是膀胱压力测定。简单测定方法：用两根导尿管，一根用于向膀胱内注射液体而另一根用于监测压力，通常还有一根导尿管从直肠上引入来测量因膀胱内压增高引起的反射性腹腔内压力变化。膀胱内压力扣除直肠内压力可以得到膀胱所得到的准确压力。操作时首先充满膀胱，然后监测排尿形式。有时候放射线扫描能精确衡量尿注入和尿排出。

二、直肠功能评定

1. 临床功能评估

主要依据病史和对肠道功能的描述，如饮食情况（日常进食、补液与纤维素摄入等），排便功能（排便量、次数、排便时间、排便习惯等），腹部症状和体征（腹胀、便秘、腹泻等），体位对排便的影响，肠道治疗（大便软化剂或药物使用情况）和护理。另外，还应注意自主反射、腹肌痉挛、发热以及体重变化与症状的相关性等等。患者的损伤程度、损伤平面以及工作和外出活动能力等均需加以记录。最后还应进行仔细的体格检查。X 线腹部平片较易发现肠道扩张。直肠镜检查和结肠触诊可发现肠梗阻。

2. 直肠动力学检查

尚处于研究阶段，其实际价值和对康复治疗的相关性还有待进一步的探讨。现有的直肠动力学检查方法：在直肠内放置一根三腔管，记录肛门直肠内的压力，同时在肛门外括约肌插入一根针电极，记录其肌电活动。充盈直肠内气球，直肠内压间歇性上升伴肛门压力下降，直肠内压达 1.96～2.94kPa 时，外括约肌肌电出现静止，此时肛门内压力趋于零。直肠内压力上升直至肠道容量 150～300 ml 时，即产生排便，气球同时排出。肌电和直肠、肛门内压力变化参数评估神经源性肠道排便障碍可作为临床参考。

该患者需接受膀胱尿动力学检查和膀胱 B 超探查，定期血、尿、便、肾功能检查。

第三节 康复治疗

一、治疗原则

1. 神经源性膀胱的治疗原则

控制或消除尿路感染、结石、肾盂积水引起的肾功能损害，保障泌尿系统的功能；恢复和改善膀胱控制能力，减轻膀胱尿潴留和尿失禁程度；最大限度使膀胱尿动力机制恢复正常，使膀胱贮尿期保持低压，膀胱在低压下能适当排空，具有适当控尿能力；提供方便于患者的排尿方式，使患者在日常生活、社会活动和工作中达到自立。

2. 神经性直肠的治疗原则

主要为建立规则排便，避免大便失禁，并且尽量少用灌肠和刺激剂。处理原则首先是饮食上调整、规律性排便，或在恰当时间利用胃结肠反射等各种内在、外在有利的影响因素进行排便。

二、基本治疗方法

1. 留置导尿（indwelling catheterization）

留置导尿为神经源性膀胱尿潴留早期常用的方法，通常采用普通导尿管或 Foly 导尿管，但容易引起感染，需每隔 1～2 周更换 1 次。应争取早日去除导尿管（2～4 周）。应注意导尿管质地和粗细，可以选择质量较好的硅胶导尿管。男性导尿管方向应朝向腹部以防止出现尿道在耻骨前弯处的压疮和突然的尿道拉伤。导尿管引流早期以持续引流为主，以后要注意夹放导尿管的时机，一般一周后按每 3～4 小时开放一次，每次排出的尿量在 300～400ml，有利于膀胱自主功能的恢复，防止膀胱挛缩。注意记录液体出入量，每天的进水量必须达到 2500～3000ml，增加对膀胱的冲洗，减少尿沉淀，避免尿液中细菌的繁殖增长。在导尿管持续引流时期必须保持会阴部和尿道周围的清洁。必要时可以进行膀胱冲洗，采用冲洗液为生理盐水和 1∶5000 呋喃西林溶液。

2. 集尿器的使用

男用外部集尿器是阴茎套型装置（condom）；女用集尿装置还很不理想，往往仍需使用尿垫，可以戴一些吸附剂制成的管带。具有持续性导尿管漏尿的患者也可以使用这种管带，或是用它来防止出现漏尿的尴尬。集尿器适用于各种类型的尿失禁患者。尚需解决的问题是不易固定而滑脱，若使用不当可引起感染、溃疡、坏死及皮肤过敏等并发症。

3. 清洁间歇性导尿（intermittent catheterization，IC）

持续性导尿破坏了膀胱尿道的无菌状态，易引起尿路的感染。患者在膀胱残余尿量增多（>100ml）或尿潴留时通过他人或自行导尿，然后拔除导尿管清洁后备用，这种导尿方式为间歇性导尿。采用此技术，使得膀胱周期性扩张与排空，大大减少了感染的发生机会。开始间歇性导尿的时机多为脊髓损伤后 1～2 周左右。在开始导尿前，要向患者详细说明导尿目的，消除患者的顾虑。开始由医护人员指导进行操作，以后对手功能正常的患者应指导其自行导尿。操作中手法要轻柔，了解尿道括约肌部位的阻力，可在导尿管外部涂搽油性制剂以便顺利插入。当导尿管前端到达括约肌处时要稍做停顿，再继续插入。导尿完毕时，拔管要慢，到达膀胱颈部时，稍做停顿，同时屏气增加腹压或用手轻压膀胱区，使全部尿液引出，达到真正的膀胱排空，尽量清除膀胱底部的尿沉渣。在操作时，采用较细的导尿管（10～14号），每隔4～6小时一次，每日不超过6次，每次尿量保持在300～500ml，每日的液体摄入量应严格控制在2000ml以内，约为1500～1800ml，具体方案如下：早、中、晚入液量各400ml，可在10AM、4PM和8PM各饮水200ml，8PM到次日6AM不再饮水。要求逐步做到均匀摄入，并避免短时间内大量饮水，以防止膀胱过度充盈。在每次导尿前，可配合各种辅助方法进行膀胱训练，诱导出现反射性排尿。出现反射排尿后，可根据排尿恢复情况及排出尿量多少作出相应的导尿次数的调整，如每天导尿减少为1～3次。在间歇性导尿开始阶段，需每周检查尿常规、定期尿培养。若出现尿路感染征象，应立即使用抗菌药物，并根据具体情况，酌情进行膀胱冲洗。导尿管可以浸泡在新洁尔灭等无黏膜刺激的消毒制剂中，在家中也可采用煮沸消毒的方法，另外，生理盐水冲洗也并不增加感染发生率。导尿管经消毒后可以反复使用几周甚至数月。一般来说，残余尿量少于100ml或只有膀胱容量的10％～20％时即认为膀胱功能达到平衡，可停止导尿或每日一次导尿方法帮助清除残余尿沉渣。对膀胱逼尿肌无力，残余尿量保持100ml以上或更多的患者，需要长期使用间歇性导尿术。

4. 膀胱训练

膀胱训练（cystic training）是通过各种手法或物理刺激提高膀胱排尿功能，达到自行排尿的常用方法。对神经源性膀胱尿道功能障碍的患者应争取及早进行训练，但对膀胱输尿管反流、肾积水、肾盂肾炎患者禁用；泌尿系感染、结石、高血压病、糖尿病和冠心病患者慎用。训练时应采取循序渐进、逐渐增加的方法，每2～5小时训练1次，每次10～15分钟。常用的膀胱训练方法如下：①耻骨上区轻叩法：用手指轻叩耻骨上区，引起逼尿肌收缩而不伴有尿道括约肌的同时收缩，产生排尿。此法常用于逼尿肌反射亢进患者，通过逼尿肌对牵拉反射的反应，经骶髓排尿中枢引起逼尿肌收缩。②屏气法（Vasalval法）：用增加腹内压的方法增加膀胱压力，使膀胱颈开放而引起排尿的方法。患者身体前倾，快速呼吸3～4次后，做一次深吸气，然后屏住呼吸，向下用力做排便动作。这样反复间断数次，直到没有尿液排出为止。痔疮、疝气患者慎用此法。膀胱输尿管反流患者禁用此法。③扳机点法（triggering voiding）：在腰骶神经节段区找扳机点，利用皮肤一膀胱的反射作用，通过反复挤捏阴茎（阴蒂）、牵拉阴毛，在耻骨上区、会阴部和大腿内侧持续有节奏的轻敲，肛门指检形成的刺激或牵张肛门括约肌的刺激等，诱导反射性膀胱排尿。此法常用于骶髓以上神经病变的患者。④声音刺激：患者进行排尿时配合流水或口哨声音刺激。⑤肛门刺激：通过手指刺激肛周皮肤和牵拉肛门括约肌，此法对改善膀胱、直肠协调功能有积极作用。

5. 肠道功能训练（rectal training）

脊髓损伤患者在休克期过后，能接受指导和进食时，即可开始反射性排便的训练。饮食上应增加纤维素含量高的食物（如胡萝卜、土豆等），减少高脂肪、高蛋白食物的大量摄入。同时应注意患者每天所必需的热量和蛋白质，以保证患者足够的营养。利用胃结肠反射，规定早餐或晚餐后30～60分钟内排便，结合手法刺激直肠内壁，诱发肠道蠕动，以利排便。卧床期间患者每天或隔天定时用手掏大便，指导患者饮食控制以利大便成形。坐位时利用重力帮助排便，从右至左按摩腹部。另外，每天站立和肌肉活动非常重要，可防止便秘，增加肠道蠕动。但四肢瘫患者活动明显受限，对排便很不利。

6. 物理因子治疗

①电刺激法：可采用经皮电刺激或直肠内电刺激。或经外科手术将电极植入体内，通过电极直接刺激逼尿肌，诱导逼尿肌收缩。电刺激还可以对骶神经根（S_{2-4}）进行刺激，使骶神经兴奋，促使逼尿肌收缩，引起排尿。②磁刺激法：为近年来实验用的方法。也是通过刺激骶神经达到排尿的目的。但它较电刺激具有无创伤、相对无痛等优点。③超短波治疗：有缓解膀胱炎症，减轻膀胱痉挛的作用。④反馈治疗：采用肌电生物反馈改善膀胱、直肠以及盆底部肌肉功能，放松痉挛肌肉，提高无力肌收缩。

7. 直肠灌肠和排气

一般不用灌肠通便，除非在通便药效果不佳，用开塞露 3 天后仍不解大便，大便干结，量大排除困难，这时可以用肥皂水灌肠。肠道淤积气体过多，可以插管排气缓解腹胀。

8. 行为治疗

建立适合于患者的生活习惯，包括建立良好的排便习惯（排便时间、频率、排空量、排便体位、排便环境）。排便时让患者取前倾坐位，采用 Crede 手法，即用拳头由脐部深按压向耻骨方向滚动，注意避免耻骨上加压使尿液反流引起肾盂积水。根据各自的生活、工作节律控制排便时间，减少夜间排尿，保证充分睡眠。建立良好的饮水、饮食习惯，一次饮水量适当，不要过饮或少饮。伴有认知障碍患者要建立定时排尿，每隔 2～5 天排尿间隔时间增加 10～15 分钟，直至达到合理的间隔时间为止。注意调节粪便稠度（日常纤维素饮食），养成每天肠道排空（栓剂和手指刺激）的习惯。避免口服泻药。杜绝不良饮食习惯（吸烟、脂肪、巧克力、柑桔、果汁、咖啡）。

9. 心理治疗

对于这类患者应注意心理疏导和治疗，减轻患者由于排便困难带来的精神紧张和心理压力，学会情绪的自我调控，配合治疗师顺利完成膀胱、直肠功能训练和一些相关的膀胱、直肠清洁护理。以乐观的态度正确对待日常生活和工作中的排便处理。

10. 药物治疗

抗胆碱能类药物（如羟丁酸）可抑制逼尿肌收缩增加膀胱容量；α 肾上腺素能药物或 β 肾上腺素能阻滞剂（麻黄素、丙米嗪）可增加膀胱括约肌收缩，提高尿道出口阻力；胆碱能制剂（吡啶斯的敏）可加强逼尿肌收缩，增加膀胱内压，促进膀胱排空；α 肾上腺素能阻滞剂（酚卞酮、高特灵等）可抑制膀胱括约肌收缩，减低尿道出口阻力；平滑肌松弛剂和骨骼肌松弛剂（氯苯氨丁酸）等药物可以降低尿道外括约肌张力。另外，神经性直肠出现便秘者可试服中西药缓泻剂，8～10 小时后再排便；大便干结可使用栓剂、润滑剂（开塞露）和手指合用；软化剂如磺琥辛酯钠、麻亡九，可防止大便干结。对膀胱外括约肌痉挛者还可以采用肉毒毒素注射，缓解痉挛。

11. 外科手术

经以上治疗无效者，可考虑外科手术治疗。如耻骨上膀胱造瘘、膀胱功能重建术、经尿道膀胱颈切开术、经尿道外括约肌切开术等。也可以置入人工尿道括约肌。更多脊髓损伤的患者采用骶部脊神经前根植入术。由无线电激动这些刺激点，使其受激动引起逼尿肌收缩。

三、常见障碍的治疗

1. 尿失禁型障碍

此型相当于传统分类的无抑制性膀胱、部分反射膀胱，尿流动力学分类中逼尿肌反射亢进、括约肌协同失调，逼尿肌无反射，外括约肌失神经。其主要治疗原则为促进膀胱贮尿。①抗胆碱能制剂抑制膀胱收缩、减少感觉传入与增加膀胱容量，如羟丁酸，10～15mg/d。青光眼、肠梗阻、妊娠禁用；② α肾上腺素能药物和β受体激动剂增加膀胱出口阻力：如麻黄素25～100mg/d，丙咪嗪儿童25mg睡前，成人100～200mg/d。高血压、心绞痛、甲亢禁用；③ 抗利尿激素扩容；④保持排尿通畅：包括持续性导尿、间歇性导尿和外部集尿器。⑤行为治疗；⑥生物反馈；⑦手术治疗：如神经阻断或选择性骶神经根切断，尿流改道术，人工括约肌植入，需在发病后至少半年后确定括约肌功能不能恢复患者才能使用。

2. 潴留型障碍

该型相当于传统分类的感觉及运动麻痹性膀胱、自主性膀胱及部分反射性膀胱，尿流动力学分类中逼尿肌无反射、外括约肌痉挛、逼尿肌反射亢进，合并内、外括约肌协同失调或痉挛。其治疗原则在于促进膀胱排空。①膀胱训练；②药物治疗　胆碱能制剂氨基甲酰甲基胆碱，40mg～100mg/d，增加膀胱内压，促进排尿。溃疡病、哮喘、甲亢、肠梗阻禁用。采用α受体阻滞剂，如酚苄酮10～40mg/d，小剂量起始，逐渐增量，副作用为体位性低血压。高特灵2mg/d，主要作用降低膀胱出口压力。采用氯苯氨丁酸30～100mg/d。③间歇或留置导尿管。④电刺激直接作用于膀胱及骶神经运动支，或采用经皮电刺激、直肠内刺激等；⑤阴部神经阻滞；⑥手术治疗：尿道外括约肌处理中尿道扩张和尿道外括约肌切开术均有效。经尿道膀胱颈切除和YV膀胱颈成型术等。

3. 儿童排尿障碍

① 生物反馈用于治疗儿童非神经源性膀胱障碍的不完全排空和括约肌协同失调。② 药物治疗需强调儿童用药剂量。③ 过去常使用手术治疗如人工尿道括约肌，因并发症已不常应用。④ 清洁间歇导尿可用于排空失败的儿童。⑤尿失禁儿童可使用胆碱能药物，如羟丁酸1mg/岁，每日2次。

4. 神经源性肠道病变

①肠道功能训练：通过训练，此类患者仍可建立良好的排便方式，减少不随意排便。②药物治疗：改变大便性状和稠度，控制肠道排空（栓剂和手指刺激），避免口服泻药。③注意饮食：调节粪便稠度（日常纤维素饮食），杜绝不良饮食习惯。④鼓励身体移动和运动，增加肠蠕动，减少粪便在肠道的淤滞。⑤行为治疗：建立良好的排便习惯。

5. 神经源性膀胱合并症

无症状菌尿治疗标准争议颇多，一般不需抗生素治疗，不主张预防应用抗生素。对有症状尿路感染者，尿培养后即应开始口服抗生素，通常治疗7天。对有高热、脱水或自主神经反射失常者则治疗更要积极。对这些患者建议住院并接受监护、补液并给予广谱抗生素（如氨苄青霉素等）。明显发热还需考虑上泌尿系感染（如肾盂肾炎），治疗热退后，仍应连续应用口服抗生素2～3周。尿路感染时应检查肾功能，摄腹部平片以排除尿路结石，超声检查，必要时行肾盂造影等。

康复诊断：脊髓损伤（ASIA ：C，T_2），不完全性截瘫神经源性膀胱（尿潴留）

康复处方：

目标：预防和控制感染，建立反射性膀胱。

1. 脊髓损伤的康复　参照脊髓损伤章节

2. 神经源性膀胱的康复

（1）去除留置导尿管，采用清洁间歇性导尿，3～4次/每天；

（2）膀胱训练：每次清洁性导尿前进行；

（3）肠道功能再训练：1次/天；

（4）超短波治疗：电极放置在膀胱区，30分钟/次，3次/天；

（5）配合行为治疗和心理治疗；

（6）药物治疗：服用适量胆碱能制剂、大便软化剂；

（7）抗感染处理：口服抗生素，不定期膀胱冲洗。

注意事项：鼓励患者在膀胱训练后，取坐位自行排尿，如残余尿量大于100ml，需进行清洁导尿。注意定期复查尿常规和肾功能。

Summary

Neurogenic bladder or neurogenic bowel dysfunction results from neurological disease, trauma, drugs, and cognitive disorders which lead to incontinence, urinary retention or bowel dysfunction. In most cases , cystic and/or defecative dysfunction exist, and they greatly disturb the patient's daily life. Complications such as infection may even be life threatening. Neural control of bladder function involves the frontal lobes of the brain and suprapontine, suprasacral and the motor neurons in the anterior horn of the spinal cord. The activity of the pontine micturition centre is modulated from higher centres mainly by inhibitory input, particularly from the frontal lobes but also from the basal ganglia and other centres. Likewise, defecation is modulated by the pallium and will be activated or restrained by conscious volition. Urinary retention and voiding is controlled by peripheral sympathetic and para-sympathetic nerves. When the mucous membrane of the rectum is stimulated by the dejecta, the stimulation is radiated from pelvic nerves and subabdominal nerves to the primary defecation centre and pallium, which arouse the defecation reflex.

The common causes of neurogenic bladder or neurogenic bowel dysfunction can be congenital or postnatal. They include intracranial damage like cerebrovascular diseases, upper spinal cord injury (as in multiple sclerosis), damage to the motor neuron in the anterior horn (as in poliomyelitis), or peripheral nerve damage (as in diabetes mellitus and the side-effects of drugs). Damage to the higher contral centre will lead to central bladder and bowel dysfunction. Damage to the pontine micturition centre or the sacral spinal cord will cause hyperfunction (detrusor hyperreflexia) or hypofunction (detrusor incapacity) of the bladder and bowel, which ends in incontinence or retention. However, the descending tracts are also responsible for coordination between the external sphincter and detrusor. Thus a lesion in the cord can also be responsible for failure of this coordination mechanism, resulting in 'detrusor sphincter dyssynergia', which can be dangerous, as it will lead to high intravesical pressure leading to back pressure on the kideneys and upper tract dilatation.

The urinary symptoms mainly include urgency, frequency, and sometimes urge incontinence, which is a major disabling problem. And the mainly problems in neurogenic bowel dysfunction are defecatory difficulty and disturbance.

The primary task in the management of these problems is to do a connected functional evaluation. An intravenous urogram and a simple biochemical test such as serum creatinine will help exclude the impairment of renal function. A measurement of post-micturition urine volume by catheterization or an ultrasound scan of the bladder will answer whether there is a failure of bladder emptying. Urodynamic study is most important to evaluate cystic function. Rectal function can be determined from a medical history and a rectal dynamic study.

Indwelling catheterization is the most common means of managing urine retention. Another useful method is intermittent clean self catheterization, which is best suited to those with good bladder capacity as well as a well innervated sphincter, and thus people who are able to retain a reasonable volume without leakage between catheterizations. In men, condom drainage is usually satisfactory. For those who cannot satisfactorily wear a condom, and for women, there are a variety of absorbent pads that can be worn. Many techniques can be used in cystic and rectal training to restore function. Physical therapy, behavioral therapy and psychotherapy are all widely used. Most people will need some form of oral medication to reduce bladder contractions. Surgical techniques which include sphincter ablation, urinary diversions, 'clam cystoplasty', inserted artificial urethral sphincters. Other procedures are possible for the important minority of people who are not adequately managed by the simpler measures.

（王　彤）

第六章　压　　疮

病例

患者，女，68岁，患脑出血致右侧肢体偏瘫一月余，骶尾部出现压疮三周。患者自脑出血后一直卧床。曾住ICU病房三周，现转入普通神经科病房，目前生命体征稳定，希望康复科协助压疮和肢体功能治疗。既往有高血压和糖尿病病史，目前血糖和血压药物控制满意。查体：患者神清，失语，不能合作，左侧上下肢肌张力增高，无随意运动，不会翻身，不能坐。骶尾部可见一个直径为3cm大小的皮损，深达皮下组织，伤口肉芽新鲜，周围暗红。

第一节　概　　述

所谓压疮（pressure sores）是指皮肤及皮下组织在一定强度的、持续一定时间的压力、摩擦力或剪切力单独或联合作用下，由于皮肤血管与淋巴系统受损所致的以细胞和组织坏死为特征的破溃性损伤。各种导致运动与感觉障碍的疾患均可合并此症，如脑性瘫痪、脑卒中、脊髓损伤、多发性硬化症等。本章开头所举病例就是脑卒中后合并压疮。

根据美国的系列调查结果显示，压疮的患病率非常稳定，在1989年为9.2%；1991年为11.2%；1993年和1995年分别为11.1%和10.1%。英国1993年报道的住院病人压疮的患病率为18.6%。日本1997年的一项研究报道，85.7%截瘫病人曾患压疮，17.9%患难治性压疮。国内尚未见有关压疮发生情况的流行病学调查报告，但估计不会比上述数据低。

压疮可发生于体表软组织受压的任何部位，通常情况下多发生于机体的骨性突起部位表面的皮肤，如坐骨结节、骶尾部、后枕部等。身体其他任何可能经受长时间不间断压力作用的部位也均可发生压疮。例如，对脊髓损伤患者的研究发现，长期卧床者，骶部和后枕部是重度压疮的最常见部位；而长期使用轮椅者，则坐骨结节部位发生压疮的比例较高。而老年患者和糖尿病患者，则常出现足后跟压疮。另外，使用夹板、矫形器的患者，由于器具的压迫也可能造成压疮。

压疮往往经久难愈，且可发生多种并发症，包括骨髓炎、菌血症和进行性蜂窝织炎、心内膜炎、脑膜炎、脓毒性关节炎、窦道或脓肿形成、异位骨化、瘘管形成、假性动脉瘤及鳞状细胞癌等。严重影响患者的健康与功能，严重时甚至危及生命。因此，积极预防和有效治疗压疮，具有重要意义。

一、压疮的病因与发病机理

目前已知有许多因素与压疮形成有关，它们最后的公共通路是经压力导致皮肤组织的缺血和坏死。有研究发现，当压力不间断地作用达到2小时，就可导致皮肤组织发生不可逆损伤。虽然机体组织可短暂耐受相当高的压力，但长时间作用时，即使轻度大于毛细血管内压（32mmHg左右），也可导致组织缺血和坏死，形成溃疡。人体由于自身体重的作用，使支撑面的皮肤、软组织、肌肉和骨骼承受一定压力，这些压力通常超过毛细血管内压。

剪切力和摩擦力可加重压力的损害效应，是导致组织损伤机理中的重要元素。剪切力（shear）是指平行于皮肤表面的作用力。而摩擦（friction）则指的是身体的支撑面同与其相接触的皮肤表面之间产生的相对移动的现象。例如，脊髓损伤患者仰卧位时，若抬高床头，由于身体下滑，其骶尾部就会产生剪切力，若该部位的皮肤表面相对于床面而滑动则产生摩擦。剪切力可导致动脉成角而影响皮肤血液供应。研究显示，在有一定剪切力存在的情况下，导致皮肤血流中断所需的压力强度仅为没有剪切力时的一半。导致剪切力产生的常见原因很多，如痉挛、坐或卧姿不良、转移时拖动而不是抬起患者等。摩擦力主要是作用于表皮，可导致擦伤甚至皮肤撕裂，并使引起压疮所需的外界压力值降低。压力、剪切力和摩擦力可致微循环闭塞，造成组织缺血，进而引起炎症和缺氧发生，导致组织坏死和溃疡形成。

感觉、运动和意识正常的患者不会发生压疮。来自于受压区域的感觉反馈可提醒人体变换体位，这可使组织在发生不可逆性缺血性损伤变化之前，就将压力转移到另外的部位去。但对于神经受损、意识障碍、运动受限或痴呆的病人，则其发生坏死和溃疡的危险性大增。这类患者难于自我变换体位以缓解局部压力。而且瘫痪可以导致肌肉和软组织萎缩，使骨性突起表面的缓冲性软组织体积减小；挛缩使关节僵硬地处于屈曲状态，使组织处于压力之下；痉挛使组织反复处于摩擦和剪切力作用之下；感觉障碍使机体丧失了重要的疼痛预警机制，从而更容易受到过度压力的作用。瘫痪和无感觉也可造成皮肤萎缩，使机体表面保护层变薄，由此更容易被小的外力损伤。

营养不良、低蛋白血症和贫血可导致患者组织易损和伤口愈合延迟。贫血者血液携氧能力不良。另外，血管病也会使溃损区的血流供应不良。

皮肤护理不当和大小便失禁造成的皮肤浸泡和细菌污染也可促进压疮的形成，延缓伤口愈合，因而是压疮治疗中必须考虑的重要因素。

本章开头所举病例患者由于运动障碍，长时间卧床，再加上失语，大小便无法表达，导致骶尾部出现压疮，又因有糖尿病病史，使伤口愈合更为困难。

二、压疮发生的危险因素

可以说，我们每一个人每天都在经受着上述外力的作用，但是发生压疮的人，仅占人群的一小部分。

究其原因，在于个体是否有导致上述因素同时作用的情况存在，包括：各种生理和疾病因素，护理方面的因素，还有其他因素如吸烟等。

1. 生理和疾病因素的影响

可导致皮肤组织生物力学特性的改变，使之在受到外力作用时更易于受损。例如，年老和营养不良均可导致皮肤弹性下降，对抗压力和剪切力的能力降低；运动和感觉功能障碍可导致患者长期处于某一体位，一方面使局部受压时间过长，导致局部缺血缺氧而致组织受损，另一方面又可因长时间接触支撑面而致透气不良，导致局部潮湿和温度上升。皮肤潮湿可使角质层及表皮的坚硬度下降，从而使之抗外界应力的能力下降，在受到外力作用时易于受损。而温度上升则可使局部组织的代谢增强、需氧量增高，因为研究表明，体温每上升1℃，会导致组织代谢和需氧量增加10%。由于此时软组织因受压有可能已引起缺血，故很容易发生坏死。

2. 护理方面的因素

对于运动障碍的患者，如果护理不当，可直接使患者暴露在上述外力的作用之下。如在帮助病人转移的过程中不当的拖曳，就可导致摩擦和剪切力直接作用于皮肤；不定期帮助翻身，可致长时间受压；不及时清理大小便，可致皮肤潮湿。

3. 其他因素

吸烟是压疮的危险因素之一，因为烟草中含有可使血管收缩的尼古丁，因而可增加皮肤缺血的危险性。患者心理调节能力、情绪状况、受教育程度等与压疮的发生也有关。

第二节 康复评定

压疮的评定是制定和实施所有治疗措施的根本所在。从康复角度而言，不仅仅要评定压疮本身，更要对患者整体进行评定，包括患者一般状况、躯体功能（运动及感觉等）、ADL活动能力，心理社会功能等，详见有关章节。

一、压疮危险因素的评定

用于临床上筛查和发现压疮的高危个体，以便及时采取措施，预防压疮的发生。

（1）Hofman 压疮危险因素评定量表（表 2-6-1）

表 2-6-1 Hofman 压疮危险因素评定量表

变量	评分			
	0	1	2	3
精神状态	正常	不安，抑郁，惊恐	严重抑郁，精神淡漠	昏迷
神经学检查	正常	轻度异常	感觉丧失	偏瘫（评分×2）
		轻度无力	非完全性偏瘫（评分×2）	T_5 以下截瘫（评分×3）
				T_6 以下截瘫（评分×4）
运动	正常	受限，行走需帮助	几乎卧床不起	完全卧床
营养状态	良好	中等，数天未进食	差，已一周未进食	虚弱
摄食	正常、食欲好	肠胃外喂食	无食欲，进食不足	无
失禁	无	小便偶失禁	不能控制，导尿	大小便均需护理
年龄（岁）	<50	50～59	60～69	>70
体温（℃）	>35.5	>37.4	>38.4	<35.6
	<37.5	<38.5	<39.0	>38.9
用药	无	皮质激素，镇静剂，抗凝剂	镇静剂，化疗，口服抗生素	经肠外给抗生素
糖尿病	无	饮食控制	饮食控制加口服药	饮食控制和胰岛素

注：若患者评分>8 分，则表明有得压疮的危险

（2）NORTON 压疮危险因素评定量表（表 2-6-2）

表 2-6-2　NORTON 压疮危险因素评定量表

评分	身体状况	精神状况	活动能力	运动能力	失禁
4	良好	敏捷	行走	完全运动	无
3	好	淡漠	行走需帮助	轻度受限	偶尔
2	差	精神错乱	依靠轮椅	严重受限	经常失禁
1	很差	木僵	卧床不起	不能运动	每天两次

说明：
1. 根据患者情况每项评分 1～4 分
2. 评完后将所有各项得分相加得出总分
3. 总分等于或低于 14 分，表明患者有得压疮的危险，应该采取预防措施
4. 应定期对患者进行评估

二、压疮的分级

通常对压疮的评定是根据皮肤的红斑或创面深度进行的。表 2-6-3 为三种常用的压疮分级标准。

表 2-6-3　三种常用的压疮分级标准

Yarkony-Kirk 分级	Shea 分级	美国国家压疮咨询委员会分级
1. 有局部发红区域 A. 持续存在＞30 分钟但＜24 小时 B. 持续存在＞24 小时	1. 局限于表皮，露出真皮；有发红区	第Ⅰ阶段：皮肤完整，有不消褪的红斑，为皮肤溃疡损伤的前兆
2. 表皮和/或真皮溃损，但看不到皮下脂肪组织	2. 真皮全层受损	第Ⅱ阶段：皮肤部分受损、累及表皮和/或真皮，表浅溃疡在临床表现为擦伤、水疱或浅的凹陷
3. 可见到皮下脂肪，但见不到肌肉	3. 有皮下脂肪破坏，深及皮肤深筋膜	第Ⅲ阶段：皮肤全层受损，有皮下组织坏死或受损，深达但未穿透筋膜，临床上表现为较深的坑状伤口，可有或没有穿通至邻近组织
4. 可见肌肉/筋膜，但未及骨骼	4. 溃疡深及骨骼	第Ⅳ阶段：皮肤全层受损、广泛损伤组织坏死，可伤及肌肉、骨骼或支撑性结构（即肌腱、关节、关节囊）
5. 深及骨骼、未波及关节	5. 闭合性大的腔道性损伤有一小的瘘道	
6. 累及关节		

第三节　康复治疗

一、压疮的预防

预防胜于治疗，这是众所周知的医学常识。对于压疮，尤其如此。根据上面讨论的压疮的原因和发生机理，不难看出压疮的预防首先在于减小或去除机械外力对皮肤的损害作用，消除与压疮发生有关的各种危险因素。

1. 一般预防措施

（1）皮肤检查与护理　是压疮预防的基础。每天都要定期检查全身皮肤，特别是各骨性突起部位的皮肤，注意有否组织受损征象，如发红、水疱、擦伤、肿胀等，并及时给予处理。同时，要随时保持皮肤清洁、干燥。对于受压部位的皮肤，千万避免按摩，以免加重局部毛细血管的损伤和微循环障碍。

（2）教育　教给患者及其家人有关压疮的预防知识，提高患者对各项预防与治疗措施的依从性。

2. 病因预防

（1）减小作用于皮肤及皮下组织的压力　通过不同措施，例如适当采用特制的床垫、轮椅坐垫等一些减压装置（pressure-relieving devices）、变换体位等，使压力均匀分布，降低骨性突起部位局部受压程度。

（2）定期除压，缩短局部持续受压时间　如定时床上翻身、轮椅上双手支撑扶手短时间承重、两侧臀部轮流承受体重等，均可使承重部位临时解除受压状态，恢复局部供血供氧。

3. 消除危险因素

（1）治疗原发疾病　对于各种导致患者运动感觉功能障碍的疾病，要积极予以处理和治疗，改善其功能。

（2）营养　了解患者营养状况，及时通过饮食或其他途径补充维生素、蛋白质、微量元素等营养成分。

二、压疮的治疗

压疮的治疗如同压疮的评定一样，应从整体上行处理，而不是仅仅着眼于压疮创面。因为患者总的身体情况，营养状态、社会心理状况等均对压疮的愈合及复发的预防具有重要意义。因此，压疮的治疗包括三大方面：全身综合性治疗（消除危险因素）、病因治疗（消除局部压力作用）、压疮创面治疗。

1. 全身综合性治疗

（1）改善营养状况，纠正贫血或低蛋白血症。给予高蛋白、高热量、高维生素的饮食，适时、适量地应用丙睾酮，使损伤组织蛋白合成加速。必要时还可少量输血或人体蛋白。

（2）改善心、肺、肾的功能。

（3）积极治疗原发疾病，如控制糖尿病和消除水肿等。

（4）用敏感的抗生素控制感染。当病人出现高热，及严重全身感染、败血症、骨髓炎、脓肿等时，需全身运用抗生素治疗。

（5）解除肌肉痉挛，可根据患者情况，使用通过中枢性作用或直接作用于肌肉的肌肉松弛药来缓解痉挛。

（6）不用或慎用一些不利于伤口恢复的药物，如类固醇、镇静剂等。

2. 消除局部压力影响

（1）定期翻身、转移和改换体位，避免身体局部长时间受压。

（2）使用减压装置　目前已有多种减压床垫或轮椅垫，在选用时，应考虑其是否满足以下条件：①最大限度减小骨性突起部位的压力；②控制组织内的压力梯度，使压力均匀分布；③可提供稳定的支撑；④不妨碍患者的重心转移和身体移动；⑤可调控与身体接触面皮肤的温度和湿度；⑥重量轻；⑦经久耐用；⑧价格便宜。当然，可能难以找到一种减压装置同时满足上述所有条件，因此应根据具体情况进行选择。

3. 压疮创面治疗

（1）清创和换药　清创是压疮治疗的第一步，其目的是去处坏死组织，促进健康组织生长。对溃疡已经形成的创面坏死组织，可通过创口彻底清洗和使用机械性方法、激光、酶解法等来达到彻底清除。对合并感染的压疮要加强局部换药，创面须以敷料覆盖，以便保护创面，维持其内环境的稳定和生理完整性，加快创口愈合。

（2）创口的物理治疗　物理治疗在促进创口愈合中具有独特的作用。可选用的物理疗法包括光疗、超声、电刺激和漩涡浴等。

光疗：紫外线小剂量时可促进组织再生，改善局部血运，一般用于压疮早期或清洁新鲜的伤口；而较大剂量时可使溃疡面分泌物和坏死组织脱落，同时还有一定杀菌作用。激光也有促进皮肤组织再生的作用。另外，红外线也可改善受压组织的血液循环，但是对于感染性或渗出性伤口不宜使用红外线。

电刺激：电刺激可加快组织修复，促进慢性伤口愈合。其机理在于，电刺激可以促进蛋白质合成，促进局部血管增生，使毛细血管密度增高，改善局部供血供氧。另外，Levine等人的研究表明，施加于臀大肌的低强度低频脉冲电刺激可以使臀部在受到外力作用时仍然能够相对保持其原有外形，减少其变形，有利于臀部所受压力的均匀分布，从而降低坐骨结节处所受到的压力的损伤作用。这将有助于预防压疮的发展，同时有利于压疮的愈合。

超声：超声能刺激巨噬细胞释放生长因子和趋化因子，可促进损伤部位新生结缔组织的生长。超声还能促进慢性缺血肌肉内毛细血管的生成，加快循环恢复。有人报道，对于伤口比较表浅者，用 3MHz 超声，而伤口较深时则用 1MHz 超声进行治疗。

漩涡浴：能清洗含黏稠渗出物、腐败或坏死组织的压疮。但是，如果压疮是清洁的，则不宜采用本法，因为水的振动可能会造成新生组织的损伤。

4. 外科治疗

对于严重压疮（如达到Ⅲ至Ⅳ级者），可选择手术闭合。创口的早期闭合可减少液体和营养物质的流失，改善患者的全身健康状况，并使其早日活动及重返社会。慢性压疮的手术闭合可使患者尽早活动并重返工作、家庭和学校，而不需长期卧床休息并受制动的并发症的威胁。压疮的手术方法包括直接闭合、皮肤移植、皮瓣、肌皮瓣和游离瓣。

进行手术闭合时，患者应避免感染。手术时体位应是使溃疡区张力最大的位置，这样瓣的范围就会适当，而且张力最小。去除感染组织，若有骨骼受累也应去除，所有瘢痕组织也必须去除。闭合引流可防止形成血肿。术后，手术区应通过合适的体位及使用特殊床垫来避免受压。3 周后可开始活动，但应仔细保护皮肤。

对于接受植瓣治疗的患者，其康复包括逐渐延长负重的时间，而且每次负重后要检查瓣的生存活性。要教会患者，当重量压在瓣上时应及时改变体位，并且用镜子一日两次检查皮肤。手术修补后压疮的再发率为13% ～ 65%，使用感觉性瓣可降低再发率。压疮的治疗重点在于预防，对患者的宣教和预防措施应持之以恒。

康复诊断：脑出血后遗偏瘫，并发骶尾部压疮

康复处方：

1. *每日一次清创后行紫外线局部照射，I度强红斑量，照射后创面清洁敷料覆盖。*
2. *定时翻身，局部使用减压垫。*
3. *加强护理，确保皮肤清洁干燥。*
4. *改善全身状况，监测血糖。*
5. *偏瘫康复治疗，促进功能恢复。*

Summary

Despite great advances in medical care, pressure sores/pressure ulcers continue to be a major problem for many disabled individuals.

Pressure sore can be defined as a localized area of cellular damage resulting either from direct pressure on the skin causing ischemia, or from shearing or friction forces causing mechanical stress on the tissue. Pressure sores can occur anywhere on the body, however most occur over bony prominences, such as the sacrum and the buttocks, where there is less protection afforded by the tissue layers.

As can be seen from the above definition, pressure sores can occur as a result of one or more of the following forces, which have been identified as significant precipitating factors in the development of pressure sores, e. g. pressure, friction and shearing. Furthermore, there are many predisposing factors thought to increase an individual's vulnerability to tissue damage as a result of the precipitating factors, such as paralysis of extremities, loss of sensation and incontinence, etc.

Assessment of patients in this regard should be focused on pressure sore risk assessment as well as on the wound itself. For risk assessment, the Norton Scale and the Hofman Scale can be used. For wound assessment, the Classification of the National Pressure Ulcer Advisory Panel of America is the most commonly adopted tool for staging the pressure sores.

The main measures to be used for prevention and management of pressure sores are: (1) good nursing care; (2) pressure relief; (3) risk management, such as management of malnutrition, relieving spasticity; (4) local wound care techniques including debriment and cleansing, dressings, and application of physical therapy modatities; (5) surgical operation when necessary.

（郭铁成）

第七章 感 染

病例

男性患者，右小腿红、肿、热、痛 4 天。4 天前无明显诱因出现右小腿前红肿、疼痛，呈持续性胀痛，无发冷、发热，未诊治。因疼痛加重，呈烧灼样痛，红肿范围扩大，行走困难到医院门诊。检查发现：体温：36.0℃；脉搏：80 次/分；呼吸：18 次/分；血压：16/10 kPa。右侧小腿胫前皮肤红肿明显，局部为片状红疹，面积约 7cm×10cm，颜色鲜红，中间较淡，边缘清楚，略隆起，触痛明显，手指轻压红色消退，去除指压红色立即复现，腘窝、腹股沟区淋巴结未扪及肿大。辅助检查：白细胞总数 11×10^9/L，嗜中性白细胞 80%。

第一节 概 述

感染性疾病（infection diseases）是人体在全身或局部抵抗力减弱时或外伤、手术创伤时，微生物侵入机体的皮肤、皮下组织、淋巴结、乳房、肺、消化道或泌尿道等生长繁殖、损伤破坏组织所发生的非特异性的炎症。这些感染的特点大部分由细菌引起，有的开始是单一菌种，以后发展为几种细菌混合感染。

人体抗御感染的机制包括皮肤或黏膜天然屏障的完整性、非特异性和特异性免疫功能。因创伤、接受复杂的大手术、器械检查和插管等损伤局部皮肤或黏膜，或因营养不良、年迈体弱、抗癌治疗、放射治疗、免疫抑制等全身免疫功能遭到削弱，以致潜伏在体表或体内的病原菌入侵机体发生感染。非特异性感染的常见致病菌有葡萄球菌、链球菌、大肠杆菌、变形杆菌、绿脓杆菌和厌氧菌等，随着大量使用抗生素，真菌感染也成为一种重要的严重致病菌。

软组织感染自然病程通常分为三个阶段。①早期浸润阶段：炎症早期，细菌侵犯的局部组织受细菌毒素刺激，小血管先发生短暂性痉挛，继而小动脉、毛细血管和小静脉扩张，血管通透性增加，渗出增多引起组织水肿，局部压力增高，压迫血管与神经，加重局部血液循环障碍。白细胞黏附在受损的血管内皮细胞上，并从内皮细胞连接处游出至血管外组织。在渗出的血浆蛋白中有抗体、补体等。抗体和细菌表面的抗原相结合，形成抗原抗体复合物，使补体激活，引起系列酶反应，释放趋化因子，改变细菌的表面性质，使它们容易被中性粒细胞和大单核细胞吞噬。在感染的早期，渗出的粒细胞以中性粒细胞为主，以后大单核细胞逐渐增多。②化脓性坏死阶段：因局部血液循环减慢，甚至出现淤滞或血栓形成，局部组织营养障碍，组织变性、坏死、液化，形成脓肿。③吸收修复阶段：炎症局限，坏死组织与分解产物被清除，渗出物被吸收，周边结缔组织和血管增生活跃，长入病灶，填补缺损的组织；表浅病灶创缘上皮细胞再生，覆盖肉芽组织，伤口愈合。

人体的抵抗力、细菌种类、数量、毒力和及时正确治疗等综合因素决定了非特异感染的转归可能出现三种结局：①感染局限化、吸收或形成脓肿。小的脓肿可自行吸收；较大脓肿在破溃或经手术切开排脓后，转为修复过程，病变区逐渐长出肉芽组织，形成瘢痕而愈。②人体抵抗力与致病菌毒力处于相持状态时，转为慢性感染，感染病灶被局限，形成溃疡、瘘、窦或硬结，当人体抵抗力降低时，感染重新急性发作。③当致病菌的毒力超过人体抵抗力时，感染不能局限，迅速扩散或进入淋巴系统、血液循环，引起全身性感染。

感染后局部的临床表现为红、肿、热、痛，以及功能障碍。其程度和范围随感染的部位、轻重和病程而不同。早期位置浅、范围大、程度重的感染局部表现十分明显，局部发硬，边界不清，触压痛明显；范围小、位置深、程度轻的感染则红、肿、热不明显，压痛明显。

若患者抵抗力低下，侵入机体的致病菌多，治病力强，局部感染迅速扩散，进入血液或淋巴循环，引起其他部位感染，或导致败血症、脓毒血症。严重感染常有寒战、发热、头痛、乏力、恶心、呕吐、食欲减退，以及脉率加快等症状。白细胞计数增加，严重者可出现水肿和电解质平衡紊乱，代谢性酸中毒，以及感染性休克。

一、软组织急性感染（acute soft tissues infection）

1. 疖（furuncles）

疖是一个毛囊及其所属皮脂腺的急性化脓性感染，常扩展到皮下组织。致病菌大多为金黄色葡萄球菌和表皮葡萄球菌。疖常发生于毛囊和皮脂腺分布丰富的部位，如颈、头、面部、背部、腋部、腹股沟部及会阴部和小腿。面部，特别是所谓“危险三角区”的上唇周围和鼻部疖，如被挤压或挑刺，感染容易沿内眦静脉和眼静脉进入颅内的海绵状静脉窦，引起化脓性海绵状静脉窦炎，出现延及眼部及其周围组织的进行性红肿和硬结，伴疼痛和压痛，并有头痛、寒战、高热甚至昏迷等，病情十分严重，死亡率很高。多个疖同时或反复发生在身体各部，称为疖病。常见于营养不良的小儿或糖尿病患者。

临床表现为局部出现红、肿、痛的小结节，以后逐渐肿大，呈锥形隆起。数日后，结节中央因组织坏死而变软，出现黄白色小脓栓，红、肿、痛的范围扩大。再数日后，脓栓脱落，排出脓液，炎症便逐渐消失而愈。

2. 痈（carbuncles）

痈是多个相邻的毛囊及其所属皮脂腺或汗腺的急性化脓性感染，或由多个疖融合而成。致病菌为金黄色葡萄球菌。糖尿病患者易患痈。常发生于颈、背部。

临床表现为一片稍隆起的紫红色浸润区，质地坚韧，界限不清，在中央部的表面有多个脓栓，破溃后呈蜂窝状。以后，中央部逐渐坏死、溶解、塌陷，像“火山口”，其内含有脓液和大量坏死组织。痈易向四周和深部发展，周围呈浸润性水肿，局部淋巴结有肿大和疼痛。除有局部剧痛外，病人多有明显的全身症状，如畏寒、发热、食欲不佳、白细胞计数增加等。

3. 蜂窝织炎（cellulitis）

急性蜂窝织炎是皮下、筋膜下、肌间隙或深部疏松结缔组织的一种急性弥漫性化脓性感染。其特点是病变不易局限，扩散迅速，与正常组织无明显界限。致病菌主要是溶血性链球菌，其次为金黄色葡萄球菌、厌氧性细菌。炎症可由皮肤或软组织损伤后感染引起，亦可由局部化脓性感染灶直接扩散经淋巴和血流传播而发生。由葡萄球菌引起的蜂窝织炎，比较容易局限为脓肿。

临床表现常因致病菌的种类、毒性和发病的部位、深浅而不同。表浅的急性蜂窝织炎，局部明显红肿、痛，易向四周迅速扩大，病变区与正常皮肤无明显分界，病变中央因缺血发生坏死。如果病变在面部、腹壁等组织松弛的部位，疼痛较轻。深在急性蜂窝织炎，常只有局部肿胀和深部压痛，全身症状明显，有高热、寒战、头痛、全身无力、白细胞计数增加等。由厌氧性链球菌、拟杆菌和多种肠道杆菌所引起的蜂窝织炎，可发生在易被肠道或泌尿道内容物污染的会阴部和腹部的伤口，局部可扪及捻发感，当局部组织进行性坏死，脓液恶臭，全身症状严重。

4. 丹毒（erysipelas）

丹毒是皮肤及其网状淋巴管的急性炎症，由β-溶血性链球菌从皮肤、黏膜的细小伤口入侵所致。丹毒蔓延很快，很少有组织坏死或化脓。好发于下肢和面部。足癣或血丝虫感染可引起下肢丹毒的反复发作，有时可导致淋巴水肿，甚至发展为象皮肿。

临床表现为起病急，局部表现为片状红疹，颜色鲜红，边缘清楚，并略隆起，手指轻压红色消退，但解除压力后，红色很快复现。在红肿向四周蔓延时，中央的红色消退、脱屑，转为棕黄色。红肿区有时可发生水泡，局部灼痛。病人常有头痛、畏寒、发热。

5. 急性乳腺炎（mastitis）

急性乳腺炎是乳腺的急性化脓性感染，绝大部分发生在产后哺乳的妇女，尤以初产妇多见，发病常在产后3～4周。常因乳汁淤积、乳头破裂、乳晕周围皮肤糜烂，或细菌直接进入乳管引起感染，致病菌以金黄色葡萄球菌为主。

临床表现为初期患者乳腺肿胀、疼痛，患处出现压痛性硬块，表面皮肤红热，同时可出现发热等全身症状。炎症继续发展，呈搏动性疼痛，并出现寒战、高热。腋窝淋巴结肿大，压痛。炎性肿块在数日内软化形成脓肿，表浅的脓肿可触及波动，深部的脓肿需穿刺才能确定。深部脓肿除缓慢向外破溃外，也可穿向深部至乳腺与胸肌间的疏松组织中，形成乳腺后脓肿。

6. 甲沟炎（paronychia）

指甲的近侧（甲根）与皮肤紧密相连，皮肤沿指甲两侧向远端伸延，形成甲沟。甲沟炎是甲沟功其周围组织的感染。多因微小刺伤、挫伤、倒刺或剪指甲过深等损伤而引起，致病菌多为金黄色葡萄球菌。

临床表现开始时，指甲一侧的皮下组织发生红、肿、痛，有的可自行消退，有的却迅速化脓。脓液自甲沟一侧蔓延到甲根部的皮下及对侧甲沟，形成半环形脓肿。甲沟炎多无全身症状，如不切开引流，脓肿向甲下蔓延，成为指甲下脓肿，指甲下积脓，使该部指甲与甲床分离。指甲下脓肿亦可因异物直接刺伤指甲或指甲下的外伤性血肿感染引起。如不及时处理，可成为慢性甲沟炎或慢性指骨骨髓炎。慢性甲沟炎时，甲沟旁有一小窦口，有肉芽组织向外突出。

二、脓肿（abscessis）

脓肿是急性感染后，组织或器官内病变组织坏死、液化，脓液积聚，并形成完整的脓壁。致病菌多为金黄色葡萄球菌。常继发各种化脓性感染，如急性蜂窝织炎、急性淋巴结炎、疖等；也可发生在局部损伤的血肿或异物存留处。此外，还可从远处感染灶经血流转移而形成脓肿。

临床表现与感染部位有关，浅表脓肿局部隆起，红、肿、热、痛明显，与正常组织分界清楚，压之剧痛，有波动感。深部脓肿，局部疼痛，但红肿不明显，一般无波动感，有压痛，患处常有运动障碍。在压痛明显处，诊断性穿刺，抽出脓液即可确诊。

小而浅表的脓肿，多不引起全身反应；大的或深部脓肿，局部炎症反应和毒素吸收，有发热、头痛等全身症状，白细胞计数增加。

三、阑尾炎（appendicitis）

急性阑尾炎表现为阑尾壁受到不同程度的细菌侵袭所致的化脓性感染。致病菌主要为大肠杆菌、肠球菌及脆弱类杆菌等。

临床表现为腹部疼痛，恶心、呕吐和发热。腹痛的特点为转移性右下腹痛，单纯性阑尾炎多呈持续性钝痛或胀痛，化脓性和穿孔性阑尾炎常为阵发性剧痛或跳痛。右下腹压痛，腹肌紧张和反跳痛等，甚至出现右下腹包块。

四、泌尿、生殖器感染

1. 膀胱炎（cystitis）

在上尿路感染、下尿路梗阻、膀胱本身病变抵抗力降低时，正常的膀胱黏膜抗感染屏障遭到破坏，致病菌的入侵引起感染。女性尤其多见。最常见的致病菌是革兰阴性杆菌，包括大肠杆菌、变形杆菌、产气杆菌、副大肠杆菌、绿脓杆菌等，约占70%以上。其次为革兰阳性球菌，常见的为葡萄球菌、链球菌。多数病例由一种细菌以上所致的混合感染。

急性膀胱炎临床表现为发病急骤，尿频、尿急、尿痛、脓尿和终末血尿，甚至全程肉眼血尿。单纯急性膀胱炎全身症状轻微，多不发热。若有畏寒、发热，则应考虑同时合并有其他泌尿生殖系器官急性感染的存在。

2. 盆腔炎（pelvic inflammatory disease）

盆腔炎是女性生殖器官及其周围结缔组织和盆腔腹膜，受细胞侵袭发生炎症的统称。根据发病部位的不同，有宫体炎、附件炎（输卵管、卵巢炎）、盆腔结缔组织炎及盆腔腹膜炎等。可分急性及慢性两种。

急性盆腔炎多发生于分娩、流产及生殖道手术后，主要因消毒不严、细菌侵入、机体抵抗力弱而引起。有时则因经期或产褥期不卫生造成，也有时继发于阑尾炎。常见致病菌为链球菌、大肠杆菌、葡萄球菌、淋菌及厌氧菌。急性盆腔炎治疗不彻底，可导致慢性盆腔炎。

慢性盆腔炎临床表现为下腹坠胀痛，腰骶部酸痛，有时伴肛门坠胀感，在劳累、性交后及经前可加重；白带增多，痛经或月经过多，原发或继发不孕。

五、创口感染（wound infections）

各种外伤、手术后创口被细菌污染后的感染。常见致病菌为葡萄球菌、链球菌、绿脓杆菌。临床表现为创口及其周围红、肿、痛，组织坏死，若引流不畅，感染向深处扩散，形成脓肿；或迁延不愈形成慢性溃疡或窦道、瘘管。

依据感染典型的局部表现，浅表的外科感染诊断无困难，波动感是诊断脓肿的主要依据。深部的外科感染除局部压痛外，其他体征不明显，必要时在压痛部位作诊断性穿刺，特殊部位可借助辅助检查。B型超声波可显示脓肿的位置、范围；CT对腹腔脓肿的诊断率高达90%以上。

实验室检查：尿液检查，明确有无糖尿病、泌尿系感染；白细胞计数、分类可见到细胞核左移。疑有全身性感染抽血作细胞培养检查以明确诊断。

第二节　康复评定与治疗

无特殊的康复评定方法，临床检查和实验室检查有助于临床诊断。

一、康复治疗目的

缩短病程，减轻症状，控制感染扩散和促进炎症吸收和创面愈合。

二、康复治疗原则

兼顾局部和全身支持治疗，综合临床治疗；局部配合换药治疗，保持创面清洁，根据感染的病程和部位合理选择物理因子治疗（physical modality）。

三、康复治疗内容

1. 急性感染的治疗

（1）早期浸润阶段控制炎症发展和扩散，促进炎症吸收，一般禁忌用温热治疗。

①高频电疗法（high frequency electrotherapy）　较浅的病灶应与紫外线联合应用。采用无热量，每次 10～15 分钟，每日 2 次，共治疗 3～5 次。

短波（short wave diathermy）或超短波电疗法（ultrashort wave diathermy）　适用于较深的病灶，如疖、痈、丹毒、蜂窝组织炎、乳腺炎、阑尾炎、膀胱炎和盆腔炎，以及伤口的早期感染。

微波电疗法（microwave diathermy）　适用于较浅、较小的病灶，如乳腺炎、伤口感染或累及肌层的病灶。由于眼、卵巢和睾丸对微波敏感，应避免直接照射这些部位。

②紫外线疗法（ultraviolet therapy）　选用局部照射法，用中红斑或强红斑量照射（见表 2-7-1），每日或隔日 1 次，照射 2～3 次维持红斑。适用于较浅部位的感染病灶。对于严重的痈、蜂窝组织炎和感染伤口，可采用中心重叠照射法（中心部位强红斑或超强红斑，周围用中红斑照射）；照射乳腺时应注意遮盖乳头；对于疖病还可增加全身或局部区域亚红斑量照射（见表 2-7-1），增强机体免疫功能。

为了确保紫外线照射的生物剂量，一般先进行高频电疗或红外线疗法，再进行紫外线照射。若发现紫外线的照射过量，立即进行红外线照射，削弱过量紫外线照射可能导致的超强红斑反应。

③直流电离子导入疗法（iontophoresis）　患部 5%硫酸镁溶液阳极导入，15～20 分钟，每日 1 次，治疗 5～10 次。适用于丹毒、甲沟炎、乳腺炎的治疗。

④踝泵运动（ankle pump movement）　下肢水肿时，抬高患肢，进行踝泵运动。每次持续收缩 5 秒，放松 5～10 秒，每组重复 5～10 次，间隔 1～2 小时重复 1 组。感染部位应相对制动。

当炎症得到控制，不再向化脓坏死阶段转化时，按照吸收修复阶段继续治疗。

（2）化脓坏死阶段　当病灶不能逆转时，在控制感染的基础上，促使病灶成熟形成脓肿，及时手术切开引流，换药清洁病灶。

①高频电疗　当脓肿未完全成熟，继续与紫外线配合治疗。此时，应在使用有效抗生素的基础上，采用温热量，治疗 15～20 分钟，每日 1 次，治疗 3～5 天脓肿成熟为止。

②红外线疗法（infrared therapy）　也可用于促使浅表脓肿成熟，每次 30 分钟，每日 1 次。由于红外线的抗感染作用不及高频电疗法，应与紫外线联合应用。

③紫外线疗法　浅表脓肿破溃或深部脓肿切开引流后，创面分泌物较多，感染病灶坏死组织附着较多时，可采用中心重叠照射法，每日 1 次，照射 2～3 次，使坏死组织与正常组织分离，易于清洁。

④直流电离子导入疗法（iontophoresis）　坏死组织附着不易清除的创面，采用 0.5%～1%硫酸铜溶液，阳极下导入，每次 15～20 分钟，每日 1 次，治疗 3～5 次清除坏死组织为止。

（3）吸收修复阶段　改善局部血液循环，促进肉芽再生，加速创面愈合。

①直流电离子导入疗法　用于刺激创面肉芽生长。患部采用 0.5%～1%硫酸锌溶液，阳极导入，每次 8～10 分钟，每天或隔天 1 次，治疗 3～5 次。

②高频电疗法　根据病灶的范围、深浅和具体部位，选用短波、超短波或微波疗法。一般采用温热量，每次 15～20 分钟，每日 1 次，轻者 5～10 次，重者 10～20 次创面痊愈。

③红外线疗法　浅表的病灶可用红外线灯照射，每次 20～30 分钟，每日 1 次，轻者 5～10 次，重者需 10～20 次创面痊愈。

④紫外线疗法　对于清洁、肉芽新鲜的创面，用亚红斑量照射（见表 2-7-1），每日 1 次，照射 5～10 次创面愈合。

⑤激光疗法（laser therapy）　适用于较小或较深的创面，采用低强度的氦-氖激光或散焦二氧化碳激光照射创面，每次 5～10 分钟，每日 1 次，共照射 5～10 次。

⑥蜡疗（paraffin therapy）　当创面结痂或留下炎性浸润硬块时，采用蜡饼疗法软化硬块，促进其吸收。每次 20min，每日 1 次，治疗 5～10 次。

⑦超声波疗法（ultrasonic therapy）　当残留瘢痕或炎性浸润后增生硬结时，采用超声波接触移动法，$0.5\sim1.0W/cm^2$，每次 5～10 分钟，每日 1 次，治疗 10 次。

⑧间歇性充气加压治疗（intermittent pneumatic compression）　压力 13～17kPa，每次 20 分钟，每日 1～2 次，治疗 5～10 次。

2. 慢性感染的治疗

康复治疗慢性感染的溃疡、窦道的目的是改善病灶周围组织血液循环，提高抵抗力，彻底清除坏死或不良肉芽组织，促进创面愈合和软化瘢痕。

（1）改善血液循环的疗法同急性感染吸收修复阶段，根据感染的部位和范围选择蜡疗、红外线、短波、超短波或微波电疗法。下肢病灶应配合间歇性充气压力治疗。

（2）清除坏死或不良肉芽组织的疗法同急性感染化脓坏死阶段，采用紫外线照射和直流电铜离子导入疗法。

（3）促进创面愈合的疗法同急性感染吸收修复阶段所选择的治疗方法。

（4）运动治疗

有氧运动（aerobic exercises）　有氧运动的目的是增进全身血液循环，提高机体免疫功能。运动方式以步行、骑车、活动平板等慢速运动为主，每次运动 30～60 分钟，每周 3～5 次。初次运动者从 5～10 分钟开始，逐渐增加运动时间。

表 2-7-1 局部紫外线照射临床分级

分级	照射剂量	照射后红斑
0 级（亚红斑量）	小于 1MED	无肉眼可见的红斑反应发生。可用于全身照射
Ⅰ级红斑量（弱红斑量）	1～2MED	6～8 小时出现可见的轻微红斑反应，24 小时内消退，皮肤无脱屑。照射面积以不超过 $800cm^2$ 为宜
Ⅱ级红斑量（中红斑量）	3～5MED	4～6 小时出现明显红斑反应，皮肤稍水肿，轻度灼痛，2～3 日消退，皮肤有斑片状脱屑和色素沉着。照射面积同Ⅰ级红斑量
Ⅲ级红斑量（强红斑量）	6～10MED	2～4 小时出现强红斑，伴皮肤水肿、灼痛，4～5 日消退，皮肤大片状脱皮，色素沉着明显。照射面积以不超过 $250cm^2$ 为宜
Ⅳ级红斑量（超红斑量）	20MED 以上	2 小时出现强烈红斑反应，皮肤暗红，水肿，水疱，剧烈灼痛，5～7 日消退，色素沉着明显。照射面积以不超过 $30cm^2$ 为宜

MED 称为最小红斑量，为某一部位距光源一定距离时，于紫外线照射后局部出现的肉眼可见最弱红斑的照射时间

康复诊断：丹毒

康复处方：

1. 超短波疗法：右小腿内外对置，无热量，10 分钟，每日 2 次，治疗 3～5 日；感染控制后，改为微热量、温热量；

2. 紫外线照射：右小腿红斑区及其周围 5cm 正常皮肤，中红斑量，每日或隔日照射 1 次，次日根据红斑反应适当增加剂量，照射 3～5 次；

3. 踝泵运动：间隔 1～2 小时重复 1 组；

4. 间歇性充气加压治疗（感染控制后），每次 20 分钟，每日 1～2 次，治疗 5～10 次；

5. 蜡疗（红斑消退后）：腊饼法，每次 20 分钟，每日 1～2 次，治疗 5～10 次。

Summary

Any perturbation of the balance between host and pathogens whether from overloading, intrinsic abnormalities, host defense interference, or increasing in pathogen inoculums results in nonspecific infection. Host defense mechanisms include natural barriers (e. g., skin and mucous membranes), nonspecific immune responses and specific immune responses. They may be altered or breached by trauma or operation, by procedures or agents used for diagnosis or therapy, by age, nutrition condition, neoplasm, metabolic disorders, irradiation, immunosuppressive, or diagnostic or therapeutic instrumentation. The most common bacteria to cause infections are staphylococci, streptococci, colibacillus, proteus, pseudomonas and anaerobic bacteria. The nature course of soft tissves infection usually divided into three stages, they are ①early infiltrate stage; ②suppuration and necrotizing stage; and

③resolving and repair of damage stage. The consequences of infection depend on host defense, bacterial species and virulence, the number of organisms, and reasonable treatment. There are three outcomes: ①localization and absorption of the inflammation, or formation of abscesses; ②developing chronic infection, such as chronic skin ulceration, draining sinuses and fistulization; ③organism spreading in lymph or blood to distant sites, sometimes causing systemic infection. The symptoms and signs of cutaneous and subcutaneous infection are heat, swelling, tenderness, and redness, or dysfunction over the affected site. For deep infection, local pain and tenderness with systemic symptoms, especially fever, may occur. Physical examination is the most effective modality to diagnose the infection. Local erythematic, fluctuation, crepitus, color, indurations, and point tenderness are demonstrated. Radiological procedures, like CT and ultrasound, are helpful in the diagnosis of deep infection. Laboratory test shows a leukocytosis with shift to the left in white blood cell count. The goal of the treatment is to shorten the clinical course, to localize infection, to resolve inflammation, edema and exudates, and to accelerate healing. The choice of appreciated physiotherapy factors strongly depended on the site and course of infection. Comprehensive approach, includes appropriate antibiotic, incision and drainage, and alternative drugs, is often required. Physiotherapy includes high frequency electrotherapy, infrared, ultraviolet, laser, wax, and ultrasound therapy.

（郑光新）

第八章　慢性疼痛

病例

患者，男性，50岁，3个月前，劳累后出现左侧肋部群集的水疱，疼痛剧烈难忍，2月前水疱自行干個、结痂，但疼痛仍无缓解，严重影响睡眠。既往体健。查体：精神颓废，少言，左肋部沿肋间神经可见少许色素沉着，局部感觉过敏，局部疼痛，VAS为7，疼痛为持续性“火辣辣”刺痛。

第一节　概　述

1986年国际疼痛学会将疼痛定义为“一种与实际的或潜在的损害有关的不愉快的情绪体验”。这一定义概括了主观和客观的感受，即疼痛是由于多因素，如躯体、行为、心理、认知造成的。疼痛的病因可分为中枢性、外周性和心因性。中枢性如丘脑综合征、幻肢痛等。外周性可包括内脏痛，如冠心病等；和躯体痛，如肌肉、骨、关节、结缔组织的深部痛，皮肤各种浅部疼痛。心因性如癔症性痛、精神病痛等。

急性疼痛为最近产生并能持续较短的疼痛，常与明确的损伤与疾病有关。临床常见的急性痛包括术后痛、创伤后痛、急性带状疱疹痛、心绞痛等。急性疼痛分为躯体痛、内脏痛和神经病理性疼痛。躯体性疼痛和内脏疼痛与明确的损伤和疾病有关。神经病理性疼痛常有明确的损伤史，但无损伤区可出现疼痛，如烧灼样、刀割样。伴随感觉缺失、或异常，阵发或自发性疼痛，痛觉过敏，疼痛累加，反复刺激可使疼痛强度增强。阿片类药物治疗效果不佳。本章病例中描述的是由于带状疱疹引起的神经病理性疼痛。慢性疼痛是指维持较长时间，一般大于3个月，常在损伤愈合后仍持续存在。慢性疼痛的主要表现三联征：疼痛、睡眠与情绪障碍。慢性持续的反复疼痛，可影响患者的睡眠，改变患者的精神、心理状态，特别表现焦虑和抑郁，同时对疼痛的害怕引起行为的改变，使患者的生活活动能力降低，严重影响生活质量。本章病例由初始的神经病理性疼痛转为了慢性疼痛。

躯体性疼痛是由于伤害性刺激引起痛觉感受器（主要为Aδ和C纤维的神经末梢）的兴奋，通过脊神经相应脊节的后根进入脊髓背角，继续经脊髓丘脑束和脊髓网状束，上传到内侧与外侧丘脑核和脑干，再投射到感觉皮层，形成定位的痛觉。最后通过复杂的神经网络，形成疼痛印象和疼痛记忆。疼痛的调控机制包括闸门学说、局部回路中GABA能和阿片肽能神经元的节段性调控、下行调控通路、内源性镇痛机制和认知调控。

第二节　康复评定

对疼痛进行评估是一项基本的工作，它应该始于治疗开始之前，贯穿于整个治疗过程之中，并持续于治疗之后。疼痛是一种主观感觉，由多因素造成及影响的，如：躯体的、精神的、环境的，认知的和行为的等。所以有必要从多方面对疼痛进行评估，包括疼痛的部位、程度、性质，治疗疼痛的反应（缓解或加重），精神痛苦，患者对疼痛的感受程度等。常用的疼痛评估方法如下。

一、目测类比测痛法（visual analogue scale，VAS）

目测类比测痛法是用来测定疼痛的幅度或强度，它是由一条100mm直线组成。此直线可以是横直线也可以是竖直线，线左端（或上端）表示“无痛”，线右端（或下端）表示“无法忍受的痛”，患者将自己感受的疼痛强度以“Ⅰ”标记在这条直线上，线左端（上端）至“Ⅰ”之间的距离（mm）为该患者的疼痛强度。每次测定前，让病人在未有画过的直线上再做标记，以避免患者比较前后标记而主观产生的误差。

目测类比测痛法简单、快速、精确、易操作，在临床上广泛应用评价治疗的效果。此评分法的信度被许多学者证实很高，同时具有较高的效度。它不仅用来测定疼痛的强弱程度，也可以测定疼痛的缓解程度，以及其他方面，如：情感、功能水平的程度。目测类比测痛法的缺点是不能做病人之间的比较，而只能对病人治疗前后做评价。视觉模拟评级法对那些理解能力差的人士也会有困难。

二、数字疼痛评分法（numerical pain rating scale，NPRS）

数字疼痛评分法是用数字计量评测疼痛的幅度或强度。数字范围为0～10。0代表“无痛”，10代表“无法忍受的痛”，患者选择一个数字来代表他自觉感受的痛。无痛 ＝ 0 1 2 3 4 5 6 7 8 9 10 ＝ 无法忍受的痛

数字疼痛评分法临床上因效度较高，常用于评测下腰痛、类风湿关节炎及癌痛。

三、口述分级评分法（verbal rating scales ，VRSs）

此评测方法是由简单的形容疼痛的字词组成1到4级或5级，如：①无痛；②轻微疼痛；③中等度疼痛；④剧烈的疼痛。最轻程度疼痛的描述常为0分，每增加1级即增加1分。此方法简单，适用于临床快速的定量评测疼痛强度以及观察疗效的指标。由于缺乏精确性、灵敏度，不适于科学研究。

四、人体表面积评分法

此评测法又被称为45区人体评分法（45 body areas rating scale ，BARS-45），是用于评测疼痛的部位。人体表面积评分法由于它是由人体正，反两面直观图组成，因而可以应用于那些有交流障碍的病人。医生或病人均可在人体图上画出疼痛的位置，因而可以直接提供病人较为准确的疼痛的部位和疼痛范围。人体表面积评分法常在临床上用于急、慢性腰背痛、颈痛及四肢的疼痛，可作为临床诊断、治疗计划的制定及其疗效比较的方法。人体表面积评分法用于疼痛的评定记分组内信度、组间信度、效度很高。

五、多因素疼痛调查评分法

疼痛由感觉、情绪和评价等因素构成，为将这三种因素分开并使其数量化，临床上使用了一些定量调查方法，常用的是McGill问卷调查（McGill questionnaire）。此问卷调查表有78个描述疼痛性质的形容词，分为20组，每组2～6个词，1～10组表示躯体方面（somatic）的字词，即对身体疼痛的感受。11～15组是精神心理方面（affective）的字词，即是主

观的感受。16 组是评价方面（evaluative），即对痛的程度的评价。17～20 组是多方面的（miscellaneous），即对多方面因素进行的评定。从这个调查表中可以得到：①疼痛评定指数（pain rating index，PRI）评分，评分原则是每一组的第一字词表示“1”，第二个字词表示“2”。以此类推，最后将选择 20 组中的 20 个字词的评分相加，即为疼痛评定指数。②现时疼痛强度（present pain intensity，PPI）。

六、痛阈测定

痛阈测定是较为客观的疼痛强度评测的方法。它是患者对外界给予的伤害性刺激，如压力、温度或电刺激等反应的程度。常用的痛阈测定包括：

1. 机械伤害感受阈（mechanical nociception threshold，MNT）

参考国标准制作的机械伤害感受阈测量仪作为患者对外来伤害性刺激反映能力的客观标准。该仪器为一带有弹簧和刻度的尖端较锐的压力棒。使用时将尖端抵于患者皮肤并缓缓加压，令患者在感到疼痛时即报告，同时记录此时的压力数值，此压力数值为机械伤害感受阈值。

2. 温度痛阈（热痛阈、冷痛阈，thermal pain threshold）

评测温度痛阈的方法主要包括两种：①限定法（method of limit），②选择法（forced-Choice Method）。限定法是指当外界的温度刺激不断的增加或不断的减少时，患者刚刚感觉到热痛或冷痛时的温度值，作为热痛阈或冷痛阈。选择法是让患者在两次不同时间时，两个不同外界温度刺激，选择一个他能感觉到的温度刺激。限定法被认为是简便、快速测定方法。

3. 电刺激痛阈（electrical pain threshold）

各种类型的电流均可作为引起疼痛的刺激，目前常用的电刺激测痛阈的仪器多采用恒流型低频脉冲电刺激，波形采用方波。因为方波电流的上升和与下降速率极高，刺激强度（波幅）瞬时间内便可达最大值或下降为零，而且方波的波形规则，便于测量和计算。测量时，应用波宽为 5ms，频率为 100Hz，调制频率为 120ms 的脉冲电流，缓慢加大电流输出，从弱到强，至患者刚感觉疼痛时，记录此时的电流强度，作为电刺激痛阈。

七、行为疼痛测定法（behavioral rating scales，BRSs）

1. 六点行为评分法（6-point behavioral rating scale BRS-6）

目前临床上多用于测定头痛或其他身体部位的疼痛。该方法将疼痛分为 6 级：①无疼痛；②有疼痛但可被轻易忽视；③有疼痛，无法忽视，不干扰正常生活；④有疼痛，无法忽视，干扰注意力；⑤有疼痛，无法忽视，所有日常活动都受影响。但能完成基本生理需求，如进食和排便等；⑥存在剧烈疼痛，无法忽视，需休息或卧床休息。每级定为 1 分，从 0 分（无疼痛）至 5 分（6 级，剧烈疼痛，需卧床休息）。此法不仅对疼痛强度进行分级，并且将疼痛对病人的日常生活自理能力之间的联系进行了评定，较为客观，更适于临床慢性疼痛的康复治疗的疗效观察及病人在院外的自我评定。

2. 疼痛日记评分法（pain diary scale）

疼痛日记表也是临床上使用测定疼痛的方法之一。可由护士、病人家属或病人自己对每天不同时段及每日的日常活动出现的疼痛进行记录。一般为每 4 或 2 或 1 小时，记录病人卧床、坐位、行走等活动时的疼痛情况。此表中还包括记录病人活动时使用止痛药物的名称和剂量。疼痛可采用0～10的数字量级来表示，睡眠过程可按无疼痛记分为0分。此方法的特点：①每天记录，可连续地动态观察疼痛，便于比较。②病人、医护均可使用，较为客观。③便于发现疼痛与日常生活活动，疼痛与药物之间的关系。

第三节 康复治疗

一、物理治疗（physiotherapy）

1. 电刺激镇痛疗法

电刺激的强度一般感觉阈，有舒适感，但无疼痛和明显肌肉收缩。

（1）经皮神经电刺激神经疗法（transcutaneous electrical nerve stimulation，TENS）是应用一定频率、一定波宽的低频脉冲电流作用于体表，刺激感觉神经达到镇痛的治疗方法。治疗时将2个电极对置或并置于痛点、穴位、运动点、神经走行部位或神经节段。根据治疗需要选择电流频率、波宽、治疗时间。一般20～30～60分钟，每日1～3次，可较长时期连续治疗。适应证包括术后伤口痛、神经痛、扭挫伤、肌痛、关节痛、头痛、截肢后残端痛、幻痛、分娩宫缩痛、癌痛等。禁忌证包括植有心脏起搏器、颈动脉窦部位、孕妇下腹部与腰部。认知障碍者不得自己使用本仪器。

（2）经皮脊髓电刺激疗法（transcutaneous spinal electrostimulation，TSE）　近年发展的一种新方法，将电极安放在相应脊髓的外部进行刺激，使用高频率，短时间电流刺激，使上行神经传导径路达到饱和，难以感觉疼痛。用TSE短时间刺激可以产生较长时间的止痛效应。

（3）脊髓刺激疗法（spinal cord stimulation，SCS）　用导管针经皮或椎板切除术时在相应脊髓节段的硬膜外间隙安置电极，导线引出体外。硬膜外弱电流可以兴奋后索粗神经纤维，抑制痛觉传入而达到止痛。脊髓刺激疗法对血管性疼痛尤其有效。

（4）深部脑刺激（deep brain stimulation，DBS）　通过神经外科手术，将电极植入脑部，电刺激垂体，治疗一些顽固性疼痛。

（5）其他电疗　如间动电疗、干扰电疗、感应电疗、音频电疗、正弦调制及脉冲调制中频电疗等，都有较好的止痛效果。超短波、微波电疗以及药物离子导入也有不同程度的止痛作用。

2. 热疗和冷疗

（1）热疗（heat therapy）　热疗可以提高痛阈，也可使肌梭兴奋性下降，导致肌肉放松，而减少肌肉痉挛；热可产生血管扩张，增加血液循环，降低患部充血，促进炎症吸收；皮肤温度感受器受到刺激，可以抑制疼痛反射。采用的热疗方法包括：电热垫、电光浴、热水袋、热水浸泡、热水浴、热敷或蜡浴等。光疗，如红外线、激光等，因其产生的热效应，临床中也常用于肌肉等软组织疼痛。深部透热、超声等，可作用机体深部组织如关节，韧带和骨骼，也常在临床应用。退行性关节病变或椎间盘病变所致腰痛、痛性关节炎和肌筋膜炎等骨骼肌肉疾患，热疗都有效；胃肠道和泌尿道平滑肌痉挛，行深部热疗非常有效。

（2）冷疗（cryotherapy）　冷可以降低肌张力，减慢肌肉内神经传导速度，从而减轻原发骨关节病变所致的肌肉痉挛。损伤（不严重的）初期（48小时内）使用冷疗，能减轻疼痛，预防和减少出血与肿胀；手术后，尤其是骨科手术后应用冷疗有助于止痛。头痛、牙痛、轻度烫伤、早期外上髁炎都可以应用冷疗。也可通过外科手术进行直接神经冷冻阻滞，或痛性骨结构进行冷冻止痛。有一些严重疼痛病症，热疗和冷疗可交替使用，比单用一种治疗效果更好。另一些病症可能只对一种疗法有特殊的治疗反应，如类风湿关节炎对冷疗效果很好，而用热疗却会使病情加重；相反，大多数其他的疼痛僵硬性关节炎用热疗可以使症状改善，但用冷疗却会使症状加重。

3. 运动疗法（therapeutic exercise）

指以生物力学和神经发育学为基础，采用主动和被动运动，通过改善、代偿和替代的途径，旨在改善运动组织（肌肉、骨骼、关节、韧带等）的血液循环和代谢，促进神经肌肉功能，提高肌力、耐力、心肺功能和平衡功能，减轻异常压力或施加必要的治疗压力，纠正躯体畸形和功能障碍。患者有主动活动的能力时，更为提倡主动活动。

运动疗法主要通过神经反射、神经体液因素和生物力学作用等途径，对人体全身和局部产生影响和作用。特别是运动对骨关节和肌肉的影响、骨代谢的影响、免疫功能的影响及心理精神的影响有助于减缓疼痛。

4. 松动术（mobilization）

是指康复治疗师应用手法使关节的骨端能在关节囊和韧带等软组织的弹性所限范围内发生移动的操作技术，包括推动、牵拉和旋转。这种被动活动具有一定的节律性，且患者可以对其进行控制或因疼痛产生抵抗。应用时常选择关节的生理运动和附属运动。关节的生理运动（physiological movement）是指关节在生理范围内完成的运动，可主动或被动完成，在关节松动技术中属于被动运动；关节的附属运动（accessory movement）是指关节在自身及其周围组织允许的范围内完成的运动，是维持关节正常活动不可缺少的一种运动，一般不能主动完成，需他人或本人对侧肢体帮助才能完成。

松动术的主要作用是通过生物力学与神经反射作用而达到止痛效果，包括促进关节液的流动、改善关节软骨和软骨盘无血管区的营养；缓解疼痛，防止关节退变；可以抑制脊髓和脑干致痛物质的释放，提高痛阈。用于治疗疼痛的松动术常使用轻手法。

二、认知行为疗法（cognitive behaviour therapy，CBT）

50%～70%慢性疼痛患者均伴有认知行为和精神心理的改变，从而进一步加重疼痛，不进行干预，易形成恶性循环。认知行为疗法是针对慢性疼痛患者的综合性、多方面的治疗。其目的是鼓励和教育患者积极参与，从而帮助患者学习自我控制和处理问题的能力，改善与疼痛相关的认知结构与过程及功能状态。采取的方法可包括忽略想像，疼痛想像转移，注意力训练等。放松训练是应用较多，效果较好的治疗方法。放松的方法可增加患者的活动，减少疼痛的压力。如缓慢深呼吸，膈肌呼吸，深部肌肉放松法等。

三、身体支持和支具的应用

保持身体的正常对位、对线是可以减缓疼痛，特别是针对姿势性肌肉失衡造成的软组织疼痛。除让患者自身矫正、注意姿势外，还可以采用支具，如腕部支具、脊柱支具等，可以稳定和支持关节，减少肢体的压力和应力。要注意合理使用支具和配戴支具的时间，避免长时间配戴支具后引起肌肉失用性萎缩。

四、针灸、推拿和按摩

1. 针灸治疗

针灸可减轻或缓解疼痛。其可能的机理针刺可以兴奋神经元，从而释放出 5-羟色胺、内源性阿片样物质、乙酰胆碱等神经递质，加强了镇痛作用。

2. 推拿和按摩

对关节或肌肉进行推拿、按摩治疗，有助于肌肉的放松，改善异常收缩，纠正关节的紊乱，减轻活动时的疼痛。

五、药物治疗（pharmacotherapy）

药物治疗是疼痛治疗中较为基本、常用的方法。目的是使疼痛尽快缓解，有利于患者尽早恢复或获得功能性活动。常用的药物包括镇痛、镇静药，抗痉挛药，抗抑郁药，糖皮质激素，血管活性药物和中草药。镇痛药是主要作用于中枢神经系统，选择性抑制痛觉的药物。一般分为三类：麻醉性镇痛药，非类固醇抗炎药和其他抗炎药。麻醉性镇痛药常用于治疗顽固性疼痛，特别是癌痛的主要手段。非类固醇抗炎药有中等程度的镇痛作用，是一类具有解热、镇痛、抗炎、抗风湿的作用，对慢性疼痛有较好的镇痛效果。慢性疼痛常伴有的焦虑、烦躁、抑郁、失眠、食欲不振等症状，需联合使用辅助药物治疗，如三环类抗抑郁药，苯二氮䓬类抗焦虑药和镇静催眠药物等。激素具有抗炎、免疫抑制及抗毒素等作用可全身给药，或局部注射常用于急性疼痛，特别是神经阻滞中使用以加强治疗效果。药物的使用要充分注意疼痛的特点，特别明确疼痛的病因、性质、程度、部位及对疼痛药物的反应。

六、神经阻滞疗法

直接在末梢的神经干、丛，脑脊神经根、交感神经节等神经组织内或附近注入药物或给予物理刺激而阻断神经功能传导称为神经阻滞。神经阻滞疗法的机制是通过阻断痛觉的神经传导通路、阻断疼痛的恶性循环、改善血液循环、抗炎等达到镇痛目的。神经阻滞疗法短期镇痛效果可靠、治疗范围及时有效，可选择性强。疗效与操作技术关系密切，因此要求操作技术相对较高。注射的部位应根据不同病症的性质而定，有周围神经、中枢神经和自主神经。最常用的是周围神经。

1. 经皮用药（transdermal medication）

用稀释局麻药在疼痛部位周围的真皮和皮下组织浸润，治疗带状疱疹后神经痛，对亚急性期效果更佳。常用局麻药有普鲁卡因、利多卡因、丙胺卡因和丁哌卡因。

2. 激痛点注射（trigger point injections）

许多肌筋膜痛都有“激痛点”。激痛点位于肌腹中，一般比较表浅，甚至只在真皮层，很少位于深部组织。激痛点有好发部位，但任何肌肉内都可以形成痛点而引起疼痛和肌肉痉挛。激痛点一般并不固定，也不完全等同于运动点和针灸穴位。可采用局麻药如 0.25％丁哌卡因 1 ～ 5ml。注射后，可以进行肌肉的主、被动牵伸。如果疼痛严重或持续时间很长，可以在注射前先给予 15 分钟的热疗或手法按摩。

3. 腱鞘内注射

将药物注入腱鞘内，有消炎，松解粘连，缓解疼痛的作用，常用于手指屈肌腱鞘炎和腱鞘囊肿等病症。

4. 关节内注射

将药物注入关节内，治疗关节炎疼痛或增加膝关节滑液的分泌，从而减少关节运动时疼痛。

5. 椎管内硬膜外给药

将药物持续或间断注入椎管内膜外腔中，可以消肿，减轻炎症反应，解除对神经根的压迫，使疼痛缓解，常用于腰椎间盘突出，椎管狭窄症，下肢疼痛等。

6. 神经根封闭

神经根注射药物以缓解由神经根受压产生疼痛。交感神经节封闭治疗可引起体位性低血压需注意。

7. 神经破坏因子（neurolytic agent）

应用药物对神经阻滞可以破坏神经轴索。主要有酚和酒精。50％～100％的酒精可以破坏轴索和鞘膜，产生长期止痛效果，可用于肋间神经封闭，或腹腔神经丛封闭、三叉神经痛。

七、手术（surgery）

可用手术破坏神经通路达到止痛，还可进行外科冷冻神经、手术植入刺激器治疗慢性疼痛。手术的理想要求是只切断痛觉纤维，不损伤其他感觉纤维或运动纤维；手术对周围正常组织无侵袭；术后无疼痛复发。然而，到目前为止，尚无一种除痛手术能同时满足上述三条要求。手术除痛方法需慎重选择。

八、健康教育

健康教育是针对患者疼痛的诱发因素及注意事项等进行宣传教育，利用口头宣教、宣传册、录影带等，将专业知识改编成简单易懂、图文并茂、生活化的语言，有效的预防疼痛及其并发症的再发生。

康复诊断：带状疱疹，神经病理性疼痛
康复处方：

1. 物理因子治疗：（1）中、低频电疗（2）激光（3）红外线
2. 针灸
3. 行为认知疗法
4. 药物治疗：（1）口服止痛药（2）上述治疗及口服止痛药后患者疼痛仍剧烈者，可施行神经阻止疗法（3）抗抑郁药物
5. 健康教育

Summary

The International Association for the Study of Pain, Subcommittee on Taxonomy offers the following definition of pain: "An unpleasant sensory and emotional experience associated with actual or potential tissue damage or described in terms of such damage" (IASP 1986, p.

217). This definition recognizes the complex interaction between the subjective perception and the objective sensory aspects of pain. Actually, a highly intra-and inter-individual variability in the response of pain has been demonstrated. Essentially, pain is multidimensional, consisting of sensory, affective, evaluative, cognitive and behavioral elements. Acute pain is a biologic symptom of an apparent nociceptive stimulus, such as tissue damage due to disease or trauma. The pain may be highly localized and may radiate. It is generally sharp and persists only as long as the tissue pathology itself persists. Acute pain is generally self-limiting, and as the nociceptive stimulus lessens, the pain decreases. Acute pain usually lasts less than 3 months. If it is not effectively treated, it may progress to a chronic pain. Chronic pain is a disease process. It is defined as pain lasting longer than the usual course of an acute disease or injury. Chronic pain is often poorly localized and tends to be dull, aching, and constant. In clinical studies, several pain measurements are commonly used, consisting of (1) visual analogue scale, VAS, (2) Numerical Pain Rating Scale, NPRS, (3) Verbal Rating Scales , VRSs, (4) 45 body areas rating scale , BARS-45, (5) McGill Questionnaire, (6) pain threshold and tolerate, (7) Behavioral rating Scales , BRSs, (8) 6-point behavioral rating scale BRS-6, (9) Pain Diary Scale. The aims of treatment of pain are alleviating the pain and increasing the patient's quality of life and functional capabilities. The management of pain is based on pharmacological, psychological, medical, surgical and rehabilitation interventions. In other words, the use of interdisciplinary rehabilitation techniques has gained acceptance. Physical modalities are valuable adjuncts to the successful management of acute and chronic pain. Therapeutic heat and cryotherapy are interventions in treating musculoskeletal pain. The goal of therapeutic exercise is to aid the patient in achieving pain control, this may be accomplished through the restoration of normal muscle tone, length, strength, optimal joint range of motion, and endurance. Cognitive behavior modification helps the patient learn self-coping statements and problem-solving cognitions in order to alter the cognitive structures and cognitive process associated with the pain experience. Blocking the nerve with a local anesthetic agent is one of the most common procedures that help patients to interrupt the pain process. Less pain patients are considered with surgery.

（王宁华）

第九章　交流障碍

病例

患者，男性，29岁，右利手，公司职员，大专文化。因“左颞血肿清除术”后右侧肢体活动不能、言语不能1月余，要求康复治疗入院。既往无其他特殊病史。术后于当地医院经药物治疗偏瘫及语言稍有好转。体格检查：发育良好，营养中等，血压140/80mmHg，神志清楚，定向正确，右侧轻度中枢性面瘫，右半身深浅感觉部分障碍，右侧上下肢重度痉挛性瘫，右侧上下肢腱反射亢进，巴彬斯基征阳性。重度言语障碍，听理解大部分可，口语表达局限于非流畅性单词水平，费力性，多停顿，时有语音性错语及持续现象，偶有语义性错语，阅读理解相对可，朗读不流畅，明显书写障碍，与表达障碍比较，听理解相对保留。余无特殊。

第一节　概　　述

交流障碍（communication disorder）是指各种原因引起的各种表现形式的信息传递和接收过程受阻，使患者的日常生活活动、工作、学习、娱乐和个人人际关系受到影响。尽管交流障碍的问题越来越重要，但通常并未纳入医学的基本培训内容之中。交流的实现不仅涉及言语与语言行为，还依赖于正常的认知功能。交流障碍的康复治疗是不容忽视的，它是患者获得独立生活和工作能力的重要步骤，也是提高生存质量的重要前提。

一、与交流相关的基本概念

从评估和治疗的角度来讲，了解言语与语言的区别十分重要。

言语（speech）：通常是指口语的能力。言语包括从语音表象到发出语音和听到语音及理解语音的全过程。言语的产生包括呼吸、发声、共振、构音及韵律。言语的形成，主要是有肺部呼出气体，经气管进入声道，形成声音。声道包括：喉、声带、咽、舌、软腭、硬腭、牙和唇等。

语言（language）：是包含了口语、书面语、手势语和体态语等交流符号的集合系统，是一个自然增长起来的语音、词法、句法、语义及语用的规则体系。语言活动有四种基本形式——表达、理解、阅读和书写。

自动语（automatic speech）：是语言的最初级使用，如自发数数、背诵四季或早年间中国人背诵“三字经”等不假思索的，不用来传递信息的自动阶段言语。

复述（repetition）：是重复所听到的话。这个语言水平也不能满足交流需求。

命名（naming）：指对事物的称呼。因其往往在交流中发挥核心功能，传递一个信息或需求，所以是语言使用的高级水平。

交流（communication）：为涉及信息传递和接收过程的所有行为，包括语言和非语言行为（如动机、态度、策略、认知等）。

二、与交流障碍相关的基本概念

1. 言语障碍

单纯的言语障碍为构音障碍（dysarthria）或言语失用（apraxia of speech，AOS）。

（1）构音障碍　构音建立在构音器官（舌、唇、腭、声带和肺）的正常的肌肉组织基础上，故造成障碍的原因有很多。典型的器质性构音障碍见于腭裂，会产生鼻音增强。临床上常见的构音障碍是指由于神经系统损害导致与言语产生有关肌肉的麻痹或运动不协调所引起的言语异常。表现为发声困难，发音不准、咬字不清，音量、音调、音速、节律等异常和鼻音过重等言语特征的改变。构音障碍表现为口语的语音障碍，而词义和语法表达正常，听觉理解也无障碍。

（2）言语失用（AOS）　是构音和音韵的感觉运动障碍，通常是发生在 Broca 失语。就像肢体失用的患者很难使用精确的手势表达意思，言语失用的患者很难“说”出自己的意图。AOS 的四个主要的特征如下：

（1）努力的、试探的一错误的、摸索着发音，并试图自己纠正。

（2）延长节奏、重点和重音的时间而导致的失音韵。

（3）在重复同样的话时的构音矛盾。

（4）启动说话明显困难。

2. 语言障碍

语言形成包括输入、综合及输出的三个环节，其中任何一环受损均可发生语言障碍。造成语言障碍的原因，可分为先天性、后天性、器质性、功能性等。

语言障碍最常见的原因是脑血管病变损伤了优势半球的额叶和颞叶而导致失语症。如果有更广泛的区域受累，读和写也可能受影响。广泛的语言困难提示所有的语言区受损，患者可能只能发出一些不能令人理解的咕哝声。

失语症（aphasia）是一种获得性语言障碍。由脑器质性损伤所致，即已习得的语言符号的理解和表达功能缺失的语言障碍综合征。

3. 流利度障碍

流利（fluency）是没有停顿和重复的用口头语言表达音、音节、单词和词组。不同国家不同语系或方言的语速可有很大的差距。韵律包括音速、节律、音量和音调。音调表示强调，可使个别的语音、字词或短语具有另外的含义。虽然我们不知道韵律在言语链中的机制，韵律却会在交流中产生戏剧性的效果。同样一句话用不同的韵律（比如重音）表达，就可以传达情感本意或是与其相反的口头信息，也就是说，流利度和韵律可以使信息表达完整。

口吃（stutter）是由于言语中断或受阻，或是非随意重复音或音节造成。最常见的口吃类型是发育性流利障碍。获得性口吃比较少见，其多与脑外伤有关，因而曾被定义为皮质性或神经性口吃。另外，慢性神经性疾病（脊髓损伤特别是多发性硬化）会导致肋间肌和膈肌无力，从而导致呼吸控制减弱而影响流利度。还有一种获得性口吃是成人发作性心因性口吃。

4. 发音障碍

发音障碍（phonation disorder）是指存在有音质、音频或声强的异常。障碍程度从失声（不能发声）到不同程度的音质障碍。功能性或器质性的喉部疾患，如声带息肉，声带小结和声带水肿都可以引起不正常的嘶哑和损伤，通常见于歌手，影响到人们工作生活的质量。典型的器质性损伤的例子是外科手术致局部喉损伤。而心因性发音困难如癔症性失声等，除需要言语治疗专业的处理外，还必须与心理干预结合起来。

5. 认知障碍（cognitive disorder）

是大脑为解决问题而摄取、储存、重整和处理信息的基本功能障碍。包括判断、记忆、注意、推理、抽象思维、排列顺序等障碍的多种表现。为导致交流障碍的重要的非语言因素之一。详见第二篇第十章。

三、交流障碍相关疾病

1. 脑卒中

大约15%脑卒中的患者会有明显的言语困难。优势半球颞叶的后下部受损会影响到语言理解导致接受性（感觉性）失语，后上部以及额叶受损会影响言语运动功能造成表达性（运动性）失语。脑卒中后应对患者尽早做出评估，以便建立与医护及亲友的有效交流。对交流问题的评估，除了口语表达、理解以及读和写的受损，需要强调的是评估残余的交流能力。语言障碍的康复进程非常慢，任何一个小的进步可能需要数月甚至数年的时间。要鼓励患者像练习肢体功能一样，长期坚持练习交流技能，把康复训练的内容融入未来的生活规划之中。

还有一些脑卒中非优势半球损伤的患者有构音障碍的言语问题，也可同时存在非言语交流能力的丧失，大部分构音问题随着时间的进程可能恢复正常。严重的构音障碍表现为不能控制语词的发音和韵律变化，发出的言语令人难以理解。

2. 脑外伤

受到交流障碍影响的胞外伤患者数量还很难确定。脑外伤同时有语言障碍和构音问题的情况较为多见，但与脑卒中的患者相比言语恢复较快。脑外伤患者最主要的问题在于非言语交流和认知缺损对交流的影响。言语一语言治疗师应与康复小组的其他成员一起探究，找到一个能够与患者互相交流的有效方法。

3. 多发性硬化

多发性硬化的典型言语问题是疾病后期造成的痉挛型构音障碍。如果患者有失用症，也可能发生失用性构音障碍。口腔失用有时严重损害交流能力，同时造成进食困难。

4. 其他慢性神经性疾病

影响言语的慢性神经性疾病，例如帕金森病、运动神经元疾病、重症肌无力等，都可能造成构音障碍和发音障碍。帕金森氏病患者往往随着病程的进展越来越沉默，疾病的开关期影响言语最明显，有时可以单从言语障碍就判断症状的轻重。运动神经元性疾病的患者几乎都可能产生构音障碍和发音障碍。

5. 脑性瘫痪

脑性瘫痪可以产生很多构音障碍和发音障碍的表现，而语言障碍少见。交流障碍通常与学习障碍联系在一起。言语一语言治疗也可以应用于残疾儿童学校，这些孩子应当得到正式的综合评估，并接受专业的交流训练辅导。

第二节　康复评定

交流障碍的评估可能会花较长的时间，但其重要性是不容置疑的。言语一语言治疗师应系统地评价交流的各个方面，包括言语的和非言语的交流行为。

一、失语评定

语言评估是为了鉴别诊断、判断预后以及制定和调整治疗计划。评定失语国际上最常用的是波士顿失语检查（BDAE）和西方失语成套测验（western aphasia battery，WAB）。这两个测验有相同的体系，后者比前者简略、省时。国内有北京医科大学汉语失语成套测验（aphasia battery of chinese，ABC）以及中国康复研究中心版的失语症检查。失语评定的程序一般为：资料收集（患者病史、个人史、生活环境资料等），初步观察（一般状况及语言能力印象），标准化失语诊断测验的具体内容等。

1. 语言评估的一般内容（见表 2-9-1）

表 2-9-1　语言评估的一般内容

听觉理解	单词辨认 是非或个人问题问答 执行口头指令（不同长度和复杂度） 句子的保持（听语记忆广度）和理解
阅读理解	字母（笔画）匹配的能力 单词辨认 句子的保持和理解 阅读能力 朗读
口语表达	自发言语 单词/句子复述 直接命名 口语敏捷度，不同长度的有意义话语，流利度 形式和内容的分析
书写	图画信息 字母，数字：抄写/听写 单词/句子水平 自发书写

2. 失语症诊断

根据标准化失语诊断测验的各项指标的得分及表现特征，并参考患者头颅 CT 或 MRI 病灶部位，基本可对失语症作出诊断。以 WAB 法检查为例，结合表 2-9-2 及图 2-9-1，还可判断失语症的类型。

表 2-9-2　WAB 法确定失语症类型的评分特点

失语类型	流畅	理解	复述	命名
Broca 性	0～4	4～10	0～7.9	0～8
Wernicke	5～10	0～6.9	0～7.9	0～9
传导性	5～10	7～10	0～6.9	0～9
完全性	0～4	0～3.9	0～4.9	0～6
经皮质运动性	0～4	4～10	8～10	0～8
经皮质感觉性	5～10	0～6.9	8～10	0～9
经皮质混合型	0～4	0～3.9	5～10	0～6
命名性	5～10	7～10	7～10	0～9

注：表中的数值为评分值

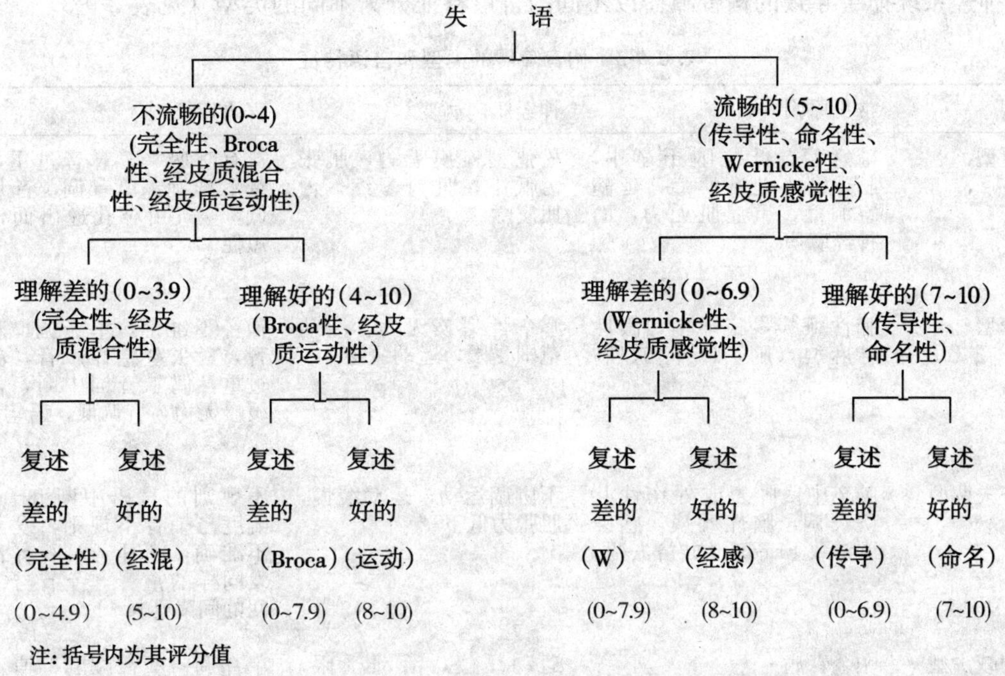

图 2-9-1　WAB 法失语症鉴别流程

3. 功能性交流评估

正如肢体功能障碍时对日常生活活动能力的评价一样，功能性实用交流能力的评估也日益得到强调。传统的标准失语症检查未能摆脱标准的桌面测验形式，均以检查听、说、读、写的语言功能障碍为主要目的，为诊断和治疗提供有限的依据。但是这种形式显然不能真实地反映实际生活的自然状态，对于患者在日常生活中的实际交流能力无法进行评价。人们在相互间的信息传递过程中除了言语交流外，还要加上言语外的各种各样的因素。例如：当时的情、景及患者对这些的认知情况，还有患者的知识范围，思考、性格等等。日常生活交流能力测验（communicative abilities in daily living test，CADL-T）、Porch 交流能力指数（the porch index of communication ability PICA）以及功能性交流图（the functional communication profile FCP）等均为目前国际上常用的功能性交流评估方法。主要采用实际的生活用品进行刺激，在语言治疗师与患者相互自然交流中观察实用性传递功能的有无及水平，同时还能捕捉到交流中各种对应策略（代偿反应、自我纠正等）的线索，便于治疗师从治疗的角度出发，指导和训练患者，使之能建立最有效的交流方式。

二、构音障碍评定

对各发音器官的运动功能进行评价，可揭示受损功能及受损程度、指导治疗，反映不同类型构音障碍的言语特征变化，分析哪些功能障碍是主要影响因素。例如，呼吸、肌张力、运动协调性等。便于制定治疗计划，观察疗效。构音障碍的基本临床评估与失语评定的程序一样，也是从患者病史及生活环境资料的收集开始的。医师应在除外患者的听力和视觉问题的基础上，进行构音器官及构音运动检查、语音检查以及言语可理解性测试等。

1. 分类及表现

神经系统损害导致的构音障碍以不同的言语特征分为不同的类型（见表 2-9-3）。

表 2-9-3　构音障碍的类型和言语特征

类型	常见原因	神经肌肉病变	言语特征
迟缓型	球麻痹、低位脑干卒中，脑干型小儿麻痹症，延髓空洞症，重症肌无力，面神经麻痹	松弛型瘫痪无力，肌张力低下，肌肉萎缩，舌肌震颤	伴有呼吸音，鼻音过重，辅音不准确，单音调，音量降低，空气由鼻孔逸出而语句短促
痉挛型	脑性瘫痪，脑卒中，假性球麻痹（脑炎、外伤、肿瘤）	痉挛性瘫痪无力，活动范围受限，运动缓慢	辅音不准确，单音调，刺耳音，紧张窒息样声音，鼻音过重，偶尔音词中断，言语缓慢无力，音调低，语句短
共济失调型	脑卒中，肿瘤或外伤性共济失调，脑性瘫痪，感染中毒致 Friedrich 共济失调	不协调运动，运动缓慢，肌张力低下	不规则的言语中断和音调、响度与辅音不规则，发元音不准确，刺耳音，所有音节发同样的重音，音节与字之间的间隔延长
运动减少型	帕金森病	运动缓慢，活动受限，活动贫乏，肌强直，丧失自主运动	单音调，重音减弱，辅音不准确、不恰当的沉默，刺耳音，呼吸音，语音短促，速度缓慢
运动过多型	舞蹈症，手足徐动症	迅速的不自主运动，肌张力异常，扭转或扭曲运动，运动缓慢，不自主运动	语音不准确，异常拖长，说话时快时慢，刺耳音；辅音不准确，元音延长，变调，刺耳音语音不规则中断，音量变化过度或声音中止
混合型（痉挛迟缓共济失调）	肌萎缩性侧索硬化，脑外伤，多发性硬化	无力、运动缓慢、活动范围受限，多样化（肌无力、张力高），反射亢进，假性球麻痹	速率缓慢低音调，紧张窒息音，鼻音过重，鼻漏（空气从鼻孔逸出）音量控制障碍，刺耳音，鼻音过重，不适当的音调和呼吸音重音改变

2. 评定方法

可采用由河北省人民医院康复中心修改的 Frenchay 构音障碍评定法。该测验检查内容包括反射、呼吸、唇、颌、软腭、喉、舌、言语八项，每项又分为 2～6 个亚项，共 28 个亚项。如“唇”项中的 5 个亚项包括观察静止状态、唇角外展、闭唇鼓腮、交替发音、言语五种情况下唇的外形与运动情况。每亚项按严重程度分为 a 至 e 五级，a 正常，b 轻度异常，c 中度异常，d 明显异常，e 严重异常。可根据正常结果所占比例（a 项/总项数）简单地评定构音障碍的程度。

第三节　康复治疗

一、失语症的治疗

1. 刺激促通法

传统的刺激法（stimulation approach）是由 Schuell 创立。多年来，众多语言治疗学者进一步丰富和发展了刺激法，使其在失语症的治疗领域占有很重要的地位，成为失语症的各种治疗方法的基础之一。刺激法的定义是对损害的语言符号系统应用强的、控制下的听觉刺激为基础，最大程度地促进失语症患者的语言重建和恢复。

Schuell 提出的失语症治疗 6 原则，体现了刺激法的核心内容，见表 2-9-4。

表 2-9-4　失语症刺激治疗的主要原则

刺激原则	说　明
给予适当的刺激	采用的刺激必须能输入大脑，因此要根据失语症的类型和程度，选用适当的控制下的刺激，要使患者感到有一些难度，但尚能完成为宜
给予强有力的刺激	多途径输入刺激。例如，给予听刺激的同时给予视、触、嗅等刺激（如实物），可以相互促进效果
给予反复的刺激	一次刺激得不到正确反应时，反复刺激可能会提高其反应性
给予引出相应反应的刺激	每次刺激应引出相应的反应。这是评价刺激是否恰当的唯一方法，它能提供重要的反馈，使治疗师调整下一步的刺激
选择性强化引出的反应	当患者对刺激有相应的反应时，要鼓励和肯定（正强化）正确的部分
与其矫正反应，莫如改换刺激	对错误反应，不要直接强行纠正。应淡化患者的挫败感，及时调整或变换刺激

2. 具体训练内容

①口语理解训练：包括语音辨识、单词认知、听语记忆广度、句篇理解及执行口头指令等；②口语表达训练：包括语音、自动语、命名、复述、叙述等练习；③阅读与朗读训练；④书写训练；⑤实用交流能力训练：包括 PACE 技术、代偿手段的应用（手势、画图表意、交流板或交流册、电脑说话器等）；⑥交流策略训练：针对患者及家属的指导等。

3. 不同时期失语症患者的治疗课题

针对失语症患者在发病后不同时期的语言障碍及心理障碍等方面的不同问题，语言训练所采取的措施应有不同的偏重，从表 2-9-5 所示，失语症的语言治疗流程可以看出各时期的治疗任务。

表 2-9-5　失语症的语言治疗流程

<table>
<tr><td colspan="3" rowspan="2">病期（月数）</td><td colspan="2">0　　1　　2</td><td>3　　6</td><td>12　　24</td></tr>
<tr><td>发病</td><td>急性期</td><td>语言训练期</td><td>慢性期</td></tr>
<tr><td rowspan="3">语言治疗</td><td rowspan="2">患者</td><td>语言方面</td><td>简单的床旁评价</td><td>经过观察在暂定的语言诊断的基础上开始训练</td><td>1. 言语病理学的诊断
2. 建立治疗计划
3. 试验性训练
4. 其他
5. 再评价
6. 建立治疗计划
7. 训练</td><td>1. 促其职业恢复
2. 促其返回家庭</td></tr>
<tr><td>心理方面</td><td colspan="2">1. 心理上的支持
2. 说明语言障碍的问题</td><td>建立语言训练动机</td><td>1. 对障碍的理解和承受
2. 鼓励与其他患者交流</td></tr>
<tr><td colspan="2">家属及周围人</td><td colspan="2">1. 说明语言障碍的问题
2. 说明与患者接触的方法
3. 交往信号的运用</td><td>鼓励对语言训练的理解和协作</td><td>1. 对职业场所及关系的调整
2. 家庭内责任的变更</td></tr>
</table>

4. 停止或不适合进行正规语言训练的情况

①全身状态不佳；②意识障碍；③重度痴呆；④拒绝或无训练动机及要求者；⑤接受一段时间的系统语言训练，已达持续静止阶段。

5. 对交流障碍患者的态度

①充分理解患者；②尊重患者人格；③让患者对自身障碍有正确的认识；④注意正面引导，避免直接否定患者。增强患者的自信心，提高训练欲望。

二、构音障碍的康复治疗

1. 治疗原则

重点是结合构音障碍的类型，按评定结果选择治疗顺序。构音器官评定所发现的异常所在，便是构音运动训练的出发点。多个部位的运动障碍要从有利于言语产生，选择几个部位同时开始；随着构音运动的改善，可以开始构音训练。一般来说，均应遵循由易到难的原则。构音障碍治疗的整体目标是加强交流功能。对于严重构音障碍者，尽可能建立非言语交流系统，使得患者通过交流获得日常生活中的需要。

2. 治疗方法

（1）构音器官运动功能训练　呼吸训练，下颌、口唇及舌运动功能训练：各项均可根据患者水平进行被动（压舌板）、主动或抗阻（压舌板）训练。鼻咽腔闭锁功能训练（软腭训练）。

（2）发音训练　构音点不同音的组合训练：如“pa-da-ka”；构音点相同音的组合训练：如“ba-ma-pa”；无意义音节组合训练：如“ha-hu”、“mi-ki”等。有意义音节组合训练：将患者有问题的音组合入有意义音节（单词）中，如“m”音有问题时，用“妈妈、棉帽、千里马、开门红”等组合练习。句子水平的组合训练：利用诗歌、儿歌、短文、会话等练习。

（3）韵律、节奏训练　利用节拍器、锣鼓、电子琴等对共济失调型和运动减少型构音障碍者的重音、语调和停顿不当与不协调等语言节奏异常，进行针对性训练。

(4) 言语代偿交流方法的训练　重度患者可依据现有的语言及非语言水平，选择交流板（图画和/或文字）、交流手册或电脑等进行言语代偿或补充，以助交流。

三、交流障碍的实用交流能力训练

多年来，语言治疗效果的研究提示，失语症患者和严重的构音障碍患者的语言功能的改善是有限的。如在此局限的领域里执意的挖掘，不仅束缚了语言治疗师的手脚，对于患者来说也是不现实和不经济的。当我们以改善交流障碍的实用能力为目的进行探索时，我们会发现语言治疗的更广阔的天地。通过调动认知，思维及实际生活的体验等相关能力，可以使患者的综合交流能力得到改善。根据对正常人统计：两个人谈话时只有35%的信息是由言语传递的，其他65%是由非言语交流方式传递的。因此，对非言语交流的作用和训练就更是不容忽视了。

交流障碍者很少会自觉有效地利用代偿手段，患者自己和亲友往往固执地要求只用口语来表达，而频频挫败令交流受阻的体验使他们深陷窘迫，不知所措。此时的交流，不仅丧失了功效，甚至变成了负担。长此以往所叠加的心理障碍，又使交流障碍雪上加霜。因此，在拓展语言训练的同时，应及时对患者进行交流策略的辅导，还有必要对患者的家属及周围人进行特殊交流的指导。

1. 实用交流能力的训练方法

是从传统的以刺激法为代表的语言功能训练法发展而来的，两者并非相互排斥对立的方法，其主要的区别在于对语言认识的不同水平和训练目的的不同思考。能在语言治疗中灵活运用不同观念的训练法，使之相辅相成，兼容并举，方为语言治疗师的明智之举。

2. PACE 技术（promoting aphasics communication effectiveness，PACE）

由 Davis 和 Wilcox 创立的 PACE 技术是目前国际上最得到公认的实用交流的训练法之一。PACE 是以以下四条原则为基础：(1) 患者和治疗师同等的作为信息接受者和发出者；(2) 在治疗师和患者之间有新信息的交流；(3) 患者能自己选择用什么途径来获得新信息；(4) 作为接受者时，治疗师提供反应，要对患者成功获得新信息有反应。这个实用的方法推进了现在的治疗，通过用各种途径（用语言，画画，手势，写字或拟声音等任何其他的表达方法）来获得信息。

3. 代偿手段的利用和训练

有声语言和书面文字是人类独有的，它们在人类交际中固然占有最重要的地位。但我们也知道，表达思想还有其他手段，这就是非言语交流。非言语交流除了同样具有传递信息的功能外，还是交流中的一种重要的反馈源。一些心理学家认为，非言语交流作为一种社会交往技能，可以通过训练而得到加强。训练的步骤包括：①练习。是有目的的练习，使受到训练的人知道他们用什么动作会产生什么效果。②反馈。反馈可以是内在的，如动作时的肌肉运动可以感觉到的，也可以是外在的，如被告知信息传递是否成功。③示范。它可以把某种动作加以集中和放大，以促使人们注意，同时也可以提出一种标准给他们模仿。④指导。它可以减少学习中的错误，特别是如何结合语境来使用手势语，指导是不可少的。

临床诊断：脑出血恢复期（右偏瘫）
康复诊断：右侧偏瘫，运动性失语症，观念运动性失用
康复处方（PT、OT 内容略）：

1. 第一阶段（2 周）以语言功能训练为主的强化语言训练，内容包括单词一短句口语表达训练、复杂句为主的口语理解训练、句法能力训练、失用（尤颜面口腔动作）的训练、朗读训练、书写训练，辅以交流态度的调整等。语言治疗室内进行，每周 5 日，每日 1 次，每次 45 分钟；

2. 第二阶段（2 周）同上训练将部分内容布置给家属在病房里进行重复训练，每周 5～7 日，每日 1～2 次，每次 30～45 分钟。语言治疗室内的训练内容实用交流能力训练：交流策略训练；

3. 第三阶段（4 周）将以上训练内容完全布置给患者和家属，回到家中进行语言训练，每周 5～7 日，每日 2 次，每次 30～45 分钟。每 2～4 周来 1 次康复科语言治疗室进行辅导性训练。

Summary

The resultant communication disorder has a significant life-shattering impact on a person's quality of life. It is often caused by brain disorders, but more mundane problems can result in their significant deficit. Four main groups of speech and language disorders are demonstrated. They are disorders of speech, disorders of language, disorders of fluency, and disorders of voice. The traditional clinical evaluation considers neurological and radiological examinations that identify primary signs and symptoms consistent with the probable cause and site of lesion. Standard language assessment evaluates spontaneous speech, auditory and reading comprehension, repetition, naming, and writing. Upon completion of the comprehensive assessment, the clinician is expected to arrive at a communication diagnosis and prognosis. A sound diagnostician does not only attempt to find what the stroke survivor can or cannot do, but also, more importantly, attempts to discover what approach is the most fruitful for enhancing functional communication and achieving the best possible outcome. Today's rehabilitation focus is on functional communication. The crux of the SLP's role in person with a communication disorder is first to find the primary problem, then to determine the most efficient effective reliable method (s) for problem solving depending on the patient wish, and finally to break down barriers to achieve successful, functional communication. Enhance functional capacity, by helping the person with aphasia change behavior through rehabilitation strategies. Of particular importance in this training program is the engagement in the patient who is as a planner. The speech and language therapists have a major role within the rehabilitation team to control communication disorders and dysphagia. Junior doctors would benefit from an attachment to a speech and language therapist to see exactly how this role is carried out.

（谢欲晓）

第十章 认知障碍

病例

患者，男，42岁，因车祸脑外伤于神经外科手术治疗，术后五天，左侧肢体瘫痪。查体：一般状况良好，时间定向力稍差，地点和人物定向尚可，患者卧床，左侧肢体偏瘫，左上肢肌张力偏低，近端肌力MMT2级，远端MMT0级，下肢肌张力适中，肌力MMT3级，左侧腱反射活跃，病理征（+），双侧针刺痛觉对称，左上肢关节位置觉减退；自发谈话流利，但对提问有时言不达意，不能理解稍复杂的动作性指令，不能识别自己身体的某些部位，对左侧肢体漠不关心，对左侧的人、物及周围环境视而不见，可重复单词及2位数，短期记忆差和记忆广度短。

第一节 概 述

认知（cognition）功能属于大脑皮层的高级活动范畴，认知过程是人接受、编码、操作、提取和利用知识的过程，包括感知、记忆、识别、概念形成、思维推理和表象等。当大脑皮层受到损伤时，可引起特定的认知功能障碍，常发生于脑血管意外、外伤性脑损伤或是获得性疾病所导致的脑损伤后。

认知能力有赖于感觉、语言、视觉和知觉的完整统一。大脑受损时出现的认知缺陷一般都涉及认知功能的各个方面，很少是单独某种能力受损，如注意力（attention）、记忆力（memory）、计划和组织能力（planning and organization）、抽象力（abstraction）、洞察力（insight）、定向力（orientation）、解决问题的能力（problem solving）、计算力（calculation）、知觉（perception）、理解力（understanding）以及思维能力等。20世纪80年代以来，认知心理学家又提出了多重功能系统理论和多重编码的信息加工理论，把认知过程看成是多种功能系统或功能模块以不同方式组合的过程，而各功能系统又彼此相对独立。不同病变部位可表现为不同的功能障碍，右大脑半球主要与视觉、触觉和空间信息的处理有关，左大脑半球主要与听觉、语言及言语处理过程有关。额叶病变可导致记忆、注意和智能方面的障碍，顶叶病变可引起空间辨别障碍、失用症、躯体失认、忽略症和体像障碍，枕叶病变时常表现为视觉失认和皮质盲，而颞叶病变可引起听觉理解障碍和短期记忆障碍，大面积的皮质损伤可导致智能减退甚至痴呆。

第二节 康复评定

一、记忆障碍

记忆是脑损伤后最常受到损害的认知功能之一，它是指获得的信息或经验在脑内储存和提取的神经过程。这一过程是与学习，即人通过神经系统接受外界环境中的信息而影响自身行为的过程是密不可分的。因此，记忆和学习也是影响运动功能恢复和日常生活能力的重要因素。记忆和学习的过程大致可分为获得（acquisition）、巩固（consolidation）和再现（retrieval）三个阶段，其简单实用的分类见图 2-10-1。

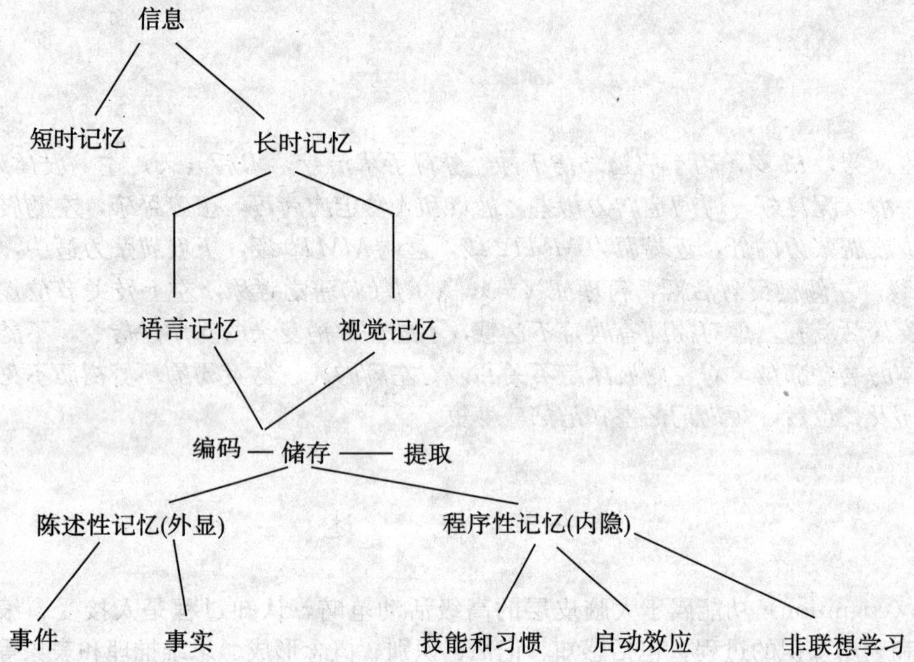

图 2-10-1　记忆和学习过程的分类

短时记忆（short-term memory）通常为时数分钟到一小时左右，其信息量仅 7+2 个，主要以听觉或视觉形式编码。长时记忆（long-term memory）的时间可为终身，其信息量包括人所记住的一切经验，主要以语言和视觉表象编码。陈述性记忆（declarative memory）又称外显性记忆（explicit memory），它进入意识系统，所记忆的内容可以有意识地回忆出来，可以用言语表达和描述，易受意识和注意的影响。程序性记忆（procedural memory）又称内隐性记忆（implicit memory），它没有意识成分参与，所记忆的内容需要反复操作和练习才能获得和巩固，如技巧的掌握和习惯的形成等。陈述性记忆可分为事件记忆（episodic memory）和事实记忆（semantic memory）。例如学会如何驾驶汽车需要程序性记忆，而汽车是用来载人上班的属于事实记忆，那天早晨汽车载了人去上班则是事件记忆。不同类型的记忆网络广泛分布于大脑皮层，与额叶、颞叶、顶叶和边缘系统有着密切关系。

记忆障碍通常称为遗忘（amnesia），是指对识记的材料不能再认或回忆，或者表现为错误的再认或回忆。逆行性遗忘（retrograde amnesia）与脑损伤关系密切，表现为过去信息与时间梯度相关的丢失。顺行性遗忘（anterograde amnesia）表现为不能储存新信息到长时记忆中去。伤后遗忘（post-traumatic amnesia）是指脑损伤后到日常记忆恢复的这段时间。

记忆障碍的评估有成套记忆量表和单项记忆测查。韦氏记忆量表由一般性资料、定向力、自控能力、逻辑记忆、数字空间、视觉图形复制、成对联想记忆等亚项组成，可得出根据年龄矫正的记忆商，正常人平均在 100 左右。临床记忆量表由指向记忆、联想记忆、图像自由回忆、无意义图形再认、人像特点回忆五个分测验组成，最后可得出记忆商以判断患者的记忆障碍程度。Rivermead 行为记忆检查共有 12 个分测验：记姓名、记被藏物、记约定、图片再认、路径即刻回忆、路径延迟回忆、信封、定向、日期、照片再认、故事即刻回忆、故事延迟回忆。

二、注意障碍（attention deficits）

注意是对周围环境和事物保持觉醒的能力，是对特殊重要信息有选择倾向的能力。例如人们在听音乐的同时能倾听别人的谈话。记忆、交流、解决问题和其他高级认知功能都需要注意的参与，各种注意障碍困难可以导致日常生活的困难。注意障碍是指当进行一项工作时，不能持续注意、注意持续时间短暂、容易分散，常常是脑损伤的后遗症。与注意相关的信息处理过程包括自动（automatic）处理过程和控制（controlled）处理过程，前者由皮质下水平控制。当自动反应被控制反应取代时，出现重点注意缺陷（focused attentional deficit），即对特殊重要感觉信息的反应能力降低，而当控制处理障碍时，患者完成任务所需的处理信息的过程不能完成，就出现分散注意障碍（divided attentional deficit），即对多项活动同时反应的能力受损，如不能边开车边和别人谈话。脑损伤患者还可能出现选择注意障碍（selective attentional deficit），即选择有关活动任务而忽略无关刺激感到困难，如在舞会上，患者很难在有背景谈话下集中注意正与他交谈的人；也可能有交替注意问题（alternating attentional deficit），即在两项活动之间灵活转移注意重点的能力障碍，如患者在做饭时，电话响了，他不能停下做饭而去接电话。注意障碍往往与额叶扣带回、前额叶皮质、颞上回、丘脑和脑干的网状结构受损有关。

注意的信息处理模式主要有三种，即顺序处理（serial processing）、平行处理（parallel processing）和同时处理（simultaneous processing）。对非常熟悉掌握很好的活动，如日常活动或生活习惯等，可进行较快的自动注意，涉及平行处理过程。对于新的不熟悉的技能或活动则需要有意识的注意，缓慢而费力，并需要控制过程和依赖反馈，是为信息的顺序处理。

注意的评估可使用标准化测验和功能活动行为观察，大多数成套认知或神经心理学检查都包含有注意成分，如用于筛选评估的神经行为认知状态测试（the neurobehavioral cognitive status examination，NCSE）、Halstead-Reitan 神经心理学测试量表、William 数字顺背及逆背测验和日常生活注意测验等。不同注意水平的测试也有相应的量表，如连线测试、Wisconsin 纸牌分类测试和连续行为测试等。

三、失认症

失认症是大脑功能损伤而引起的，非因感觉功能缺陷、智力衰退、意识不清、言语困难以往不熟悉等原因而引起，面对某些事物不能以相应感官感受而加以识别的症状。失认症包括单侧空间忽略（unilateral neglect，ULN）、疾病失认症（anosognosia）、Gerstmann 综合征、视觉失认和身体失认等。其病变部位常在颞、顶、枕叶交界区。常见的 ULN 是患者对大脑损伤对侧一半的身体和空间内产生的刺激不能引起反应和定位的一种症状，多见于右侧顶叶损伤而出现左侧忽略。患者表现为忽略病损对侧的身体或环境，如刮脸时刮半边脸，穿一半衣服等。主要失认症的评估包括。

1. 单侧忽略

（1）等分线段测试（line bisection test）　在纸的中央画一条水平直线，让患者找出中点。偏离百分数＝测出左侧半 － 实际左侧半/实际左侧半×100％。

(2) 删除测试 (cancellation test) 让患者删除纸上的目标符号。这一测试有很多版本，如线段删除、字母删除、数字删除、星星删除等，一侧有漏删者则为阳性。

(3) 画图试验 让患者模仿或自画一个表盘、人或房子，缺少一半或明显偏歪扭曲为阳性。

(4) 行为注意不能测试 (the behavioural inattention test) 是评估视觉忽略的标准成套测试，包括 15 个亚项，其中 6 项传统测试和 9 项行为测试。

2. 疾病失认

患者不承认自己有病，因而对自己漠不关心，病灶多为右侧顶叶。

3. Gerstmann 综合征 (Gerstmann syndrom)

包括左右失认、手指失认、失写、失算四种症状。

(1) 左右失认 是指检查者说出左侧或右侧身体某一部分的名称，嘱患者按要求指出相应的部分。或由检查者指点患者的某一侧手，让其回答是左手还是右手。回答不正确者为阳性。

(2) 手指失认 检查者说出不同手指的名称，让患者伸出相应手指，不正确者为阳性。

(3) 失写 让患者写下检查者口述的短语，不能写者为阳性。

(4) 失算 患者心算、笔算均有障碍，且完成笔算往往比心算更觉困难。这是因为在掌握数字的空间位置关系上发生了障碍。简单心算从 65 开始，每次加 7，直到 100 为止，不能完成算术者为阳性。

四、其他认知功能障碍

脑损伤后，还会出现其他一些高级执行功能 (high executive function) 的障碍，如解决问题、推理、判断、组织计划及按正确排序执行活动的能力困难等。知觉障碍常见为失用症 (apraxia)，它是指在智力正常，无肌力减退、共济失调、运动缺陷和感觉障碍情况下，患者不能按命令完成病前学会过的技巧和动作。失用症可分为①意念性失用 (ideational apraxia)，它指患者不能自发地或按指令去构思和完成一项活动。其特点是对复杂精细的动作失去应有的正确观念，以至于各种基本动作的逻辑顺序紊乱。患者能完成整套动作中的一些分解动作，但不能形成逻辑完整的运动程序。②意念运动性失用 (ideamotor apraxia)，是指患者能够知道和记住动作计划；但不能执行，也不能模仿他人动作。患者的无意识动作却能够进行。③结构性失用 (constructional apraxia)，表现为对二维或三维空间结构的感知觉和运动程序之间的障碍。④穿衣失用 (dressing apraxia)，表现为对衣服各部辨认不清，因而不能穿衣。

五、认知功能评定

进行认知功能评定和其他功能评定一样定期进行，以了解患者的病情、恢复情况及制订相应的训练计划。除了上文提到的针对不同方面的认知障碍所采用的各种特异性评估外，还有成套认知功能测试来评定患者的整体水平。常用简明精神状态检查 (Mini Mental Status Examination, MMSE, 见表 2-10-1) 进行筛查，检查共 30 项，总分 30 分，每项按能否答对记 1 分或 0 分。

表 2-10-1　简明精神状态检查表

项目	评分	
1. 今年的年份	1	0
2. 现在是什么季节	1	0
3. 今天是几号	1	0
4. 今天是星期几	1	0
5. 现在是几月份	1	0
6. 你现在在哪一省（市）	1	0
7. 你现在在哪一县（区）	1	0
8. 你现在在哪一乡（镇、街道）	1	0
9. 你现在在哪一层楼上	1	0
10. 这里是什么地方	1	0
11. 复述：皮球	1	0
12. 复述：国旗	1	0
13. 复述：树木	1	0
14. 100-7	1	0
15. 辨认：铅笔	1	0
16. 复述：四十四只石狮子	1	0
17. 按卡片闭眼睛	1	0
18. 用右手拿纸	1	0
19. 将纸对折	1	0
20. 放在大腿上	1	0
21. 说一句完整句子	1	0
22. 93-7	1	0
23. 86-7	1	0
24. 79-7	1	0
25. 72-7	1	0
26. 回忆：皮球	1	0
27. 回忆：国旗	1	0
28. 回忆：树木	1	0
29. 辨认：手表	1	0
30. 按样作图 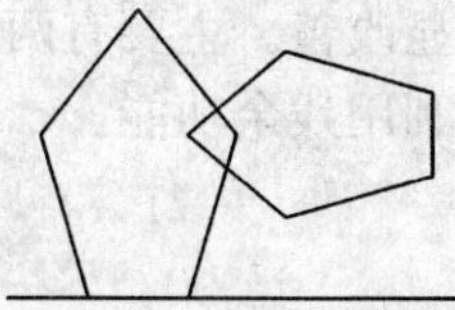	1	0

评分标准：文盲≫17 分，小学≫20 分，中学以上≫24 分，≪17 分即为痴呆

在用 MMSE 排除痴呆后，对于非痴呆性认知障碍的评定可做单项认知功能的评测，如记忆、注意等的评测，还有成套认知评估，如 LOTCA 认知治疗用评估（Loewentein occupational therapy cognitive assessment，LOTCA）。LOTCA 是以色列耶路撒冷希伯来大学 Katz. N 博士和 Loewenstein 康复医院 Rahmani. L 博士共同提出的。它使用简易、实用、可靠，经过效度信度检验。LOTCA 的内容分四大类：定向检查、知觉检查、视运动组织检查和思维运作检查，共 20 个分测验。表 2-10-2 显示常用的 10 个分测验。

表 2-10-2　LOTCA 认知评估

Ⅰ	定向：时间与地点定向
	1. 问患者当时　A 所在地点　B 城市　C 家庭住址　D 靠近家的大城市 问患者　A 日期　B 不看钟表估计当时时间　C 住院有多久
Ⅱ	知觉
	2. 让患者辨认　（1）香蕉、苹果、梨；（2）锯、钳、锄三者重叠在一起的图形（测图像背景分辨困难）
	3. 让患者模仿　（1）用右手摸右耳；（2）用右手摸头；（3）用右手摸右肩；（4）用右手摸左膝 让患者表演　（1）切菜；（2）用钥匙开门；（3）示意别人靠近自己（测失用症）
Ⅲ	视运动组织
	4. 让患者将一个一分为九的蝴蝶片拼成一个蝴蝶（测视概念形成，视空间推理等）
	5. 给出一个圆，让患者绘出长短针指在 10：15 分上的钟面（含标明时间的数字）（测结构失用，半侧忽略等）
Ⅳ	思维运作
	6. 范畴测验：让患者将火车、直升机、电话、缝纫机、剪刀、铅笔、锤子、飞机、自行车、小汽车、轮船、针、螺丝刀、帆船 14 种物品，按不同的原则分类（注意力、视解决问题能力，分析、判断、综合等）
	7. Riska 无组织的形状分类：让患者将黑色、瓷白色、黄色的扇形、箭头形、椭圆形塑料片 18 块按自己的意图分类。
	8. Riska 有组织的形状分类：与 7 相同，让患者按检查者出示的分类方法分类
	9. 图片排列：A 给患者 5 张某人上树摘苹果的图，次序打乱，让患者排成合乎逻辑的顺序并讲出故事；B 给患者 6 张某人扫树叶然后树叶被风刮走的图片，让他排成合乎逻辑的顺序（测顺序思维，预见和计划能力，社会判断能力）
	10. 几何推理：给患者看一按规律变化的几何图，再让他看一系列未完成的几何图，让他完成

第三节　康复治疗

认知功能可否恢复一直是一个有争议的问题，而且很难将自然恢复和经过康复训练得到的恢复相区别。经典的双盲对照的研究方法在这一领域几乎不可能，所以有赖于个案研究方法。通过这样的研究有证据表明注意障碍、单侧忽略以及一些交流障碍可以得到改善。虽然很难达到功能的完全恢复，但通过广泛的认知康复措施在功能上仍可有明显改善。主要有两个方面的方法是可行的：围绕存在的问题寻找解决办法，或者是更有效地利用残余功能。

一、围绕存在的问题寻找解决办法

针对问题给予患者提供相应的辅助设施，例如有记忆障碍的患者可以教会他使用外部的记忆辅助物如日记本、目录表、闹钟、时间表、录音带、照片等。前提是需要患者保留有部分残留记忆功能，所以这种方法并不总是有效。还有一些方法，如由收音机控制的商业系统设备能将信号通过中央接线器转换成小的屏幕形象，对患者起到一定的帮助。在有些情况下可对环境进行重新安排布置以减少对认知的要求。对于有组织技能障碍的患者，有时需要严密的组织安排。周密计划的日程有助于计划障碍的患者。适当的环境改造以及空间的组织安排如给抽屉做标记、彩色的门、在地上画彩线、用大的地图、数字、箭头做路线指引等都对患者有帮助。

单侧忽略的患者可进行①感觉输入的训练，对患侧肢体的皮肤给予冷热刺激，忽略侧肢体的主动活动、被动活动，强调患者对忽略侧注视扫描；②交叉促进训练，健侧上肢越过中线在患侧作业；③注意力训练如删除作业；④单眼遮盖训练；⑤通过暗示提高活动的完成，如阅读文章时在忽略侧用彩色线条标出或用手指指出做标记；⑥改变环境如讲话时站在忽略侧，把日用品放在忽略侧以促使他注意。

针对失用症患者，把触觉、本体觉、运动觉的输入贯穿在整个动作过程中。如治疗师通过握患者的手去完成动作，把语言命令降到最低程度，完成日常生活活动最好在相应的时间、地点和场景中进行，当患者不能完成动作时给予必要的支持，成功后给予适当的鼓励等。

结构性失用的患者可指导其进行桌面上的二、三维作业活动，并逐渐增加其复杂性；在患者进行结构性操作前让他触摸该物，进行触觉和运动觉的暗示；在操作中治疗师手把手提供触觉和运动觉的指导，根据完成情况减少帮助；分析动作成分，确定完成哪些有困难，哪个环节的改善可为患者提供帮助，在完成过程中提供辅助技术。有时一些很简单的措施也能奏效如为轻度穿衣失用的患者提供带有尼龙搭扣的衣服。综合的康复措施不仅需要准确的神经心理评估还要有整体及侧重的思维概念。

二、有效地利用残余功能

主要应用于记忆障碍。记忆策略包括形象记忆法，即将记忆材料与特殊的视觉图像相联系来记忆。常用的PQRST记忆法就是这样的例子，P即预习或浏览需记忆的材料，Q即向自己提问该材料的意义或目的，R即仔细阅读材料，S即用自己的话陈述所得信息，T即进行自我测验。这是一个强化重复的策略以望信息能够得到“较深”的编码印迹。其他技术还可利用同义词、旋律、熟知的系列语言等进行记忆提示。这些充分利用残余功能的技术表明可以帮助许多患者改善功能和减轻残疾。然而这些方法并不是相互独立的，对同一患者往往可以同时应用不同的策略。

在制定治疗策略时，不仅仅是医生，护理人员和家属等的积极参与也非常重要。所有与患者接触的人都应意识到存在的问题并采取与治疗目标和计划相一致的行为。

康复诊断：脑外伤术后左侧偏瘫，认知障碍

康复评定：

1. 简易精神状态检查（MMSE）进行筛查（25分），进一步下列评估；

2. 临床记忆量表检查记忆能力；

3. 等分线段测试及行为注意不能测试（BIT）评估有无单侧忽略；

4. LOTCA综合评估认知功能；

5. 肢体运动功能评定（Fugl-Meyer）；

此患者经过认知评估我们发现有注意力障碍，身体失认，左侧忽略和空间结构障碍。

康复处方：

1. 在康复过程中要将患者的左侧肢体对着房门，以让外界刺激多从患侧输入；对患侧肢体进行皮肤感觉刺激和本体感觉输入；将必须日用品放在左侧，让患者健侧上肢越过中线取物；治疗师和家属尽量站在左侧给患者声音和动作的刺激。

2. 可用一些颜色鲜艳的东西和趣味性游戏如删除作业等来改善其注意力。

3. 治疗师应握着患者的手去完成动作，多给患者触觉和运动觉的暗示，对自己的身体部位目视、触摸、命名，让其进行上下左右的物品摆放和二、三维的动作及操作作业活动。

4. 肢体功能训练和认知康复往往需要同时进行，互相补充互相促进，才能使康复效果达到最佳状态。

Summary

There are a great variety of cognitive problems that can arise from neurological disability and have profound effects on the activity of daily living. It's also one of the negative factors that predict a bad outcome of function recovery. Thus it's important to realize this problem and give appropriate treatment accordingly. A full assessment is essential in order to identify problems clearly as well as identifying residual areas of strength and preserved function. There is now emerging evidence that cognitive rehabilitation can in certain circumstance restore at least some function. If this is possible, coping strategies can often be designed which bypass the problem or use residual skills more effectively. Even if rehabilitation is not possible for a particular cognitive difficulty, assessment, information, and explanation is essential. Such information if at all possible must be imparted to the disabled person as well as the career and family. An understanding of the problem itself can lead to improved function and less risk of unnecessary worry and anxiety.

（谢　斌）

第十一章 吞咽障碍

病例

患者男，57岁，突发右侧肢体无力，伴轻度意识障碍2小时而入院。患者2小时前在吃饭时突然出现右手不能持筷，口角漏饭漏水，病情逐渐加重，右侧肢体不能移动，不能认识周围的人并逐渐出现昏迷，唤之不醒。既往高血压病史。急诊查CT未见脑出血，遂给以改善脑循环、抗凝、降压、保护脑细胞及支持对症治疗，病情稳定后转入神内。入院查体：患者神智清楚，合作，构音不清，左侧周围性面瘫伴眼球外展运动不充分，进食饮水呛咳严重，保留鼻饲，床旁吞水试验（＋），右侧肢体力弱，肌张力低，上肢MMT1级，下肢MMT2级，右侧偏身痛触觉及关节位置觉减退，右侧上下肢腱反射活跃，Hoffman征及巴氏征（＋），MRI示脑干梗死。

第一节 概 述

一、吞咽障碍的概况

吞咽障碍（dysphagia）是临床上常见的一种症状，是指食物从口腔运送到胃的过程发生障碍。脑卒中后有30%～50%的患者出现吞咽困难，在某些疾病如肌萎缩侧索硬化、帕金森氏病其发生率甚至可达90%。它也常见于其他一些神经系统疾病如脑外伤、多发性硬化晚期、运动神经元病、重症肌无力等以及口咽喉部肿瘤。有时吞咽困难是由一些少见的病理原因所致，如口腔感染、溃疡、疼痛、牙托不合适等，气管插管也会影响吞咽的动态过程。严重的吞咽障碍易导致吸入性肺炎（aspiration pneumonia）、支气管痉挛（bronchospasm）、脱水（dehydration）、营养不良（malnutrition）、窒息（asphyxia）等临床并发症，从而引起死亡率的上升和医疗费用的增加。另一方面由于丧失吞咽功能失去了正常的日常生活活动和享受美食的乐趣，患者往往伴有抑郁症。所以明确有无吞咽问题以及其严重程度如何，对于指导临床治疗、预防并发症、提高整体功能水平的恢复非常重要。虽然有时吞咽障碍的临床表现如咀嚼吞咽不能或进食时呛咳等并不明显，尤其是儿童和认知受损的患者，然而有些线索可能提示吞咽困难的存在，如反复肺部感染可能是由于间断误吸，体重下降、营养不良、进食时间过长、口腔食物残留、进食后声音发湿等。

二、吞咽的正常生理过程

吞咽可分为四个阶段：

1. 准备期（oral preparation）：通过唇、齿、舌、下颌、颊肌、软腭、硬腭等的参与将食物摄入口中并咀嚼形成食团。

2. 口腔期（oral phase）：食团或液体从口腔向咽部运送。在这个过程中舌的运动非常重要，舌上抬，食团沿着硬腭被向上后方推送至舌根，与前腭弓接触时诱发反射性吞咽。

3. 咽期（pharyngeal phase）：这是一个非随意控制的反射阶段，吞咽反射发生，同时一系列重要的肌肉活动参与：①软腭帆封闭防止食物返流进鼻腔；②喉部上抬并向前移动产生喉腔关闭防止食物入喉，同时有助于牵张开放环状咽肌（cricopharyngeal muscle）；③咽壁蠕动把食团向食道推进；④环状咽肌扩张食团进入食道。

4. 食管期（oesophageal phase）：这又是一个自动过程，食团从松弛的上段食道括约肌沿食管下行通过贲门括约肌入胃。

第5、7、9、10、12对颅神经及 $C_{1\text{-}4}$，$T_{1\text{-}12}$ 节段的脊神经分别支配参与吞咽活动的相关肌肉。这四个阶段中的任何环节出现问题都可引起吞咽障碍。

第二节　康复评定

进食障碍应该和与吞咽的生理活动相关的障碍相区分。在有些患者行为、情绪、认知障碍也会影响进食。脑外伤的患者不愿和护理人员配合，有严重感知和失用问题的卒中患者不能使用盘子和餐具，有语言理解障碍的患者不能明白进餐指令，严重抑郁的患者可能仅仅是不愿进食，所以吞咽评估不能脱离行为、情绪、认知和智力等整体性评价而单独存在。

体检评估也不能只限于吞咽这一活动，仔细检查口舌是否有肿瘤或感染等局部原因，牙齿卫生差或牙托不适同样也可引起问题，还需检查与吞咽相关的颅神经功能。

一、体格评估

理解吞咽的四个时期的正常生理机制对于发现吞咽障碍的发生原因和部位以及制定相应的治疗措施非常重要。仔细观察口的开合、下颌运动、口唇闭锁、舌的运动、有无流涎、软腭上抬、吞咽反射、呕吐反射、构音发声等状况可对患者的进食情况和口腔功能作出初步评定。

1. 荧光吞钡造影录像（videofluroscopy）

荧光吞钡造影录像是唯一的能够准确评测吞咽过程的方法，是目前最可靠的误咽评价法。吞咽是瞬间发生的动作，往往在1秒钟内，通过造影录像可反复观察，作出全面评估。把不同黏稠度的食物和钡餐粉调在一起让患者吞食，在荧光屏下进行观察。患者于不同体位下，食物的黏稠度从浓到稀进行吞咽录像检查，看何时出现误咽、何种体位哪种食物最适于吞咽，软腭、舌骨舌根、咽壁、喉头的活动如何，有无吞咽反射减弱或延迟、喉闭合不全或环状咽肌扩张不良，是否有食物滞留于口腔、咽后壁、梨状隐窝、会厌谷等。误吸（penetration）是指食物进入喉前庭，误咽（aspiration）指食物进入声带以下。检查结果根据吞咽功能评分标准（swallow function scoring system，见表2-11-1）确定患者能吞咽哪种稠度的食物而不会引起误咽。

表 2-11-1　吞咽功能评分标准

吞咽功能得分	能安全吞咽的液体稠度	临床提示	吞咽障碍分级
0	任何食物都不安全（唾液也会误咽）	没有固体或液体安全	重度
1	唾液	同上（建议用PEG）	重度
2	布丁，面糊	—	较重

续表

吞咽功能得分	能安全吞咽的液体稠度	临床提示	吞咽障碍分级
3	甜性质地均一物（浓稠液体或混好的液体营养物）	—	中度
4	甘甜饮料类食品（如纯果汁）	—	中度
5	稀薄液体（奶油、汤、桔汁等）	不要饮用咖啡茶、稀汁或水	轻度
6	水	所有液体	正常

2. 反复唾液吞咽测试（repetitive saliva swallowing test）

患者取坐位或卧床放松体位，检查者将食指放于患者甲状软骨上缘，嘱做吞咽动作。当喉头随吞咽动作上抬越过食指后复位即完成一次吞咽反射。若患者口干难以吞咽时可在舌上滴少许水以利吞咽。嘱尽快反复吞咽并记录完成吞咽次数，老年患者在30秒内能达到3次吞咽即可。一般有吞咽困难患者，即使第一次吞咽动作能顺利完成，但随后的动作会变得困难，或者喉头尚未充分上举就已下降。

3. 床旁饮水试验

患者取坐位，让患者饮温水30ml，观察饮水经过，并记录时间。结果分为：(1) 一次喝完无呛咳（a 5秒钟之内喝完；b 5秒钟以上喝完；）(2) 两次以上喝完无呛咳；(3) 一次喝完有呛咳；(4) 两次以上喝完有呛咳；(5) 呛咳多次发生，不能将水喝完。

吞咽功能判断：正常：(1) a；可疑：(1) b、(2)；异常：(3)、(4)、(5)。

此试验安全、直接、易重复，但其敏感性和特异性差异较大，而且不能检测静息性误咽(silent aspiration)，可作为筛查测试。任何怀疑有吞咽障碍的患者，应做进一步详细评估和吞钡造影检查。

4. 床旁误咽测试（bedside aspiration）

吞咽时血氧饱和度（oxygen saturation）的监测可能是误咽的一个重要预示因素，其敏感性和特异性均较高，一般来说下降2%有临床意义。但和床旁吞水试验结合使用称为床旁误咽测试，其敏感性可达100%。这个筛查测试可提高吞咽障碍的检出率，同时可减少不必要的经口摄食限制。

5. 纤维内镜检查（fiberoptic endoscopy）

可同时进行吞咽评估和感觉功能检查，但需专业人员和设备。

二、护理/喂食评估

有时进食或吞咽困难是由于护理或喂食问题造成的。通常需要一定的时间和细心来准备食物和进行喂食。例如脑瘫的孩子经常需要甚至一个小时完成一餐。匆忙的准备、喂食、不合适的体位甚至个人喜好都可引起问题。

三、营养状况评估

通过体重和身高测量可计算出体表面积对体重的比值，和理想比值比较可得知体重是否够重。从肱二头肌、肱三头肌或髂脊等部位的皮肤皱褶测量可得知全身脂肪情况。有时精确的体重记录是唯一的监测治疗效果的方法，尤其是孩子或有认知问题的患者。

第三节　康复治疗

吞咽障碍的治疗取决于是何种原因所引起。如果吞咽困难是由于情绪行为、坐位姿势或护理问题引起的，那么随着这些问题的解决吞咽障碍也会改善。然而，如果问题出在吞咽机制的四个阶段中的一个或几个，我们就要采取相应的措施进行治疗。

一、调整经口饮食

1. VF 能够对患者可以耐受的食物性状做出评估，通常最好避免汤等稀薄液体和碎屑食物如饼干等，而半固体润滑的食物最好，像浓稠液体和软滑饮食。但由于这样的饮食平淡乏味而患者可能很不喜欢，所以其依从性成为问题。我们还应该记住恢复期患者的能量摄取需求增加，所以体重的减少可能不是由于吞咽障碍而只是能量摄取不足。

2. 有时头颈部姿势体位的变化可影响到吞咽功能，VF 可指导患者的哪种体位最有利于吞咽。通常对于病情较重卧床的患者，开始训练时应选择有代偿作用且安全的体位，可先尝试仰卧 30 度颈部前倾的体位。

3. 选择适合于患者吞咽的每次喂食量即一口量，认真咀嚼，有利于吞咽。

4. 从吞咽和避免疲劳的角度来看，一天中少量多餐好于两三顿大餐。

5. 训练患者去除滞留在咽部的食物残渣

（1）空吞咽　每次吞咽食物后，再反复做几次空吞咽，使食团全部咽下，然后再进食。

（2）交互吞咽　交替吞咽固体食物和流食，或每次吞咽后饮少许水，有利于激发吞咽反射，又能达到去处咽部滞留物的目的。

（3）点头吞咽　颈部后仰时会咽谷变窄，可挤出滞留食物，随后低头做吞咽动作，反复数次，可清除咽下滞留的食物。

（4）侧方吞咽　通过颌部指向左、右侧的点头样吞咽动作，可去处滞留在两侧梨状隐窝的食物。

二、基础训练

主要是预防失用性功能低下，改善吞咽相关器官的运动协调。

1. 口唇闭锁练习：进行口肌力量的训练，包括口唇闭合、口唇突出与旁拉、嘴角上翘、抗阻鼓腮等，可以改善食物从口中漏出。

2. 下颌运动训练：可促进咀嚼功能，尽量张口，然后松弛并向两侧运动。对于肌肉痉挛致张口困难者可进行冷刺激或轻按摩，使咬肌放松；可做臼齿咬紧压舌板的训练强化咬肌肌力。

3. 舌的运动控制训练：促进食团的控制及向咽部输送的能力。包括舌的前伸后缩、环形运动、舌齿舌唇的交替灵活运动、舌根的抬高运动等。

4. 冷刺激：将冰冻棉棒轻轻刺软腭、腭弓、舌根及咽后壁，然后做吞咽动作。可有效地诱发和强化吞咽反射。

5. 咳嗽训练：有利于排出吸入或误咽的食物，促进喉部闭缩。

6. 声带内收训练：患者深吸气，两手按住桌子或胸前对掌，用力推压闭唇憋气，以达到屏气时声带闭锁，防止食物进入气管。

7. 声门上吞咽训练（supraglottic swallow）：从鼻腔深吸一口气，然后屏住气进行空吞咽，吞咽后立即咳嗽。这一吞咽模式的训练可防止误咽。

8. Mendelsohn 手法：对于喉部可以上抬的患者，让其空吞咽并保持上抬位置。对于喉部上抬无力的患者，可按摩其颈部、上推其喉部，来促进吞咽。此手法可强化喉部上抬，反复练习，能消除食管入口处的紧张。

9. 促进吞咽反射的方法：用手上下摩擦甲状软骨至下颌下方的皮肤，可引起下颌的上下运动和舌部的前后运动，继而引发吞咽。此法可用于口中含有食物却不能产生吞咽运动的患者。

三、神经肌肉电刺激

可防止吞咽肌的废用，增强肌力和改善异常肌张力，进行吞咽运动的再学习和吞咽模式的重建。根据 VF 的检查结果，应用一定频率和波形的电刺激以及特殊的表面电极作用于失活的关键吞咽肌群，产生较强的肌肉收缩直至产生随意吞咽反应，这时可给患者一些特殊的质地均一的饮食在刺激的同时进行吞咽运动。

四、环状咽肌扩张法

适用于上部食管括约肌即环状咽肌功能障碍（cricopharyngeal dysfunction）所引起的吞咽障碍者，它是将直径不同的扩张管通过环状咽肌逐渐将其牵张打开。其治疗应包括改善其肌张力、收缩性和弹性。肉毒素的应用是降低肌张力的有效方法之一。扩张法比较安全但疗效维持较短，所以通常在扩张后通过电刺激进行更强更有效的功能性吞咽训练来维持正常吞咽功能。

五、人工喂食

对于病情严重不能启动吞咽，摄食太慢不能完成或有高度误咽危险的患者，我们应采取人工喂食。在急性期后短期内可用鼻饲喂养，但这仍不能解除误咽的危险而且时间稍长患者会很不舒服且有溃疡的可能。如果需要较长时间的人工喂养，现在的标准方式采用经皮内镜胃造瘘（percutaneous endoscopic gastrostomy）喂食。PEG 的成功率高而且并发症很低，但考虑到患者被剥夺了进食的快乐感觉而出现的心理问题以及道德伦理问题，其价值有待探讨。但总的来说，PEG 使得严重吞咽障碍的长期治疗变得更容易更安全。

康复诊断：脑梗死（脑干）

康复评定：

1. 检查患者的一般精神状况及合作、认知（MMSE）；

2. 检查患者口的开合、下颌、口唇及舌的运动，有无流涎、软腭上抬、吞咽反射、呕吐反射及构音发声情况；

3. 床旁吞水试验；

4. 床旁误咽测试；

5. 如有条件应行荧光吞钡造影。

康复处方（PT、OT 内容略）：

1. 下颌、唇舌的肌力训练及运动控制训练；

2. 于软腭、腭弓、舌根及咽后壁进行冰刺激；

3. 呼吸控制训练；

4. 咳嗽训练；

5. 吞咽模式训练：声门上吞咽；

6. 神经肌肉电刺激：采用 Vital Stim 作用于吞咽肌产生肌肉收缩直至产生随意吞咽反应，同时给予合适饮食在刺激的同时进行吞咽运动；

7. 饮食调整从半固体润滑易于吞咽的饮食开始；

8. 选择易于吞咽的一口量；

9. 选择易于吞咽的头颈部体位，从仰卧 30 度颈部前倾过渡到坐位。

Summary

Eating and swallowing disorder are common and can lead to major complications if unrecognized and untreated. Assessment is usually straightforward and videofluroscopy is one well tolerated procedure. Often straightforward advice and simple compensatory strategies are sufficient to alleviate the problem. In a small number of patients artificial feeding is required, the advent of PEG tubes has simplified this problem. Overall a rehabilitation team should have access to a speech and language therapist with expertise in dysphagia, also the cooperation of the radiologist and a dietician. It is essential for everyone involved with the individual to know and understand the feeding regime.

（谢　斌）

第十二章 体力降低

病例

患者，男性，60岁，自觉体力明显下降，易于疲乏3个月。3个月前劳累后突发心绞痛，经住院治疗好转。目前病情稳定，药物治疗满意，但由于惧怕活动，运动量明显减少，室内走动自觉心慌气短。曾有高血压病、冠心病史20余年，劳力型心绞痛病史8年。

第一节 概 述

体力（physical work capacity）下降、不能耐受运动是慢性病患者的常见临床表现，可见于心肺功能障碍、肾功能不全、癌症、长期卧床等患者以及老年病人。这些疾病使患者运动减少，而长期制动或少动使全身各系统功能进一步衰退，所谓失健状态（deconditioning），如心肺系统的运动耐受力更加减退、胃肠功能紊乱、血管栓塞、骨质脱钙、肌肉无力、恐惧焦虑、机体抵抗力下降等，进而导致患者运动更加减少，使体力进一步降低，由此形成恶性循环。上述病例中患者由于劳力性心绞痛以及惧怕运动心理导致运动量明显减少、体力下降，运动量的减少又使心功能和全身状况进一步减退，导致患者目前的体力状况为仅限于室内行走。大量研究已证实：康复治疗通过科学、渐进的运动疗法，即复健治疗（reconditioning），可以逐步提高患者的运动耐力（endurance），减轻心慌气短和易于疲劳的症状，增加自信，从而改善患者的生活质量（quality of life，QOL）。因此，上述患者需要接受康复治疗，通过运动疗法打破恶性循环，提高体力，改善心功能和全身状况。

运动疗法是提高体力和耐力的主要方法，要想取得明显效果，必须遵循以下原则：

1. 超负荷原则（overloading principle）

即运动训练量应超过平时活动或工作的强度。

2. 特异性原则（specificity principle）

各项运动通过各自的代谢和生理特点产生特有的效果。如等长力量训练可以提高肌力，但可能无法增加机体耐力；而有氧运动可以提高运动耐力，还可以改善心肺功能。所以，运动类型的选择应根据患者的病情，以及日常生活和工作的需要。

3. 个体化原则（individual principle）

应根据患者能力和要求进行个体化训练。

4. 可逆性原则（reversibility principle）

运动疗法的效果具有可逆性，停止运动2周，效果开始减退，停止5周，效果可能会丧失一半。因此，在获得运动训练效果以后，应坚持运动，使之成为生活的一部分。

第二节　康复评定

对于心肺功能障碍，或者慢性病导致体力明显下降，不能耐受运动的患者，应进行心肺康复治疗或运动疗法中的有氧运动（aerobic exercise）训练。为了制定有效且安全的康复治疗方案，以及客观评估疗效，在康复治疗的前、中、后，应对患者的心肺功能及体力储备情况进行评定。除了常规的病史、症状、体征以及有关的实验室检查外，运动试验是一项必不可少的评定方法。常用的运动试验有简易的6min步行试验，以及利用活动平板、功率自行车、上肢功率计等运动仪的运动负荷试验。

一、6min步行试验（6min walking distance，6WD，或6min walking test，6MWT）

此方法通常用于一般状况差、体能低下的患者，或不具备运动负荷试验条件的情况。方法：在室内、走廊内或室外平地上，测量出一段距离，如30m、50m，嘱咐患者在这段距离内往返行走6min，尽其最大可能的速度。如果不能耐受，可以停下休息，可以吸氧，但不予以鼓励。在测试过程中，应告诉患者剩余时间。在试验的前、中、后监测心率、血压、血氧饱和度（SaO_2），有条件时，最好遥测心电图。试验结束后，记录患者行走的总距离，以及暂停和吸氧的次数及时间。有文献报道，如果6WD超过200m，建议采用12min步行试验，但在临床中，更多使用6WD。

二、运动负荷试验

运动负荷试验（exercise stress test）是让患者在运动仪（活动平板、功率自行车或上肢功率计）上进行运动量按一定程序递增性的运动，同时，通过气体分析仪和心电图仪，对运动中的心功能、呼吸功能及体力情况进行动态分析。

1. 设置运动程序

（1）功率自行车（stationary bicycle）　运动负荷量由功率决定，单位为千克·米/分（kg·m/min）或瓦（W，1W＝6.12kg·m/min），转速一般为40～70r/min，以50r/min和60r/min为常用。运动负荷可分为单级和多级。单级负荷运动试验通常是用来测定受试者的运动耐力，方法是根据受试者的具体情况，选择一个恰当的功率负荷，测定在此负荷下的运动时间。多级负荷运动试验是将功率阶梯式增加或连续递增（ramp）至运动终点，阶梯式程序一般从0W开始，每2min～3min增加25W，对于体力很弱的患者，每级可增加15W，总运动时间一般保持在6min～15min左右；连续递增方式，功率负荷呈近于直线式增加。多级负荷运动试验通常用来测定受试者所能达到的最大功率、最大耗氧量及最大心率，从而评价体力强度。

功率自行车的优点有：①负荷易于调节；②运动中，上肢及躯干基本固定，易于测量血压和心电图，数值稳定；③受试者可采取半卧位或坐位，安全性强，不易跌倒；④占地面积少；⑤价格较活动平板便宜。缺点有：①下肢易于疲劳，常因腿无力而终止试验；②所测的耗氧量通常比活动平板的小，据文献报道约小15%。

（2）活动平板（treadmill）　运动负荷量由平板的斜度和传动带的速度决定，常用的程序有Bruce方案、Kattus方案、Blake方案、标准指数运动方案（STEEP方案）等等。运动负荷的增加是通过逐渐递增平板的坡度和传动带的速度，直至运动终点。此试验的最大优点是运动形式为步行，最符合日常活动形式，因此，更宜于指导以步行为主的家庭运动训练和疗效评价。缺点是价格昂贵，占地面积大。

（3）上肢功率计　其原理与功率自行车相同，只是将脚踏板改为手把。它可用于下肢功能障碍患者的体力评定，或从事以上肢力量为主工作的患者。

2. 运动负荷试验终点

当运动试验用来测定最大耗氧量时，终止试验的指征应是耗氧量不再继续增加，并保持30s以上，此时的耗氧量为最大耗氧量，这种运动试验称为极量运动试验。极量运动试验的另一指标是心率达到最大预计心率，即年龄标准化最大心率（220－年龄）。在临床应用中，试验对象是患者，一般在未达到最大耗氧量或最大心率时便出现了限制运动的异常症状或体征，使试验不得不终止，这种运动试验称为症状限制性运动试验（symptom-limited exercise stress test），是临床常用的检查方法。另一种比较安全的运动试验是亚极量运动试验（submaximal exercise stress test）。

症状限制性运动试验的终止指标：①出现明显的乏力、胸痛、心悸、气短、眩晕、恶心、呕吐、腿疼、面色苍白、皮肤湿冷等症状及体征。②血压过度升高（收缩压超过220mmHg，舒张压超过120mmHg），或运动中不升，甚至下降10mmHg（1mmHg＝0.133kPa）。③心电图异常改变，如ST段水平型或下斜型下降超过0.3mV，或上升超过0.3mV；连续3个以上的室性早搏，尤其是R on T；异位快速型室上性心律失常；安静时不存在的Ⅱ、Ⅲ度房室传导阻滞或心室内传导阻滞。④出现明显的低氧血症，$SaO_2<85\%$或$PaO_2<55mmHg$。⑤病人不能耐受，要求终止。

亚极量运动试验的终止指标：除症状限制性运动试验的终止指标外，心率达到年龄标准化最大心率（220－年龄）的85%，或达到（200－年龄）、（195－年龄）、（190－年龄），或每分通气量达到第一秒用力呼气量（FEV_1）的37.5倍，等等。

3. 测定指标

目前理想的运动试验是心肺运动试验，它是将气体分析仪、心电图仪、运动仪和电脑连接起来，组成心肺运动仪，可以直接测定最大耗氧量，并对患者运动中的心功能和呼吸功能进行动态评价，测定的参数全面而准确。下面将着重介绍在运动处方制定中有直接指导意义的常用指标：①一定运动负荷下的持续时间：此指标代表受试者的运动耐力。运动负荷的选择应根据受试者的具体情况，一般可以选择运动试验终止时的前一级负荷，或选择最大运动负荷的60%～70%。关键是每次测定的负荷应保持一致；②最大运动负荷：指试验终止时的最大功率值或活动平板的最大速度和坡度，此指标代表受试者的体力强度；③最大耗氧量（maximal oxygen consumption，$VO_{2\,max}$）：是受试者在极量运动时，机体在单位时间内消耗氧的毫升数，它代表人体的极限供养能力，但在症状限制性或亚极量运动试验中，一般用峰值耗氧量来代表体力的储备情况；④最大代谢当量（metabolic equivalents，METs）：它代表耗氧量是安静时的多少倍，可以通过最大耗氧量或峰值耗氧量计算出，即$METs_{max}=VO_{2\,max}$（ml/min）÷3.5（ml/kg·min）÷体重（kg），1MET相当于安静时人体每公斤体重每分钟耗氧3.5ml，即1MET＝3.5ml/kg·min，它常被用来表示各种日常活动和常见运动项目的耗氧情况（表2-12-1）；⑤最大心率：即运动负荷试验中受试者心率的最大值，在临床中它比预计值（220－年龄）更为准确，由于心率与耗氧量呈线性关系，而耗氧量的测定受设备条件的限制，且不便于患者自我监测，所以，心率常被用作运动强度的指标。

4. 运动负荷试验的禁忌证

(1) 不稳定的急性心肌梗死；(2) 不稳定性心绞痛；(3) 严重心律失常；(4) 急性心包炎；(5) 心内膜炎；(6) 严重的主动脉狭窄；(7) 严重左心室功能不全；(8) 急性肺栓塞或肺梗死；(9) 急性或严重非心源性其他疾病；(10) 严重躯体残疾。

除运动试验外，有关症状程度的量化评定，如心功能分级、呼吸困难程度等，以及生活质量评价，均是体力降低的重要康复评定部分，有关内容请参见第三篇第十二、十三章。

第三节　康复治疗

一、有氧运动的作用机理

有氧运动是提高体力、改善心肺功能（cardiopulmonary function）的有效方式，它是通过有氧代谢途径提供能量的运动，通常为低、中等强度且持续时间较长的耐力性运动，主要由肢体大肌群参与，运动形式为节律性反复重复，如行走、慢跑等。有氧运动的作用机理如下：

1. 提高能量储备，改善或维持体力，增强运动耐力。有氧运动训练后，安静时或一定运动强度下的心输出量、心率、肺通气量和自觉劳累程度变小；而在相同的肺通气量和心率下，机体可以完成更高强度的运动。此作用称为外周效应，即①有氧运动训练后，骨骼肌内线粒体大小和数目增加，氧化酶活性升高，机体利用氧的效率提高；②肌红蛋白含量增高，储氧能力增大；③骨骼肌毛细血管密度增加，血供利用率提高。因此，表现为有氧运动训练后，动静脉氧差加大，运动时乳酸产生减少，提高无氧阈。这是有氧运动改善体力的主要治疗作用。

2. 增加最大肺通气量、潮气量、心脏每搏量、心输出量等。此作用称为中心效应，它与运动强度、坚持训练的时间及心肺功能受损的程度有关。有文献报道：在心肺功能障碍十分严重的患者中，此作用并不明显。

3. 提高无氧阈，在运动中，减少无氧代谢系统的应用。

4. 改善血脂，尤其可以降低低密度脂蛋白。

5. 改善血压。

6. 协助治疗糖尿病。

7. 减肥，控制体重。

8. 改善或延缓骨质疏松。

9. 改善心理状况，运动可以改善抑郁和焦虑状态，提高患者的自信心和对生活的积极态度。

10. 有助于戒烟。

11. 提高免疫力，改善机体的一般状况。

二、运动处方

有氧运动是通过制定运动处方（exercise prescription）来实施。运动处方由以下几部分组成：运动强度、运动持续时间、运动频率、运动形式及运动程序。对于心肺功能障碍者或慢性病患者，运动处方应根据运动试验的结果来制定，这是运动训练安全有效的保证。

1. 运动强度

是运动处方的最重要部分，它直接关系到运动训练的安全性和有效性。通常有以下几种表示方式。

（1）耗氧量　对于一般健康者而言，至少（67%～80%）$VO_{2\,max}$的运动强度，可以提高机体的功能储量，起始健康水平越高，要求的运动强度就越大。对于心肺功能障碍者、慢性病患者或老年人，应根据个体的具体情况而定，一般取（50%～70%）$VO_{2\,max}$，起始时可以更低一些，这里的$VO_{2\,max}$最好是运动试验测得的症状限制性$VO_{2\,max}$。

（2）代谢当量（METs）　运动训练时的靶 METs（TMETs）可以按此公式计算：如果运动强度取 60%最大功能储量，则 TMETs＝$METs_{max}$×（60＋$METs_{max}$）%，例如$METs_{max}$为 5，则 TMETs＝5×（60＋5）%＝5×65%＝3.25；或取 2/3 $METs_{max}$为 TMETs。METs 还有助于指导患者选择恰当的日常活动项目（见表 2-12-1）。

表 2-12-1　日常活动 MET 表

活动	METs	活动	METs
静坐	1～2	打字	1～2
站立梳洗	2～3	登楼梯	4～5
洗澡	2～3	慢走	2～3
性生活	3～5	快走	4～6
一般家务	2～3	游泳（慢）	4～5
办公室工作	2～3	慢跑	8～9

（3）心率（HR）　由于心率与耗氧量呈线性关系，且心率容易测得，所以常被用作运动强度指标。运动强度一般为（60%～85%）HR_{max}，HR_{max}为最大心率，对于年轻健康者通常等于（220－年龄）。对于病人，HR_{max}最好由运动试验直接测得。或应用 Karvonen 公式：运动训练时的靶心率 THR＝（HR_{max}－HR_{rest}）×40～60%＋HR_{rest}，HR_{rest}为静息心率。

（4）自觉劳累程度分级（rating of perceived exertion，RPE）　此方法是由瑞典心理学家 Borg 提出，先为十五级分级，后又提出十级分级，现已广泛应用于受试者主观尽力程度的评价，是心肺康复评定及康复治疗中常用指标之一。应用时，由受试者根据当前状况下的感受，指出相应的等级（见表 2-12-2）。RPE 测定法作为运动强度指标时，可以避免某些因素对心率的干扰，如药物的影响，但是，也容易因个体的耐受程度不同而引起差异，所以，通常与心率共同作为运动强度指标，客观和主观指标综合考虑，互为参考。运动时一般要求达到 3～5 级（或 11～15）。

表 2-12-2 自觉劳累程度分级（RPE）

十级表		十五级表	
级别	程度	级别	程度
0	无	6	
0.5	非常轻	7	非常轻
		8	
1	很轻	9	很轻
2	轻度	10	
3	中度	11	稍轻
		12	
4	稍累（重）	13	稍累
		14	
5	累（重）	15	累
6		16	
7	很累（重）	17	很累
8		18	
9		19	非常累
10	非常累（重）	20	

2. 运动持续时间

是由运动强度和患者的一般状况决定，通常 70%HR_{max}的运动强度，持续时间为 20～30 分钟；高于此强度，持续时间可为 10～15 分钟；低于此强度，则为 45～60 分钟。此处所指的持续时间不包括运动前后的热身活动和整理运动。

3. 运动频率

即运动的次数，它取决于运动强度和运动持续时间。高强度、长时间的运动，次数可以较少；低强度、短时间的运动，则次数应增多。通常中等强度的运动训练，每周至少 3～4 次，（坚持 12 周或以上）可以有较好的效果。

4. 运动形式

强调大肌群参与的具有节律性反复重复的动态有氧运动，这样的运动有利于改善心肺功能，提高功能储量。常见的运动形式有以下肢为主的步行、踏车、上下楼、慢跑等；以上肢为主的运动形式有：无支持的上举运动，上举负荷可逐渐增加；以及上肢在支持下的抗阻运动，如上肢组合训练器、上肢功率计等；还有包括上下肢同时参与的运动，如游泳、划船训练器等。从疗效而言，下肢运动比上肢运动更有效，上下肢均参与的运动或交替进行的运动，比单纯上肢或下肢的运动更有效。近年来，研究证明力量性训练（如等长收缩、抗阻训练）和巡回负重训练等，对左心室功能良好的患者而言危险性较低，所以，如果工作需要，可以进行此类训练。

5. 运动程序

（1）热身运动（warm-up） 每次运动训练开始时，应先进行 10～15 分钟的热身运动。

主要包括两部分，一部分是低强度的有氧运动，例如缓慢步行，目的是升高体温，使机体尤其是心血管系统为运动做好准备。另一部分是肌肉伸展和关节活动，目的是避免运动中肌肉和关节受到损伤。热身运动是机体安全承受运动负荷的必要准备，不可缺少。

(2) 运动训练　这是运动疗法中的关键部分，应达到运动处方制定的强度和时间。

(3) 整理运动 (cool-down)　在每次运动训练结束时，应有恢复期，使机体逐渐恢复到运动前的状态，避免由于突然停止运动而引起并发症。整理运动包括低强度有氧运动、调整呼吸、肌肉伸展、关节活动等，一般持续 5～10 分钟。

6. 坚持运动训练的时间

当通过一定时期的运动训练而使体力强度不再增加后，应以低中等强度的运动长期坚持，并将其作为娱乐生活的一部分，以保持疗效。据研究发现：若停止运动 2 周，体力便开始下降；若停止数月，疗效可以完全消失，体力降至训练前水平。

三、注意事项

运动训练中有些注意事项需要患者关注，如：何时应该停止运动，何时应该降低运动强度等。以下所列征象需要指导患者掌握。

停止运动征象：

(1) 胸部、咽喉部、肩背部疼痛或压缩感。

(2) 心悸、脉律不整或突然减慢。

(3) 面色苍白、口唇发紫、气短、大汗、头昏、眩晕等。

降低运动强度的征象：

(1) 运动后恶心、呕吐。

(2) 疲劳恢复缓慢、失眠。

(3) 心率过快，持续 10 分钟以上。

(4) 呼吸快并持续 10 分钟以上。

(5) 肌肉、关节酸痛持续至次日。

康复诊断：劳力型心绞痛，体力降低

康复处方：

1. 6 分钟步行试验，或低强度运动负荷试验；

2. 根据运动试验结果制定有氧运动处方；

根据患者情况，2～4 周再评定。可进行症状限制性运动试验，并根据结果调整运动处方。

Summary

Low physical work capacity is a common phenomenon among the patients with cardiac pulmonary diseases and other long duration chronic diseases. An aerobic exercise can enhance exercise endurance, reduce fatigue and depression, improve cardiopulmonary function and increase quality of life. An exercise stress test should be performed usually before making an aerobic training program. It could be easily done by 6 minutes walking test, or formally by cardiopulmonary functional exercise stress test or ECG exercise stress testing. For the patients, symptom-limited test or sub maximal test was usually chose. To achieve significant exercise benefit, patients should follow four principles of physical training. They are overloading principle, specificity principle, individual principle and reversibility principle. An aerobic training program is carried out according to exercise prescription. It should specify the type of exercise, intensity, duration, and frequency based on the results of exercise stress test. The most popular exercises are walking, stationary cycling and swimming. The intensity of exercise is usually prescribed by 70% to 85% of the maximum attainable heart rate derived from a stress test, or Karvonen calculation, or perceived exertion method. The usual duration is 20 to 30 minutes when exercise is at 70% of maximum heart rate. And the most consistent benefits appear when the frequency is at least three times per week for 12 weeks or more. Before the training session, there should be a warm-up phase. And afterward, a cool-down phase should be added as well. When the physical work capacity is increased to reach a stable level, the exercise should be continued as part of recreational lifestyle to maintain the fitness that attained.

（黄　真）

第十三章　日常生活活动能力障碍

病例

脑瘫患儿，5岁9个月，面色苍白、消瘦。他能坐，并能从坐位站起，走路呈“剪刀”步态。该患儿能坐在餐桌前用勺吃饭，用杯喝水。但穿脱衣服需要帮助。不会如厕与做清洁，但可以使用便盆。尚未入幼儿园。

第一节　概　　述

日常生活活动（activities of daily living，ADL）是指人们为独立生活而每天必须反复进行的，最基本的，具有共性的身体动作群，即进行衣、食、住、行、个人卫生等基本动作和技巧。广义的日常生活活动是指人们在家庭生活中、在工作中和在社区中的活动，包括人们的日常生活活动能力，判断能力，与他人的交流能力，执行社会任务的能力，以及在经济上、社会上和职业上安排自己生活方式的能力。对健康人来说，日常生活活动极为普通，不需要作任何努力即可完成，但对于伤、残、病者却极为困难。

在康复训练中，无论是增大关节活动度，还是增强肌力，改善功能活动或认知功能，其目的均是改善伤、残、病者的日常生活活动能力，使其生活尽可能自理。因而，在康复评定和康复训练中，ADL都占有重要地位。

尽管日常生活活动如此重要，但迄今日常生活活动的一些重大问题，如日常生活活动的概念、范围、分类标准等尚未获得一致意见。

第二节　康复评定

一、评定内容

ADL评定的内容很多，依其发展来看，有不断增加、更加具体、全面的趋势。目前，临床上常用的评定内容有以下几个方面。

1. 体位转移能力

包括（1）床上体位及活动能力；（2）坐起及坐位平衡能力；（3）站立及站位平衡能力。

2. 个人卫生自理能力

包括（1）更衣，如自己穿脱不同式样的上衣、裤子、袜子和鞋；（2）个人卫生，如洗脸、刷牙、修饰、洗澡、大小便及便后卫生；（3）进餐，如准备食物和使用餐具等。

3. 行走及乘坐交通工具的能力

包括（1）室内行走；（2）室外行走；（3）上下楼梯；（4）上下汽车；（5）使用轮椅。

4. 交流能力包括

（1）阅读书报；（2）书写；（3）使用辅助交流用具，如交流板、图片、打字机、电脑等；（4）与他人交流；（5）理解能力。

5. 社会认知能力包括

（1）社会交往；（2）解决问题；（3）记忆能力。

二、评定方法

1. 直接观察法

在病人实际生活环境中或在ADL功能评定室，由检查者直接观察日常生活活动的完成情况。此法易取得准确结果，但费时较多，有时由于病者体弱易倦，需分次检查。

2. 间接评定法

有些不便完成或不易按指令完成的动作，如穿脱紧身衣裤、大小便、洗澡等，可通过询问病人或家属来间接评定。此法虽较简单，但准确性不如直接观察法。

要正确了解患者实际的日常生活活动能力，最好的方法是设立多项指标和实用的评定标准。一般评定标准有时间因子、独立程度、动作安全性、熟练度、疲劳度等。在医院内常用的ADL评定方法是让伤、残、病者实地进行每一个项目，而不是仅仅询问能够完成或不能完成什么项目。

三、评定过程

由于每一项日常生活活动均由一系列动作所组成，必然遇到影响该项活动完成的具体环节，所以，在实际评定过程中，通常采用活动分析法（task analysis approach），把日常生活活动分解为不同步骤进行评定，然后结合评定时间、独立程度、熟练度等指标综合评定。只有了解活动中的具体环节，找出困难的环节和原因，特别是细微的变化，才能有针对性的采取办法，制定合理的训练方案。20世纪80年代初，活动分析开始用于穿衣的评估与训练，稍后发展到利用活动分析进行整体ADL功能评估。

下面简述一些常见的基本ADL活动评定过程。

1. 进食活动

可分解为：①握住筷子（或匙羹）；②夹住（或舀起）食物；③将食物送向口部；④将食物送入口中。评定时需考虑手眼能否协调完成进食活动，是否需借助碗碟固定器或自助器。

2. 更衣活动

独立完成更衣动作，往往需要上下肢并用，或借助于背部运动。同时，衣服的伸缩性、光滑程度、大小和形态，以及应用自助具与否，均可对更衣活动的完成产生影响，评价时需注意。

（1）穿裤子　站位穿裤子可分解为：①双手抓住裤腰；②单脚站立；③两脚先后交替伸入裤筒；④将裤腰上拉。坐位穿裤子可分解为：①双手抓住裤腰；②双脚伸入裤筒然后伸直腰部；③将裤腰上拉。卧位穿裤子可分解为：①双手抓住裤腰；②双脚伸入裤筒；③左右交替向上拉裤腰。

（2）穿上衣　一般取坐位，并需借助于背部运动。穿对襟开衫可分解为：①一只手臂伸进衣袖；②将衣服兜至背后，③对侧手臂伸进衣袖。如果患者两侧上肢的关节活动障碍和麻痹程度有明显差别，应该先穿何侧应仔细斟酌，这对效果有很大影响。穿套头衫可分解为：①先穿两袖；②再穿头；或①先穿头；②再穿两袖；或①先穿一只袖子；②再穿头；③再穿另一只袖子。可依个人习惯进行选择和评价。

3. 入厕和入浴活动

入厕和入浴活动包含有共同的要点。以入厕活动为例，可分解为以下几个动作：①从床上起身；②移动至厕所；③进入厕所；④坐上便器；⑤宽衣；⑥排便后穿衣。

4. 生活关联活动

作为家庭和社会成员的人，在家庭中和社会上起某种作用时需要进行一些活动，称为生活关连活动，如料理家务、外出办事等。这些活动并非每人每天必须进行，它与基本的日常生活活动不同。家务活动包括炊事、洗涤、清扫、缝纫和育儿等活动。外出活动包括户外移动、上下楼梯、上下坡、交通工具、利用出入公共建筑物以及与他人接触等种种活动。每种活动又包含有一系列的动作。如炊事可以分解为：①采购；②清洗；③烹调；④布置餐桌；⑤饭后清理等一系列活动。

5. 综合性功能活动

借助活动分析法，以配带矫形支具的手外伤患者准备沏茶为例进行具体的分析。一般分析包括：①主动性：因口渴想喝茶，而不愿喝其他饮料。②一些相关因素：如年龄、性别，平常爱好，所处文化背景和社会活动，如平时是否泡过茶。③时间：按照平时的生活习惯。④安全性：知道有潜在的危险。⑤情绪：平常乐意做。⑥社会性：为两人准备。⑦文化性：为客人服务。

该项功能性活动具体实施可按如下步骤进行：

（1）进厨房　①运动：能独立行走，协调性和平衡功能好，能持物行走，下肢、骨盆和躯干诸关节和肌肉能活动、能保持直立的姿势；②感觉：有助于走动的本体感觉、视觉正常；③智能：有喝的要求，如口渴，能进行社会交往，能做出决定，并知道在哪做。

（2）准备工作　如从橱柜和冰箱里拿壶、杯、勺、茶、牛奶等。①运动：站立、行走、平衡、持物行走弯腰/伸手拿物、四肢粗大运动、上肢精细运动和手的抓握；②感觉：本体感觉、视觉与触觉协调正常；③智能：记忆力、理解力、逻辑思维和操作顺序；④感知：空间结构、图形与背景的辨别力，有无失用、失认等。

（3）烧水　包括打开水壶盖，将水壶放进水槽，对准水龙头下，打开水龙头接水，关水龙头，盖上壶盖，提起水壶放在炉上，点火烧水等动作。①运动：在小范围的活动，与上述运动分析相同，上肢运动要分析关节的屈伸和旋转运动以及手的抓握功能；②感觉：眼手协调，浅感觉和本体感觉，听觉等；③智能：注意安全，记忆力，注意力，工作程序，合理安排；④感知：空间结构，视觉失认和失用，图形/背景的辨认。

（4）将茶叶放进杯子里　除土述活动分析外，还要进行以下方面内容的分析。①运动：主要是抓握方式，如侧捏抓握，球形抓握，三指捏；②感知：立体觉；③智能：估计剂量。

（5）冲茶　除上述活动分析外，还要进行以下方面内容的分析。①感觉：触觉/温度觉；②感知：嗅觉。

（6）喝茶　①运动：端杯子，协调，喝茶，吞咽；②感觉：解渴的满足感，嗅觉、味觉、温度觉；③情绪：成功后的满足感；④社会：人际交流的技能。

由此可见，一项功能性活动涉及许多方面的技能与能力，需要评估者细心观察及综合判断，才能发现问题，解决问题。

四、ADL 能力及分级标准

日常生活活动能力的分级是对伤、残、病者的独立生活能力及功能残损状况进行定性或定量分析。不同级别可表明不同的功能水平及残损程度，级别的变化又可反映功能的进步或恶化。

1. 五级分级法

五级分级法是最基本的活动分级方法，记录方式简单、明了，便于临床应用。按独立程度分为五级。

表 2-13-1 五级分级法

分级	标准
1级	能独立活动，无需帮助、指导
2级	能活动，但需指导
3级	需具体帮助方能完成活动
4级	无活动能力，需靠他人抬动或操持代劳
5级	该项活动不适于患者

在上述各级中若辅以（轮椅、矫形器、拐杖）等辅助装置，需注明辅助装置名称。

2. 八级分级法

八级分级法是根据伤、残、病者日常生活的独立程度，更详细地将日常生活活动能力分成八级，级别越高，功能越好。

表 2-13-2 八级分级法

级别	活动能力
Ⅰ级	全部生活需服侍
Ⅱ级	部分日常生活需要帮助：床上和轮椅活动，自理活动
Ⅲ级	辅助下进行轮椅活动，穿衣，由轮椅上汽车需要帮助；独立完成床上活动，进食
Ⅳ级	在辅助下把轮椅放入汽车，在平行木中站立及行走；独立完成床上活动，轮椅活动，自理活动，由轮椅上汽车
Ⅴ级	在辅助下把轮椅放入汽车，站立 30～60s，室内行走 9m，登上梯阶高 7.6cm 的带扶手的阶梯；独立完成床上活动，轮椅活动，自理活动，由轮椅上汽车
Ⅵ级	在辅助下站立 30～60s，室外行走 12m，登上梯阶高 7.6～20cm 的带扶手的阶梯，登上高 5～15cm 的路边石阶，从地板上站起；独立完成床上活动，轮椅活动，自理活动，由轮椅上汽车，把轮椅放入汽车，室内行走 12m
Ⅶ级	在辅助下室外行走 12～25m，1 分钟行走 18 m，登上高 30～35cm 的公共汽车阶梯，登上高 20cm 的路边石阶，在健身房内卧倒并站起；独立完成床上活动，轮椅活动，自理活动，由轮椅上汽车或走进汽车，登高上轮椅，上床，上厕所，站立 30～60s，5 次，室内行走 12～25m，行走 18 m 分别用 2min、1min、30s、12s，登上梯阶高 20cm 带扶手的阶梯 10～12 阶，登上 10～20cm 高的健身房内镶边石阶，从地板上站起
Ⅷ级	独立完成全部日常生活活动（包括用轮椅和行走）。站立 30～60s，5 次，连续行走 25～37m，绿灯亮时，于 18s 内通过 18m 宽的街道（包括登上路边石阶），登上梯阶高 20cm 带扶手的阶梯 12～15 阶，在地板上卧倒并站起，自驾车或乘公共汽车旅行

五、ADL 评定常用量表

1. Barthel 指数

Barthel 指数（the Barthel index of ADL）是最常用的 ADL 评定方法。此法简单，可信

度高，灵敏度也高，使用最广泛，还可用于预后。该法对 10 项日常活动的独立程度分级。记分为 0～100 分，临床资料表明 Barthel 指数为 40～60 分的患者，康复治疗的效益最大。Barthel 指数评分表如下。

表 2-13-3　Barthel 指数评分表

ADL 项目	自理	较小帮助	较大帮助	完全依赖
进食	10	5	0	0
洗澡	5	0		
修饰（洗脸、梳头、刷牙、刮脸）	5	0		
穿衣（包括系鞋带等）	10	5	0	
控制大便	10	5（偶能控制）	0	
控制小便	10	5	0	
用厕所（包括擦、穿衣、冲洗）	10	5	0	
床椅转移	15	10	5	0
平地走 45 米	15	10	5（用轮椅）	0
上下楼梯	10	5	0	

Barthel 记分法将 ADL 能力分为良、中、差 3 级：大于 60 分为良；60～41 分为中，有功能障碍，稍依赖；小于 40 分为差，依赖较明显或完全依赖。

在实际工作中，Barthel 指数量表中稍依赖与较大依赖之间的评分尺度不易被评估者掌握，有人对量表中的稍依赖与较大依赖进一步改良划分为少量帮助、中等帮助和大量帮助，便于评估者操作。改良的 Barthel 指数评定标准（表 2-13-4）如下。

表 2-13-4　改良 Barthel 指数评定标准

10 项 ADL	完全独立	少量帮助	中等帮助	大量帮助	完全依赖
大便控制	10	8	5	2	0
膀胱控制	10	8	5	2	0
进食	10	8	5	2	0
穿衣	10	8	5	2	0
入厕	10	8	5	2	0
个人卫生	5	4	3	1	0
自己洗澡	5	4	3	1	0
转移	15	12	8	3	0
行走	15	12	8	3	0
上楼梯	10	8	5	2	0

2. 功能独立性评定（Functional Independent Measurement，FIM）

FIM 评定法是美国康复医学会与美国物理医学与康复学会制定的一项旨在评估功能障

碍严重程度的方法，主要用来评估病人实际完成的能力，而不是其能否完成的潜能，现已成为美国医学康复统一数据库的重要组成部分。经过广泛检验和临床应用，FIM 在世界各地应用具有较好的信度和效度，成为目前国际上最为流行的功能评定方法，有望成为世界统一的残疾功能评定量表。

FIM 量表不仅评定了生活自理活动，而且还评定了言语、认知和社会功能，适用于脑血管意外、脑损伤、脊髓损伤、骨科及其他慢性疾病。

FIM 评定量表有专门的使用指南和使用说明录像带。FIM 评定人员需要经过严格、统一的培训，遵循标准化的操作步骤和详细的使用说明，各评定者之间的评定结果输入数据库后具有可比性，这为康复医学的研究和发展提供了可靠的资料。FIM 评估表和评分标准表如下。

表 2-13-5　FIM 评估表

	内容	入院	出院	随访
自理活动：	A. 进食			
	B. 梳洗			
	C. 洗澡			
	D. 穿上衣			
	E. 穿裤子			
	F. 入厕			
括约肌控制：	G. 大便控制			
	H. 小便控制			
体位转移：	I. 床、椅、轮椅转移			
	J. 进出厕所			
	K. 进出浴室（浴盆、淋浴）			
行走：	L. 平地步行/轮椅			
	M. 上下楼梯			
交流：	N. 理解			
	O. 表达			
社会认知：	P. 社会交往			
	Q. 解决问题			
	R. 记忆力			

表 2-13-6　FIM 评分标准表

功能水平	评分标准	评分
完全独立：	活动中不需帮助。所有作业活动能规范、安全的在合理时间内完成，不需修改和辅助设备。	7
不完全独立：	活动中不需人帮助，但可能有以下情况：活动中需要辅助设备；活动时间比正常长；需考虑安全。	6
不完全依赖		
监护	帮助者与患者没有身体接触；或需帮他准备必需用品；或帮他戴上矫形器。	5
最小帮助	患者用力 75%以上。	4
中度帮助	患者用力 50%以上。	3
完全依赖		
最大帮助	患者用力 25%以上。	2
完全帮助	患者用力 25%以下。	1

注：FIM 评分最少为 18 分，最高为 126 分，根据评分情况，可作进一步分级

第三节　康复治疗

通过日常生活活动训练，不仅希望患者能在其残疾情况许可的范围内，尽可能的自理日常生活，还要帮助患者适应不同的环境，并以最简单的方式和最低的能量消耗来完成这些活动。日常生活活动训练需要借助一些设备与器具，常用的日常生活活动训练器具包括日常生活自助器具、上肢与躯干活动及手精细活动训练器具等。详见有关章节。

一、移动动作

不同伤病患者对卧床体位有不同的要求，但总的原则是保持良好的功能位，防止不良体位对疾病恢复的不利影响。翻身训练除了如脊髓损伤等有特殊的要求外，一般卧床患者均应定时翻身，日间每 2 小时一次，夜间每 3 小时一次，交替采用仰卧位、左右侧卧位，病情允许时应尽量让患者主动翻身。

对于长期卧床患者在病情允许时，应先练习扶起靠坐，然后使之端坐，坐稳后从侧方或前后推动患者，使之保持坐位躯干平衡，再训练前屈、侧屈和旋转时的躯干平衡。臂力良好的患者坐位平衡良好后可进行主动坐起训练。

待患者情况好转后，可进行从卧位到坐位、再从坐位到卧位的反复训练，然后进一步训练床与轮椅之间、轮椅与座椅之间、轮椅与坐便器之间、轮椅与浴盆之间、轮椅与汽车座位之间的转移，具体方法可参考本书的相关内容。训练时应注意：①患者有足够的体力与上肢支撑力时方可进行转移训练；②转移过程中轮椅必须紧贴床、椅等物，不得有空隙距离；③患者上下轮椅时必须先将轮椅刹拉好，勿使轮椅滑动。

二、基本生活动作

1. 进食动作训练

（1）吞咽动作训练　患者意识清楚、有吞咽困难但无误吸，可能时个别指导经口进食，进食时一口一口咀嚼、吞咽，每口量不宜过多，速度不宜过快。训练主要有以下内容：①进

行口唇开合、下颌开合、舌部运动的训练；②以冰冷棉棒刺激吞咽反射；③进行呼吸、构音、咳嗽等训练；④注意调配食物的软度和粘度，使之易于咽下，食物从糊状逐渐过渡到半流食、正常饮食；⑤在进食时使患者处于半卧位或坐位，颈部前屈放松，以利用重力使食物易于摄入和吞咽；⑥必要时采用吸管或可挤压的容器摄食。

（2）摄食动作训练　对上肢关节活动受限、肌力肌张力异常不能抓握或动作不协调而不能正常摄食者，一方面要进行上肢功能训练，练习摄食动作，另一方面可使用自助餐具或加用辅助装置。

2. 洗漱动作训练

对有上肢功能障碍而不能自行洗漱者，一方面要进行上肢功能训练，练习洗漱动作，另一方面可使用自助用具或辅助装置。可进行如下操作训练。

（1）拧毛巾　将毛巾栓在水龙头上，用健手将毛巾冲湿、拧干。

（2）刷牙、剃须　将牙刷或剃须刀柄加大、加长，或在柄上加一尼龙搭扣圈或C形圈，使手掌套入，便于握持使用。

（3）梳头　使用长柄或弯柄梳。

（4）洗澡　使用长柄洗擦具。

3. 穿衣动作

（1）套头上衣的穿脱　穿衣时，先将患侧上肢穿衣袖至肘以上，再穿健侧衣袖，最后套头。脱衣时，先将衣身拉到胸以上，再用健手拉住衣服，在背部从头脱出，出健手，最后脱患手。

（2）开身上衣的穿脱　穿衣时，先将患手伸入袖内，再将衣领拉到肩部，然后用健手转到身后拉过衣服穿上袖子，最后系扣。后伸臂有困难者穿衣时可按穿套头上衣的顺序进行。脱衣时，先将患侧脱至肩以下，将健侧衣领拉到肩以下，让两侧自然下滑，健手先出，再脱患手。

（3）床上穿裤子　患者坐起将患腿屈膝屈髋，放在健腿上；患腿穿上裤腿后尽量上提，健腿穿上裤腿；然后躺下，做桥式动作把裤子拉到腰部，最后臀部放下，整理系带。脱的顺序与穿时相反即可。

（4）坐位穿裤子　患腿放在健腿上，套上裤腿拉至膝以上，放下患侧；健腿穿上裤腿，拉到膝以上后，站起来向上拉至腰部，然后整理。脱的顺序与穿相反进行即可。

（5）穿袜、穿鞋训练　患足穿袜子：先找好袜子上下面，用健手指将袜口张开，手掌对足掌，将脚伸入袜口，再抽出手指整理袜底、袜面，将袜腰拉到踝关节处，最后从足跟处向上拉平整理。健足穿袜子：健腿立膝，足平放在床上，用踇趾压住袜口一端，向上拉袜子，将袜尖整理合适后，拉袜腰至踝关节处、整理；也可将健脚放在患腿上，与患脚穿法一样。穿鞋、脱鞋：应选择穿脱方便的鞋，对弯腰有困难的患者，可用简易穿鞋器协助穿脱。家人到市场上买一普通鞋拔子，用一圆棍将鞋拔子固定在上即成穿鞋器。

4. 改造衣裤

为了便于穿脱，不穿套头衫，上衣尽量不用扣子，改用拉链或尼龙搭扣；裤子不用腰带，改用松紧带；不穿系带鞋，改穿船形鞋，以简化操作。

三、生活关联动作

认知功能和上肢运动、感觉、协调功能恢复较好者可以进行家务劳动训练。进行家务劳动时必须注意安全，不要登高，避免切割伤、烫伤、电伤，必要时使用自助具，例如，轻巧灵便的或带有C形夹的炊具、电话话筒、执笔器、打字器。切土豆、瓜果等圆形食物时使用带有钉子能将圆形食物插入固定住的切菜板。取高处、远处物品时使用长柄的自助器具。

1. 清洁卫生

铺床、打扫、室内布置、洗晒衣服、熨烫衣服等。

2. 烹饪炊事

洗菜、切菜、烹调、餐桌布置、洗涤餐具、炊具等。

3. 财务管理

选购物品、钱财保存等。

4. 其他家务

门户安全、使用电器、抚育幼儿、收听广播、看电视、阅读书报、信件处理等。

四、家访

1. 家访目的

家访通常在病人即将出院或考虑出院的时候进行，由作业治疗师完成。对于病人出院后必须面对的环境，通过家访，治疗师可以获得较为清晰的画面，做到心中有数；也可以使治疗师有机会看到病人回家后与家人、亲属在一起时，如何适应家庭生活；家访也可以方便治疗师确切了解到病人与亲属在共同熟悉的环境里，亲属如何妥善帮助病人；也可以使治疗师看到他在医院教给病人的方法与辅助器具，病人在家中是否用得同样好。例如，在宽敞、平坦的医院病房使用步行架是相当简单的，但在窄小楼梯中或杂乱小屋中使用起来就不那么容易。

2. 与ADL有关的常见问题和对策

（1）门口与过道　①开大门困难/门不易开关或沉重：降低门弹簧的强度，用磁性门钩或条形；②弹簧锁替换：用轻巧的弹簧替换旧弹簧；去掉室内的门或台阶；安装合适的自动门；③锁门困难/开门困难：加大锁匙把手；放低锁的位置；把锁换成容易开的类型；④使用电梯困难：确保使用者明白电梯的用法；使用辅助器具帮助控制电梯开关；申请换到一楼住；确保控制器很好使用并清楚地注明使用方法；⑤上、下楼梯困难：楼梯的高度和宽度改建并适合病人使用；用最合适的方法教病人安全通过楼梯并在一小段阶梯上预先进行训练；配两件助行器（一件放在楼上，另一件放在楼下）帮助安全通过楼梯；安全使用辅助器具；事先计划，避免反复上、下楼梯，如把常用物品放在楼下，在楼上、楼下都准备小便器具；重新安排房子避免使用楼梯；安装升降梯；在一楼加建卧房/浴室；或申请一楼套房/平房；⑥走廊太窄：清除走廊和门厅中所有不需要的物件。

（2）客厅　①使用电话困难：在电话机下方放置防滑垫；把桌子调整到更合适的高度；配以电话拨号辅助具；把电话移到更方便的地方并确保电话畅通；②使用椅子困难：升高椅子高度；配备固定/额外的坐垫；确保走向椅子时无障碍并且椅子是安全的；提供设计合理的椅子；③客厅难以通过：去除不必要的家具；重新安排家具，使用一条畅通的过道；提供小的能折叠的辅助器具；教病人在不使用辅助器具的情况下出入客厅；提供手扶栏杆；④窗户/窗帘够不着或打不开：提供辅助器具用以拉窗帘；用合适的竿/绳索拉窗帘或用电子控制；用百叶帘代替窗帘。加大开窗的把手；用推拉式控制取代扇形打开窗户的方式；⑤控制录音机/电视机困难：可加大控制开关；迁移家电到容易控制的位置；合适的自动控制开关；也可将电视机换成容易操作的型号，如遥控功能齐全且按键大。

（3）餐厅　餐桌太高/太低或不适合轮椅进入：可通过加长或锯短桌腿调整餐桌的高度；

或使用较高/较低的椅子；根据病人的情况决定是否要扶手，是中风病人则需要扶手，如是截瘫病人则需要一个扶手可拆卸的椅子以利于转移。

（4）厨房　①橱柜够不着：把必需品、常用品放到方便取的位置；根据需要重新悬挂橱柜；也可使用可旋转壁橱；镶着塑料外套的金属储物架可安装在厨门上。柜子下面或墙面上；充分利用各种钩子、磁性或粘贴悬挂物件；建议不要整批大包装的储放物品；②洗涤槽、水龙头够不到：安装适合病人使用高度的水龙头；配以可旋转水龙头；根据需要降低或抬高水槽，比如可用木头垫在水槽底部以抬高水槽；水槽底下的橱柜除去橱门便于碗筷等物品放入；③烹调操作困难：配备可滑动板在烤箱或微波炉与操作台之间传送食物；加大炊具把柄；可将炉灶垫高或降低来适合病人使用；根据病人的需要可使用与桌面齐平的炉具或错层式炉具（指炉具之间不同高）；也可联系电力、煤气部门的家庭咨询服务，提供改装服务；感觉丧失的病人避免使用烤箱；容易遗忘的病人可使用自动定时器，或改用微波炉；④灶台高度不合适：根据需要加高或调低灶台；迁移橱柜到方便操作的地方；配备高凳；改用电动升降台面。

（5）卧室　①不能上床或下床：通过加高或锯短床腿来调整床的高度；通过去除床垫来升高或降低床；或加厚床板来垫高床；截瘫病人也可使用医院所用的床，通过升高/降低床头来帮助病人起床/卧床，有条件者，最好使用全自动可调控的专用床；配备床边辅助器或床栏杆或结实的支持物；在床边使用防滑地板或地毯；② 床上用品太重而不能使用：去除厚重的棉被、毛毯，换上较轻的丝棉被；鸭绒被或保暖轻便毛毯；通过穿加厚的睡衣来减少被褥；③衣柜门或抽屉太重而不能打开：确保抽屉易于拉动并且不要装太多衣物；将经常穿的衣物放到最方便拿的抽屉；用方便取用的简易衣柜来替代传统的抽屉木箱等；用易滑动的推拉门或布帘取代沉重的衣柜木门。

（6）浴室　①病人不能进出浴缸：通过教各种转移方法来帮助病人安全进出浴缸；在浴缸里放座位、使用防滑垫、在最合适的位置安装扶手；有条件的家庭可购买升降机来帮助病人进出浴缸，尤其是高位截瘫病人。在浴缸边放浴椅，用活动式淋浴水龙头；也可去除浴缸，改用淋浴；病人无法独立完成者，也可以请钟点工或保姆帮助；可根据病人实际需要量身订造、专门设计；②洗脸盆够不着：降低/升高洗脸盆；改装水龙头到最方便使用的位置；去除洗脸盆下方的橱柜；在洗脸盆边配椅子或凳子；最好根据病人情况专门设计；③病人不能使用抽水马桶：若抽水马桶太低，可加高抽水马桶座位；在抽水马桶边安装扶手；在轮椅上安装便溺器；配备尿壶；配备厕用卫生椅。

上室外厕所很困难：安装合适的扶手；确保路面平坦且不滑。有条件者，可在屋内加建卫生间或换房子。

康复诊断：脑性瘫痪，日常生活活动能力低下

康复处方：

1. 抗痉挛治疗，抗异常体位治疗、痉挛肌缓慢持续被动牵拉、矫形器固定等等。

2. 物理治疗，改善步态，提高转移、行走、上下楼梯等功能。

3. 作业治疗，改善上肢和手的功能，集中对患儿进行穿衣和如厕训练，鼓励在娱乐活动中，提高手眼协调能力。必要时借助辅助具以达到独立的 ADL 功能活动能力，尽早上幼儿园，加入同龄儿社会。

Summary

Activities of daily living (ADL) include the self-care tasks of eating, grooming, dressing, bathing, and toileting. Mobility or transfers, communication, and home management frequently are included in this category. New terms, such as performance skills, or tasks have been introduced to define the broad areas of function, self-maintenance, work, and play and leisure.

ADL performance is emphasized on the early stages of medical rehabilitation because of the primacy of care in the continuum of functional independence. Brockhurst et al had demonstrated the use of task analysis in assessing dressing. There are many advantages of using task analysis in ADL assessment including a. more sensitive to small changes, b. facilitate communication among occupational therapists, c. treatment indicated, The task analysis of ADL is reviewed in this chapter. These activities can also be evaluated using standardized test, such as the Modified Barthel Index, and Functional Independent Measurement. Many nonstandardized test for functional assessment are also available.

Activities are the core of the occupational therapy process. The therapeutic value of craft and other ADL activities is determined by careful analysis of their intrinsic and extrinsic characteristics in combination with the growth potential of those qualities that can be provided for the client. Active participation by the client in understanding the purpose of selecting, and engaging in the activity is essential and motivating. The knowledge base of the occupational therapist to support the activity synthesis appropriate for specific patient needs through task analysis, use of activity for treatment, ability to provide suitable instructions, and ability to adapt the activity and the instructions to suit the circumstances.

The other part in this chapter is to look at home visits from the hospital professional point of view, and to suggest some possible solutions to the more commonly encountered problems.

（窦祖林）

第十四章　假肢与矫形器的应用

病例

男，15 岁，痉挛性脑瘫。目前四肢、躯干肌张力高，躯干轻度侧弯，双髋关节屈曲挛缩，双膝关节屈曲挛缩 25 度，踝关节呈 20 度严重外翻，双足畸形，可在助行器的帮助下行走。考虑到患者还处于身体发育阶段，为防止关节继续挛缩变形、提高步行能力和生活自理能力，决定为其佩戴带有躯干姿势控制装置的髋膝踝矫形器（HKAFO）。

第一节　概　述

康复工程学（rehabilitation engineering，RE），是运用工程学的原理、手段和方法，研究残疾人全面康复中的工程技术问题，研究残疾人的能力障碍和社会的不利条件，以最大限度地补偿或恢复因伤残所造成的肢体、器官缺损或功能障碍的科学，是重要的康复手段之一，特别是对于一般治疗方法效果不理想的身体器官缺损和功能障碍者，它是一种主要、有时候甚至为唯一的治疗手段。

病例中的患者，四肢的骨骼和关节已出现广泛的畸形，造成步行、自理能力等障碍。通过装配矫形器并配合康复训练，不仅可以控制畸形的发展，而且可以提高患者的步行能力。假肢学和矫形学（prosthetics & orthotics）属于康复工程范畴，是跨临床医学、生物医学、生物力学、机械工程等多门学科的边缘学科。国外假肢矫形器的应用比较普遍，2 亿人口的美国、有 684 个矫形假肢部门、平均每 29 万人有 1 个；日本每 21.8 万人有一个。德国的矫形器更为普及，每 4.16 万人就有一个。我国有肢体伤残人 800 多万，其中约 35%需要装配假肢和矫形器，而目前假肢矫形器的配置率很低，特别是矫形器。

一、矫形器

矫形器（orthosis）是在人体生物力学的基础上，作用于人体四肢或躯干，以预防、矫正肢体畸形，治疗骨、关节、神经和肌肉疾病及功能代偿的体外装置，它是利用矫形器治疗疾病和训练患者功能的学科及技术，在康复医学领域占有十分重要的地位。矫形器的基本作用包括：① 保护作用：通过矫形器对受损、疾病肢体的固定，保持肢体、关节的正常对线关系，维持肢体功能位置，促进炎症、水肿吸收，减轻疼痛，从而促使病变愈合；② 稳定作用：通过矫形器对肢体异常活动的限制，维持骨、关节、脊柱的稳定性，有利于病变组织修复，肢体功能重建，缓解痉挛，改善功能活动；③ 代偿作用：通过矫形器的外力源装置，代偿已瘫痪肌肉的功能，对肌力较弱者给予助力，使其维持正常运动；④ 矫正作用：通过力学原理矫正已出现的畸形，充分保持肢体功能位，以预防潜在的畸形发生和发展；⑤ 减轻患肢承重：站立、行走时，通过矫形器力学的传导作用，使患肢完全或部分免除身体自身的重力。

以往矫形器的名称很多，如：支具（brace）、夹板（plint）、矫形装置（orthopedic device)、矫形器械（orthopedic appliance）等等。美国国家假肢矫形器教育委员会于1972年提出了统一矫形器命名方案，将矫形器作用于人体相关各关节英文名称的第一个字母连在一起，再取矫形器英文“orthosis”中的第一个字母“O”，构成矫形器的名称。如手矫形器（hand orthosis）缩写为HO，又如踝足矫形器（ankle-foot orthosis）缩写为AFO，1992年国际标准组织（ISO）把上述方案确认为国际标准，逐渐在各国推广普及。矫形器有多种分类方法，按治疗部位分为脊柱矫形器、上肢矫形器及下肢矫形器三大类；按治疗阶段可分为临时矫形器、治疗期矫形器及代偿期矫形器；按治疗目的又可分为固定性矫形器、活动性矫形器及免负荷式矫形器等；还可以按制作材料分类，如石膏矫形器、塑料矫形器、金属矫形器、皮革矫形器、碳纤材料制作的矫形器等。

二、假肢

假肢（prosthesis）是使截肢（amputation）者重新获得功能和正常外表形象的装置，是为弥补截肢者肢体缺损而制造装配的人工肢体。假肢是由与残肢相接触的接受腔（Socket)、机械关节、假脚或假手、连接件、外装饰海绵套等组成，假肢接受腔须根据个体的残肢情况定做。假肢的基本功能包括：①悬吊；②传递力和运动；③包容残肢；④美观。创伤、动脉性供血障碍、肿瘤、感染等是导致截肢的常见原因。随着人民生活水平的提高，血液循环障碍和交通创伤已成为我国肢体截肢最主要的原因。

假肢按截肢部位分为上肢假肢（upper limb prosthesis）和下肢假肢（lower limb prosthesis)。下肢假肢按功能又可分为日常型和运动型。假肢还可以按装配时间分为：①术后即装假肢（Soft prosthesis)，即在手术台上，直接在残肢上制作石膏接受腔的假肢；②早期假肢，即在残端愈合后5～6周装配假肢；③晚期假肢，即残肢萎缩基本停止时装配，一般在6个月后，此时装配假肢的不足之处在于：由于等待、病人失去了训练肌肉力量及维持关节活动度的宝贵时间。早期装配假肢是最佳的方法、可以避免和减少并发症的发生几率。

第二节　康复评定

假肢矫形器的治疗作为康复医学的四大治疗手段之一，装配前后的康复评定既是我们治疗的依据、又是评价假肢矫形器疗效的尺度。假肢矫形器的评定包括为患者基本情况评定和假肢矫形器疗效评定两个方面，必须强调的是：这项工作需康复小组（team work）的所有成员共同来完成，并由假肢矫形医生负责组织。假肢矫形技师的任务是按照评定情况来制作矫形器假肢。

一、矫形器的评定

1. 患者基本情况

主要包括病人一般情况评定、功能情况检查（主要包括关节活动度、肌力检查、各种感觉检查等)、日常生活自理能力（ADL）评定等。

2. 矫形器的适配情况

矫形器适配情况评定由患者的主治医生组织，通过对运动能力、ADL水平等进行相应的评价，确定矫形器是否达到设计的要求、肢体功能是否得到改善。

二、假肢的评定

1. 患者基本情况

包括病人一般健康情况、患者所处环境、日常生活能力及残肢状况等临床检查。残肢临床检查又包括：截肢原因、截肢方法、残肢运动学、残肢力学条件、伤口和皮肤状况等内容。截肢部位和残肢的生物力学状况对假肢能否起到满意的代偿功能有很密切关系。截肢时，应力求塑造一个功能良好的残肢，为以后假肢能发挥更好的代偿功能创造条件。一个理想的残肢是指：有适当的长度，残端上有适当的软组织覆盖，无感染溃疡，无肿胀疼痛，残肢侧关节功能良好、无挛缩畸形。如果残肢不良，会直接影响假肢装配的效果，残肢有严重并发症者，须进行残肢修整术后才能安装假肢。

2. 假肢的适配情况

一具理想的假肢应达到：①有较好的肢体代偿功能，能稳定、便利地支撑人体完成行走、站立、坐、蹲、转体、上下台阶等动作；②轻便灵活且经久耐用，应采用通用配件，以便于维修和更换。假肢关节尽量接近人体生理关节功能，连接件不仅要紧固牢靠，而且便于对线（alignment）调节；③接受腔设计制作合理，与残肢适配好，无压痛等不适感。不仅保证截肢者随意控制假肢，还要穿脱方便，便于清洗保洁；④外形逼真、长短一致，形状、质感、颜色要接近患者健肢；⑤能根据患者的特殊需要求，制作专用假肢（如洗澡或游泳用、田径运动用等）。

第三节　康复治疗

完整的假肢矫形器装配过程是根据评定进行设计与制作，并根据试穿反馈的结果、再对设计方案进行修改与完善，以达到假肢矫形器最佳的装配效果。

一、矫形器假肢装配的目的

①最大限度代偿肢体失去的功能，矫正肢体畸形，促进肢体功能改善；②改善患者的步行能力；③提高生活自理能力；④提高社会适应能力，改善生活质量。

二、矫形器假肢应用的原则

①康复小组的工作应协调一致；②提倡假肢矫形器早期介于；③矫形器假肢设计制作需科学化和医学化；④康复的其他治疗与假肢矫形器治疗要同时进行；⑤患者及家庭积极配合，提高治疗疗效。

三、矫形器的处方

矫形器处方是将矫形治疗的目的恰当地落实到具体的制作过程中的重要环节，最终保证病、伤、残者穿戴后的治疗作用，在矫形器的处方中应明确下列内容：①一般资料：病人的基本情况，如姓名、性别、年龄、职业、病因、病程、临床诊断、功能障碍等。②配戴目的：装配矫形器的目标和作用，比如是对肢体的保护还是矫正畸形，是固定关节还是促进其运动。③涉及的部位：明确矫形器作用的部位，如肢体的某一段，某一关节或数个关节。④基本材料：制作矫形器主要的材料，如铝合金、不锈钢、塑料、皮革、石膏等。⑤关节种类：矫形器的关节部分，包括关节的活动形式、范围及零部件。⑥附属配件：这类物件为辅助材料，如固定矫形器用的布带、金属扣、金属环，产生动力的弹簧、橡皮筋、钢丝等。⑦免负荷形式：肢体的非承重形式是部分免负荷还是完全免负荷，是以牵引的方法还是支撑的方法等。⑧特殊事项：指医师或治疗人员对要特别记录的事项，如重要的检查报告、评定的主要资料、病人特殊的需要及其他注意的方面。⑨试穿时间：从病伤残者开始穿戴矫形器之日起记录时间，以便确定随访时间。⑩签名：医生和制作者的姓名，并注明处方日期。矫形器除通过画轮廓图或取石膏阳性方法定制外，还有按模具制作的成品矫形器和通过计算机辅助设计来制作。总之，矫形器产品的每个部分进行设计时应以解剖和生理学知识为依据，使其具有针对性、功能性、易于接受且与身体相关部位适应良好的矫形器。

四、矫形器的临床应用

矫形器的产品有上万种类型，常用的矫形器有：

1. 脊柱矫形器

脊柱矫形器主要包括：颈椎矫形器、腰骶椎矫形器和胸腰骶椎矫形器。按材料的不同可分为软性和硬性矫形器。软性矫形器主要指颈托和腰围，其主要作用是减轻脊椎及其周围组织的承重，限制脊柱运动，保持良好对线，预防椎体的变形和软组织挛缩，减轻疼痛。多用于颈腰椎不稳定或滑脱、颈椎病、腰椎间盘突出症、颈腰椎术后、颈腰部软组织疼痛或肌无力等。硬性矫形器主要有硬性头颈胸椎矫形器、斜颈矫形器、胸腰骶椎矫形器和脊柱侧凸矫形器等，其主要作用是限制脊椎运动，减轻负荷并有一定的牵引作用。脊柱侧凸矫形器一般用于 cobb 角 20～50 度的脊柱侧凸畸形的治疗，特别是对青少年发育期的特发性侧凸有较好的治疗效果。为达到矫形器理想的治疗效果，每个患者穿戴后均要为其认真地调节。

2. 上肢矫形器

常见的上肢矫形器包括：手指矫形器、腕手矫形器、肘关节矫形器和肩关节矫形器等，各种矫形器又可分为固定式和活动式。固定性矫形器的目的主要是利用三点力作用原理对关节进行矫正并固定于功能位，适用于各种原因引起或可能引起的关节变形、骨折或肌腱撕裂后的固定等。例如：对掌矫形器，保持拇指与食指和中指的对掌位，多用于手掌部及拇指损伤后，以防止手部疾患可能造成的虎口挛缩；肩外展固定性矫形器，使肩外展 70～90 度，肘关节屈曲 90 度，常用于腋神经麻痹、肩袖断裂、肩关节处骨折、肩脱位整复后、臂丛神经损伤、急性肩周炎等患者。活动性矫形器的作用主要是应用弹簧和橡皮筋的外力牵动关节运动，常用于因神经麻痹引起的肌无力，以提高关节活动能力，预防或矫正关节挛缩；也有的活动性矫形器的目的是限制关节活动的范围，对肌肉、肌腱和关节起保护作用。例如：功能性上肢矫形器，它可通过健侧肩及躯干的运动，带动矫形器来牵动患侧，以代偿患侧上肢功能，主要用于全臂丛神经麻痹及上肢重度肌无力的患者。另外，还有一种安装在轮椅上以帮助上肢功能活动的矫形器称为平衡式前臂矫形器或轮椅式前臂辅助装置，它利用连动杆和两个滚动轴支撑上肢，依靠肩胛带的运动使上肢保持在进食的功能位，帮助吃饭、饮水等日常生活活动。

3. 下肢矫形器

常见的下肢矫形器包括：踝足矫形器、膝踝足矫形器、髋关节矫形器、截瘫步行器以及矫形鞋和矫形垫等。各种矫形器按材料不同可分为塑料型矫形器和金属型矫形器。其治疗作用主要包括预防或矫正关节畸形、限制关节活动范围、稳定关节、纠正异常步态及改善功能等等。常用于中风、脑瘫、腓神经损伤等所导致的足下垂；先天性踝关节内、外翻；下肢痉挛或肌肉无力导致的膝关节伸展不良、膝反屈、膝关节不稳；痉挛型脑瘫引起的髋关节内收内旋式剪刀样步态；先天性小儿髋关节脱位；骨折固定，等等。当下肢需要减免承受体重时，如下肢骨折、关节或韧带损伤、肌肉无力、关节屈曲挛缩、下肢行走疼痛等等，可采用免负荷式矫形器，它分为部分免负荷和完全免负荷二种，前者是患肢承受部分体重，而后者是足部完全离开地面，通过矫形器将体重传至足蹬。矫形鞋是治疗足部疾患的特制鞋类，主要用于减轻足部疼痛、转移足部压力、保持下肢站立和行走时的平衡、改善步态等等。从矫形鞋的功能作用上可分为用于下肢不等长时的补高矫形鞋、为弥补足部缺陷的补缺矫形鞋和为纠正足部畸形的矫正矫形鞋，以适应下肢功能的不同需要。矫形垫亦称足垫或足托，一般采用硅胶、海绵或其他软性材料制成，有时也采用强度大的高温热塑材料制成。如弓形足足托置于足底下，便于足部压力分散，减轻负荷，用于治疗弓形足；跖骨垫置于跖骨小头后方，以防止足向前滑动，适于跖骨小头痛、马蹄足、槌状趾、第Ⅳ骨缩短等；舟骨垫置于跖骨头后方至距舟关节处，以支撑内侧纵弓，治疗扁平足、外翻足、弓形足；足弓垫置于足弓下方，以治疗扁平足。

4. 矫形器不良作用与预防

（1）制动引起的失用性肌萎缩、肌无力　预防：对治疗过程中要求不应活动的关节采取肌肉等长训练的方法，使肌肉得到有效的训练以保持关节的稳定。对长期配带矫形器的肢体，每天应安排一定的时间使肌肉能有主动的训练。

（2）固定造成的关节挛缩　预防：对关节进行被动运动、使关节维持正常的活动范围，同时，避免矫形器对邻近关节的活动限制。

（3）引起肌痉挛加重　预防：避免短时间内时穿时脱，否则易引起肌紧张，痉挛加重。每次穿戴时间原则上不小于 2 个小时。

（4）压疮　预防：避免矫形器对骨突起部位和关节的压迫，定期检查皮肤，做好皮肤护理，还要注意矫形器对肢体应施加合适的压力。

五、假肢的临床应用

上肢截肢患者装上现代肌电假手能正常地抓握东西，下肢截肢者配戴智能控制的假肢后，不仅能行走，还可以像正常人一样蹦跳、踢足球、打篮球等等。假肢功能代偿的好坏，除与假肢品种、材料、零部件选择有关外，最重要的还取决于残肢与假肢接受腔是否适配以及装配假肢前后的是否进行系统的康复治疗。

假肢由于配件和功能不同有上千种种类，常用的假肢有：

1. 上肢假肢

通常按结构和截肢部位来分类。从功能作用上可分为（1）装饰手：主要起到美容作用，功能很小；（2）工具手：便于劳动；（3）功能性假手：美观兼有较好的功能；（4）肌电假手：以生物电为动力，结构较复杂，目前多应用于前臂截肢患者。按截肢部位可分为假手指、掌部假手、腕部截肢假手、前臂假手、上臂假手与肩部假手等。上肢假肢中除了手指部和掌部截肢只能装配美容手外，其他部位截肢的患者都可以根据需要装配各种功能性的假手，达到生活自理的康复目标，有些患者甚至可以重返工作岗位。目前最为先进的上肢肌电假手可以感应到抓握物体的软硬程度。

2. 下肢假肢

下肢假肢从假腿选材和结构上可分为木质、皮质铝合金、塑料、玻璃钢树脂等假腿；从结构和传动上可分为铰链型、骨骼机械传动型、液压或气压传动型假腿等。从截肢部位又可分为足部假肢、踝关节离断假肢、小腿假肢、膝关节离断假肢、大腿假肢和髋关节离断假肢等。由于截肢部位和假肢结构的不同，其代偿功能也有所区别。大多数假肢能代偿行走、上下楼梯、跑跳等日常活动，一些患者穿上特殊制作的假肢还能参加游泳、滑雪、射击等体育活动。最新制造的电脑大腿假肢具有随步频变化的跟随功能，能够随意控制假肢摆动的速度，并能防止病人意外摔倒。

由于人体双腿的基本功能是站立行走，而上肢手的功能是精细技能操作，其变化灵活多样，假手的装配仅能代偿几种基本动作，难以达到多种精细动作的要求，因此，下肢假肢的代偿功能要优于上肢假肢。总之，随着生物科技发展，一些新的生物科学技术已经进入临床实用阶段，如植入式大腿假肢等，这些新技术将为未来的假肢矫形器在提高患者的功能上发挥更大作用。

康复诊断：脑性瘫痪，痉挛型四肢瘫
康复处方：建议使用矫形器控制畸形发展、提高行走能力

1. 装配带躯干控制的髋、膝、踝、足矫形器 HKAFO，使膝关节固定于被动牵伸位，并限制髋关节屈曲。

2. 加强其他康复治疗，包括：
(1) 抗关节畸形的牵拉治疗；
(2) 躯干、上肢、下肢平衡的训练；
(3) 加强步行能力训练；
(4) 加强日常生活能力训练。

每三个月进行一次康复评定，调整康复治疗方案，应特别注意矫形器的及时调整和定期维护。

病例中患者使用了大腿矫形器后，患者从以前一次只能步行 20 米，提高到 600 米，步行能力大大提高，膝关节、髋关节、踝关节及脊柱侧弯畸形得到了有效控制，同时日常生活能力也有了明显的改善。

Summary

There are more than 8 million amputees in China, and about 35% of them need to wear the prosthesis and orthosis. But disposition rates of the prosthesis and orthosis remain very low presently, especially for orthosis. Now the amount of orthosis in demand is approximately 2.18 million in China, but we can only produce 30,000 every year. Prosthetics and orthotics are subjected to science of rehabilitation.

A prosthesis is a kind of device that can help amputee resume the body function and the appearance. The wound, the arterial impediment of blood-purveying (blood circulation impediment), the tumor, the infection, and the osteomyelitis are the common reasons that cause amputation. Along with people's lives level enhancement, the blood circulation impediment and wound from the accident of transportation have been considered as two main reasons for the amputee. Prosthesis has the function of suspending, replacing the lost part of body to walk and recovering body's appearance. There are two types of prostheses which are the upper prosthesis and the lower prosthesis. According to the function, there should be classified as sports-prosthesis and the daily life-prosthesis.

An orthosis is a ectogenesis supporting device that improves the functional impediment in nervous system of the skeletal muscle of the body (four limbs, spinal column), conforms to the biological mechanics principle, and be used to limit or ameliorate the movement function of the body or to adjust the load condition of some bodily region.

According to the covering section of the body, orthosis may divide into the lower limb orthosis, the upper limb orthosis and the spinal column orthosis; according to the medical goal, orthosis may divide into the medical orthosis and convalescence orthosis, according to the using goal, also the stationary orthosis, the holding orthosis, exempt load orthosis, corrective orthosis, keeping-stands orthosis and the tractive orthosis. Orthosis is to be feactured by delineating or moulding with gypsum, as well as by molding and CAD/CAM. Orthosis mainly has four main biological mechanics function such as stabilizing and supporting, correcting, compensating, and fixing.

Prosthetic and orthotic treatment is one of the four main treatment methods in sense of convalescence medicine. To give a scientific assessment before and after the assemble of prosthesis and orthosis is not only the base of our therapy but also the criteria of assessment of orthosis' curative effect. Prosthetic and orthotic evaluation usually includes the disabled degree and the patient's ordinary circumstances, as well as prosthetic and orthotic curative effect. This work should be completed together by all members of the convalescent team work.

Most of the patients can live with prosthesis and orthosis by themselves, and return to the social activity. At present the disabled person's quality of life has been improved with more and more therapy apparatus in accord with biology mechanics.

(赵正全　汪　波)

第三篇

临床常见伤病的康复

第一章 脑 卒 中

病例

患者，男，62岁，因突发右侧肢体不能活动30分钟来急诊科就医，当日急诊头颅CT诊断为左侧基底节梗死。由急诊科转入神经内科，经神经内科保守治疗2周余，病情稳定后转入康复科进一步功能治疗。现发病已经3周，生命体征稳定。既往有高血压病史，正规服药。查体：神清合作，言语交流尚可，右侧肢体感觉减退，肌张力增高，Ashworth痉挛量表评定：上肢1^+级，下肢2级，Brunnstrom肢体恢复分期：上肢Ⅱ期，下肢Ⅲ期，右侧跟腱反射亢进，Babinski征（+），能独自坐，在一人搀扶下可以站立，但不能行走。

第一节 概 述

上述病例，从发病到临床表现，都是一个典型的脑卒中病例，并经头颅CT检查，诊断明确。

一、流行病学

脑卒中（stroke），又称中风或脑血管意外（cerebral vascular accident，CVA），是一组突然起病，以局灶性神经功能缺失为共同特征的急性脑血管疾病。

1980年世界卫生组织协调进行的12个国家17个研究中心的脑卒中协作研究表明：首

次脑卒中的年发病率在15～287/10万人口之间，最高的是日本，最低的是尼日利亚。我国脑卒中的平均年发病率城市219/10万人口，农村185/10万人口，大体与世界平均发病率200/10万人口水平一致而稍有偏高，但仍属于脑卒中高发地区之一。

脑卒中的世界平均患病率为500～600/10万人口，我国6城市调查结果为719/10万人口，21省农村调查结果为394/10万人口，台湾脑卒中患病率为1642/10万人口。

脑卒中包括脑梗死（cerebral infarction）、脑出血（intracerebral hemorrhage）和蛛网膜下腔出血（subarachnoid hemorrhage）。脑梗死包括脑血栓形成（cerebral thrombosis）、脑栓塞（cerebral embolism）和有神经系统定位症状、体征的腔隙性脑梗死（lacunar stroke），不包括短暂性脑缺血发作（transient ischemic attack，TIA）和无症状性脑梗死。脑出血、脑血栓形成多数由高血压和动脉硬化引起；脑栓塞多见于有心脏病的患者，如心脏瓣膜病、心肌梗死栓子脱落堵塞脑血管；蛛网膜下腔出血多因脑动脉瘤、血管畸形等引起。

二、脑的可塑性

1. 脑可塑性概念

脑可塑性（brain plasticity）是由Bethe A在20世纪30年代初首先提出，他认为可塑性是指生命机体适应发生的变化和应付生活中危险的能力，是生命机体共同具备的现象，也是中枢神经系统在受到打击后重新组织以保持适当功能的基础。人脑之所以具有高度的可塑性不是由于再生而是由于动态的功能重新组织或适应的结果。60年代后期，Luria等人进一步完善了功能重组的理论，提出脑损伤后的残留部分，通过功能上的重组，以新的方式完成已丧失了的功能，并认为在此过程中，特定的康复训练是必需的，因此，这一理论又称为再训练理论。

2. 脑可塑性形态学依据

在形态学上，中枢神经系统细胞死亡后确是不能再生，但不能再生的概念并不能用于轴突、树突及突触联结上，轴突长芽并导致功能恢复很容易在海马中证实。动物皮层中脑神经细胞体被证明只占皮层容积的3%，而树突、轴突和神经胶质却占97%，对老年脑可塑性的最新研究也证明，即使在老年，虽有神经元退化或死亡，但树突等仍有可能增多。当脑操作部分神经死亡时，存活细胞的丰富轴突可以通过侧支长芽等来取代丧失的轴突。

3. 脑可塑性生理学依据

在生理学方面，关于脑的可塑性有以下几种假说。

（1）功能再现　该假说认为神经系统的结构分为不同的等级，一种功能往往在神经系统的不同水平上再现。神经系统中由于高等级的部分发展较晚，易于兴奋，对功能起精细的调节作用，对较低级的部分有抑制性的影响，因此，当这一部分损伤后，较低级的部分就从抑制中释放出来，并尽力去完成失去的功能。

（2）功能与形态脱节　该假说认为当脑的一部分损伤后，未损伤的脑组织失去了来自损伤区的正常传入冲动，引起“休克”，使正常部分也不能发生作用，从而出现了临床症状，由于这种休克是一种功能与形态暂时脱节的状态，因此，随着休克的消失，未受损脑部分将重新恢复功能，而未恢复的症状则是直接与损伤区有关。

（3）功能替代　该假说认为未受损伤的大脑皮层能承担（替代）受损部分已经丧失的功能，但其前提条件是正常部分必须具有能完成受损部分功能的能力，且在替代时没有执行其他的功能。

4. 脑可塑性在人体的证明

早在20世纪30年代就有作者报告大脑半球切除520mg后，患者仍能恢复包括步行能力在内的运动控制能力，其后，不断有作者报告切除一侧大脑半球后经过学习和训练，余下的一侧半球仍足以维持一个人基本的运动、感觉及正常的社会交往能力。

美国康复医学教授 Bach Y Rita 一直致力于研究中枢神经系统损伤后的恢复机制，曾撰文介绍了其父患脑卒中后，经过康复训练功能得到恢复的情况。他的父亲66岁时患脑干梗死，急性期后每日接受3小时的康复治疗，并积极参与家庭治疗，如自己洗碗，当手出现痉挛时就放在温水中浸泡，坚持练习用患侧手打字，经过不懈的努力，又恢复了全日工作3年，最后在72岁步行登山至9000英尺时死于心肌梗死。死后尸检发现97%的锥体束有病理改变，只有大约3%保留完好，仅依靠这3%的锥体束就能帮助他在生前恢复全日工作，并能步行爬山。由此可见中枢神经系统的代偿能力之大。

三、脑卒中后的功能恢复

1. 恢复的形式

脑卒中后的功能恢复分为自发性恢复和治疗性恢复两大类。

(1) 自发性恢复　是指发病后在没有任何治疗因素（如药物、手术、康复训练等）的干预下，病情自然缓解，功能得到不同程度恢复的过程。世界卫生组织于1989年曾发表了1份关于脑卒中的专题报告，其中指出“脑卒中后数小时到数月时间内，有相当一部分患者的神经症状可以自发地部分恢复，偶尔可以完全恢复。”由于这类患者大多未能及时就医，多在以后复发或再发时追问病史而知，因此，对其恢复的具体过程难以研究。

一般认为自发性恢复多在发病后早期，其机制可能有2个方面，一个是局部因素作用，包括病灶周围水肿的消退；病灶局部和周围的血管反射性痉挛、甚至闭锁后的再沟通；正常时不开通的某些侧支循环的开放或形成等，目前，尚无足够的确切证据能证明上述因素在长期的功能恢复中起作用。另一个方面是脑的可塑性作用。

(2) 治疗性恢复　有关治疗性恢复的研究甚多，不少作者都先后描述过运动功能的恢复顺序，其中尤以 Brunnstrum 的恢复6阶段最具代表性（表3-1-2）。

2. 恢复的时间与过程

脑卒中后的恢复差异很大，从留有严重的残疾到几乎完全恢复，其恢复时间和过程与损伤性质（缺血、出血、外伤）、损伤程度、损伤部位及年龄等因素有关。肢体功能恢复的顺序一般为：先下肢后上肢，而上肢的恢复顺序为肩、手、拇指。20世纪80年代以前的观点认为绝大多数的运动功能在发病后一个月内，80年代以后不少作者提出在发病后前3个月内恢复最快，3个月后开始减慢，6个月后进一步减慢，但一年后仍有缓慢恢复。近年来更有作者报告，发病后2年患者，经过强化康复训练，运动功能仍有改善。根据世界卫生组织在80年代后期组织多国专家进行的一项专题调查报告，单纯运动障碍的患者，发病后14周有可能独立行走，运动障碍伴有感觉障碍者，发病后18周（4个半月）有35%的患者可能会独立行走，如果这期间不再恢复行走功能，以后恢复独立行走的可能性比较小，但在28周（7个月）内仍有可能达到借助助行器如手杖行走的水平。近年来新的观点认为脑卒中的恢复过程没有终点，只是恢复的速度逐渐减慢。对那些留有终生躯体和认知残疾的患者来说，仍有可能通过不断地学习和训练，去掌握某种新的功能或去适应新的环境。

四、康复治疗的时机

对脑卒中患者进行早期治疗和康复，降低患者的残疾程度，提高患者的日常生活能力，使其尽早回归社会，是脑卒中治疗的重要内容。

早期康复治疗是脑卒中急性期治疗中的重要组成部分，究竟什么才叫“早期”？国外有学者提出脑梗死在发病后 3 天，脑出血在发病后 5～7 天开始康复治疗。日本上田敏教授于 1987 年倡导“脑卒中康复应从急救开始”。还有些学者提出超早期康复的概念，即在发病的第一天就开始采取康复治疗，与临床药物治疗同步进行。国内多数学者认为发病后 30 天内进行康复治疗均为早期。一般来说病情稳定后就可以开始康复，年龄、性别和脑卒中类型（出血、梗死）等并不影响脑卒中开始康复的时机，即使患者处于昏迷状态或在重症监护室也可以开始小强度的康复治疗（如保持良肢位、肢体的被动活动等）。

第二节　康 复 评 定

一、运动功能评定

脑卒中后最常见的运动功能障碍是病变半球对侧肢体的中枢性偏瘫，包括肌张力增高（发病早期或软瘫期可以降低），腱反射亢进（发病早期或软瘫期可以减弱），病理反射阳性，可有踝关节阵挛；肢体运动时出现粗大的病理模式或协同运动，表现为上肢以屈肌张力增高为主，下肢以伸肌张力增高为主。运动功能评定包括以下几个方面。

1. 肌张力及痉挛

肌张力是指被检查者肌肉放松，检查者按压肌肉或被动活动肢体时所感觉到的阻力。痉挛是一种因牵张反射兴奋性增高所致的以速度依赖性肌肉张力增高、并伴有腱反射亢进为特征的运动障碍，属于上运动神经元综合征的表现之一。临床上多采用肌张力分级、Ashworth 痉挛量表或综合痉挛量表来评定。

（1）肌张力分级　检查者根据被动活动肢体时所感觉到的肢体反应或阻力将肌张力分为 0～4 级（表 3-1-1）。

表 3-1-1　肌张力分级

等级	肌张力	标　准
0	软瘫	被动活动肢体无反应
1	低张力	被动活动肢体反应减弱
2	正常	被动活动肢体反应正常
3	轻、中度增高	被动活动肢体有阻力反应
4	重度增高	被动活动肢体有持续性阻力反应

引自：O'Sullivan SB，Schmitz JT. Physical rehabilitation：assessment and rehabilitation（3rd ed）. F. A. Davis，1994，97—110。

（2）Ashworth 痉挛量表（Ashworth spasticity scale，ASS）　是目前临床上最常用的评定痉挛的量表，该表将肌张力分为 0～4 级。如果在 1 级和 2 级之间增加一个级别则称为改良 ashworth 量表（modified Ashworth scale，MAS）。据文献报道，此两种量表用于上肢痉挛评定的信度优于下肢痉挛的评定。具体评定内容及评定标准参见第二篇第二章痉挛。

（3）综合痉挛量表（composite spasticity scale，CSS）　包括 3 个方面：腱反射、肌张力及阵挛，目前主要应用于脑损伤和脊髓损伤后下肢痉挛的评定，具体内容及评定标准参见第二篇第二章痉挛。

2. 平衡功能

对早期坐位平衡能力的评定可采用 Fugle-Meyer 运动功能评定中的平衡功能部分。对具有站立平衡能力的患者，可以采用 Berg 平衡量表来评定，有条件也可以用平衡测试仪检测。具体方法参见第二篇第三章。

3. 步行能力

主要通过临床观察。让患者以自然方式重复行走，观察步态周期中不同时相的表现；也可以采用量表，如 Hoffer 步行能力分级、Holden 步行功能分类、“站起一走”计时测试等。有条件可以采用步态分析系统测试。具体方法参见第二篇第四章。

4. 整体运动功能

了解患者对整体运动的控制能力，常用 Brunnstrom 运动功能恢复分期（表 3-1-2）和 Fugl-Meyer 运动功能评定，后者是在前者基础之上更为细化的中风患者运动评定量表。

表 3-1-2　Brunnstrom 运动功能恢复分期

阶段	特　点	上　肢	手	下　肢
Ⅰ	弛缓，无随意运动	弛缓，无随意运动	弛缓，无随意运动	弛缓，无随意运动
Ⅱ	引出联合反应或极少共同运动；开始出现痉挛	仅出现极少共同运动或部分成分，不一定引起关节运动	没有或仅有极少的主动屈指	仅有极少的共同运动或部分成分
Ⅲ	随意引出共同运动；痉挛显著	可随意引起共同运动并一定有关节运动	能全指屈曲，钩状抓握；无主动伸指或有反射性伸指	在坐和站立位上，有髋、膝、踝的共同性屈曲
Ⅳ	共同运动模式打破，开始出现分离运动；痉挛开始减弱	出现脱离共同运动的分离运动：肩 0°，肘屈 90°的条件下，前臂可旋前、旋后；肘伸直的情况下，肩可前屈 90°；手臂可触及腰骶部	能侧捏及拇指带动松开；手指有半随意的小范围伸展	在坐位上，可屈膝 90°以上，足可向后滑动；在足跟不离地的情况下，踝能背屈
Ⅴ	肌张力逐渐恢复，有分离精细运动	能完成更复杂的分离运动：肘伸直时肩可外展 90°，前臂旋前；肘伸直，肩前屈或外展 90°时，前臂可旋前旋后；肘伸直，前臂中立位，上肢可举过头	可手掌抓握、球状和圆柱状抓握，但不熟练；能随意全指伸展，但范围大小不等	健腿站，患腿屈膝，髋伸或接近伸；患脚向前迈半步，在伸膝下，踝可背屈

续表

阶段	特点	上肢	手	下肢
Ⅵ	运动接近正常水平，痉挛消失	运动协调正常或接近正常，但速度可能比健侧慢	各种抓握均能完成；可全范围地伸指；可单指运动但准确性比健侧差	在站立位可使髋外展并超过抬该侧骨盆所能达到的范围；坐位下膝可内外旋伴踝内外翻

二、临床神经功能缺损程度评定（见表 3-1-3）

表 3-1-3　美国国立卫生院卒中量表（NIH Stroke Scale，NIHSS）

评估	反应	评分
1a. 意识水平	0＝清醒，反应敏锐；1＝嗜睡；2＝昏睡；3＝昏迷	
1b. 意识水平两项提问	0＝都正确；1＝正确回答一个；2＝两个都不正确	
1c. 意识水平两项指令	0＝都正确；1＝正确完成一项；2＝两项都不正确	
2. 凝视	0＝正常；1＝侧视动作受限；2＝眼球固定偏向一侧	
3. 视野	0＝无视野缺失；1＝部分偏盲；2＝完全偏盲；3＝双侧偏盲	
4. 面瘫	0＝无；1＝轻微面瘫；2＝部分面瘫；3＝完全面瘫	
5～8. 左右上下肢肌力（在 30 度维持 5 秒）	0＝维持，无晃动；1＝维持，有晃动；2＝部分维持；3＝不能维持；4＝不能移动；9＝截肢或关节融合	—
9. 共济失调	0＝无；1＝一侧肢体有；2＝两侧肢体有 如果有共济失调：	
	右上肢　1＝有　2＝无 9＝截肢或关节融合，解释：______	—
	左上肢　1＝有　2＝无 9＝截肢或关节融合，解释：______	—
	右下肢　1＝有　2＝无 9＝截肢或关节融合，解释：______	—
	左下肢　1＝有　2＝无 9＝截肢或关节融合，解释：______	—
10. 感觉	0＝正常；1＝部分缺失；2＝严重缺失	
11. 命名、阅读测试	0＝无；1＝轻度失语；2＝重度失语；3＝完全失语	
12. 构音障碍	0＝正常；1＝轻度障碍；2＝严重障碍；9＝气管插管	
13. 忽略	0＝无；1＝部分忽略；2＝完全忽略	

三、感知功能评定

感知觉障碍包括偏身感觉障碍、一侧偏盲和感知觉障碍；实体感缺失；失认症；失用症等。常规的神经系统检查中基本包括了感知功能的评定，有关这一部分内容可以参见神经系统检查。

四、认知功能评定

脑卒中患者的认知障碍主要表现在记忆、注意、定向、思维、解决问题等能力方面。常用简易精神状态检查量表（MMSE），也可选用韦氏智力量表（WAIS）和韦氏记忆量表（WMS）。具体方法参见第二篇第十章。

五、言语功能评定

（1）失语症　常见有运动性失语、感觉性失语、命名性失语、传导性失语、皮质性失语等。可用汉语失语症检查法、波士顿失语症检查法或西方失语症检查法评定。具体方法请参见第二篇第九章。

（2）构音障碍　表现为发音异常和构音不清楚，早期常伴有吞咽功能障碍。一般采用 Frenchay 构音器官功能性检查法评定。

（3）吞咽障碍　属于功能性吞咽障碍或神经性吞咽障碍。可以采用临床吞咽检查法、透视录像吞咽检查法以及内镜下吞咽检查法评定。具体方法参见第二篇第十一章。

六、心理精神评定

脑卒中患者的心理精神障碍主要表现为抑郁症或焦虑症。临床上多采用汉密尔顿抑郁量表（HAMD）、汉密尔顿焦虑量表（HAMA）或症状自评量表（SCL-90）。

七、日常生活活动能力评定

日常生活活动能力障碍表现在穿衣、梳洗、进食、洗澡及大小便处理等方面的能力减退。常用 Barthel 指数（Barthel index）评定，有条件也可以采用功能独立性测量（FIM）。具体方法参见第二篇第十二章。

八、生存质量评定

一般急性期不作生存质量评定，多在出院前或随访中进行。

1. 评定方法

（1）访谈法　通过当面访谈或电话访谈，了解被评定对象的心理特点、行为方式、健康状况、生活水平等，进而对其生存质量进行评价。

（2）自我报告　由被评定对象根据自己的健康状况和对生存质量的理解，自己报告对生存质量的评价，自行在评定量表上评分。

（3）观察法　由评定者在一定时间内对特定个体的心理行为或活动、疾病的症状等进行观察，从而判断其综合的生存质量。

（4）标准化的量表评定法　是目前广为采用的方法，即采用具有较好效度、信度和敏感度的标准化评定量表对被评定对象的生存质量进行多维的综合评定。

2. 常用评定量表

（1）世界卫生组织生存质量评定量表（WHOQOL-100 scale）　此量表是世界卫生组织在近 15 个不同文化背景下经多年协作研制而成，内容涉及生存质量 6 大方面（身体机能、心理状态、独立能力、社会关系、生活环境、宗教信仰与精神寄托）的 24 个小方面，每个方面由 4 个条目构成，分别从强度、频度、能力和评价 4 个方面反映了同一特征，共计 100

个问题。得分越高，生存质量越好。与此同时，还研制了只有 26 个条目的简表——世界卫生组织生存质量测定简表（QOL-BREF），简表便于操作，中文版已经通过了国内专家的鉴定，被确定为我国医药卫生行业的标准。

（2）健康状况 SF36（36-item short-form，SF-36） 是美国医学结局研究组（medical outcomes study，MOS）开发的一个普适性测定量表。有 36 个条目组，内容包括躯体功能、躯体角色、躯体疼痛、总体健康状况、活力、社会功能、情绪方面和心理健康 8 个领域。所得分经标准化处理，总分最低分 0 分，最高分 100 分。得分越低提示生存质量越差，得分越高，生存质量越好。目前已有中国版本出版。

第三节 康复治疗

一、适应证和禁忌证

所有脑卒中患者都是康复治疗的对象，没有绝对的禁忌证。但是对于那些生命体征不稳定，如：发热（体温>38℃）、血压波动大、症状继续进展的患者，可以延迟开始康复治疗。如果患者开始康复治疗后出现上述情况，也可以暂停康复治疗。

二、康复目的和原则

1. 治疗目的

（1）总目的 ①改善功能：最大限度地恢复或改善患者的运动、认知、言语等功能。②提高生活自理能力：尽可能恢复或改善患者的日常生活活动能力，提高患者的生活自理能力。③提高患者的生存质量，使患者重返社会。

（2）急性期治疗目的 主要是预防压疮、呼吸道和泌尿道感染、深部静脉炎及关节挛缩和变形，同时积极诱发肢体的随意运动，防止出现异常运动模式。为功能恢复准备。

（3）恢复期治疗目的 主要是促进运动功能的恢复，改善肢体的选择性运动，抑制不正常的联合反应，改善步行能力，提高手的精细功能，预防可能出现的肩关节半脱位、肩手综合征、关节僵硬等。

2. 治疗原则

（1）早期开始 对生命体征稳定、症状无进展、神志清醒的患者，即可开始治疗；对昏迷患者或住在重症监护病房的患者，只要没有发热、瘫痪没有进展、血压稳定，也可以开始肢体的被动活动或通过物理因子干预。

（2）综合治疗 除了药物治疗之外，主要采取物理治疗（包括运动疗法）、作业治疗、言语训练、心理咨询、康复护理、康复生物工程，以及中医治疗（包括针灸、中药）。

（3）循序渐进 治疗项目由少到多，治疗时间逐渐增加，治疗强度逐渐加大；治疗中外界给予患者的帮助逐渐减少，患者的主动参与逐渐增多。

（4）持之以恒 从发病开始，康复即介入，直至患者的功能达到最大程度的恢复。

三、卒中单元

1. 定义

卒中单元（stroke unit）是指为卒中病人提供药物治疗、康复治疗和健康教育等综合治疗，以提高住院卒中病人疗效的医疗管理模式。

2. 卒中单元的类别

(1) 急性卒中单元（acute stroke unit） 收治发病1周内急性期的病人，强调监护，病人住院一般不超过1周。

(2) 康复卒中单元（rehabilitation stroke unit） 收治发病1周后的病情稳定的病人，强调康复，病人住院数周至数月。

(3) 综合卒中单元（comprehensive acute and rehabilitation stroke unit） 联合急性和康复的共同功能，收治急性期病人，住院数周至数月，这是最有效的卒中单元。

(4) 移动卒中单元（mobile stroke unit） 没有固定的病房，没有固定的护理队伍，一个多学科医疗小组到病人被收治的不同病房去查房和制定医疗方案。也称为移动卒中小组（mobile stroke team）。

卒中单元不同类型间的共同点是可以为病人提供多学科、多方位的服务，不同点表现在收治的病人属于不同的发病期（急性期或非急性期）以及病房固定或不固定。但不论是哪一种类型的卒中单元，其成员构成均包括：神经科医师、康复科医师、专业护士、康复治疗师（包括物理治疗师、作业治疗师、语言训练师、心理治疗师和社会工作者）等等，他们共同评价病情、制定治疗方案、评估疗效，针对患者的具体情况，将各种治疗有机地配合组织，并在出院前制定家庭或社区康复计划，以尽可能达到理想的目标。

3. 卒中单元疗效

循证医学证明，卒中单元的临床疗效和社会效果非常显著，它可以使脑卒中的死亡率降低15%，致残率降低30%，平均住院时间缩短25%。

四、急性期康复治疗方法

脑卒中急性期持续时间一般为2～4周。如果患者神志清醒，病情无进展，48～72小时后康复治疗即可与临床治疗同时进行。

1. 预防并发症

可采取定时翻身（一般每2小时翻身一次）或使用翻身床、交替充气床垫等措施来预防压疮；保持呼吸道通畅、预防呼吸道感染；经常活动肢体，预防深部静脉血栓形成；按摩瘫痪的肢体可以促进血液淋巴回流，减轻肢体水肿，预防关节挛缩、变形；被动活动瘫痪的肢体可以维持肌张力和关节活动度；抗痉挛体位的摆放可预防异常模式的发展。

2. 床上正确体位摆放

偏瘫早期的康复治疗中，正确体位能预防和减轻偏瘫典型的痉挛模式的出现和发展，如上肢屈曲并肩胛带后缩，下肢伸展伴髋关节外旋。因此，在床上肢体宜置于抗痉挛体位。

(1) 仰卧位 上肢肩稍上抬前挺，上臂外旋稍外展，肘腕伸展，掌心向上，手指伸展并分开；下肢骨盆和髋前挺，大腿稍向内收并稍内旋，患侧大腿外侧放置垫物以防下肢外旋，膝关节稍垫起微屈，踝关节90度，足尖向上。

(2) 患侧卧位 使患肩前伸，将患肩拉出，避免受压和后缩，肘关节伸直，前臂外旋，腕背伸，指关节伸展，患侧臀部和大腿后下放置支撑枕，使骨盆前伸，患侧髋关节伸展，膝关节微屈，健腿屈曲向前置于体前支撑枕上。该体位可以增加患侧感觉输入，牵拉整个偏瘫侧肢体，有助防治痉挛。

(3) 健侧卧位 患肩前伸，肘、腕、指各关节伸展，放在胸前的枕上，上肢上举约

100°，患腿屈曲向前放在身体前面的另一支撑枕上，髋关节自然屈曲，避免足内翻。

由于仰卧位受颈紧张反射和迷路反射的影响，异常反射活动比较活跃，同时，仰卧位容易引起骶尾部、足跟外侧或外踝部发生压疮，因此，脑卒中患者应以侧卧位为主。足底避免接触任何支撑物，以免足底感受器受刺激，通过阳性支撑反射加重足下垂。应避免半卧位，因该体位的躯干屈曲和下肢伸直姿势直接强化了痉挛模式。

3. 早期床上活动

从被动活动、自主助力活动开始，逐渐过渡到主动活动。

（1）被动活动　可以由医护人员、护理人员以及家属完成，有条件可以采用持续被动活动治疗仪（continue passive motion，CPM）来活动瘫痪的肢体。

（2）自主助力活动　开始时在医护人员的指导下完成，当患者能较好地掌握动作要领后由患者自己完成。上肢自助被动运动：健手握住患手手腕并尽量使患手手心向上，利用健肢帮助患肢进行被动活动，注意肘关节要充分伸展；下肢自助被动运动：健侧脚置于患侧踝部下放，带动患肢移动，帮助体位转换。

（3）主动活动　主要是训练患者学会如何正确地控制肢体的运动、主动翻身以及从仰卧位到床边坐位的体位转换。桥式运动是一种常用的床上主动活动，即仰卧位下双膝屈曲，双足踩床，然后将臀部抬离床面，必要时给予帮助。

4. 诱发肢体的随意运动

可以通过促进技术中具有诱发肢体随意运动的方法来诱发瘫痪肢体的主动活动。促进技术是国外 20 世纪 40 年代发展起来的治疗中枢神经损伤后运动功能障碍的一类治疗技术的总称。其代表有 Bobath 技术、Brunnstrom 技术、Rood 技术以及 PNF 技术（proprioceptive neuromuscular facilitation，PNF 本体感觉神经肌肉促进法）等。这些技术以神经发育学和神经生理学的原理和法则为基础，按照个体发育的正常顺序，通过多种感觉刺激，抑制异常的病理反射和病理性运动模式，引出并促进正常运动模式的建立。所以，这些技术又被后人统称为神经发育疗法（neurodevelopmental therapy，NDT）。80 年代以来一些学者以大量研究成果为依据，将 Motor Control and Motor Learning 的理论和方法进一步丰富完善，形成以运动神经网络控制理论、生物力学和行为学为基础的分析、训练体系，提出运动再学习方法。

5. 物理因子治疗

对瘫痪肢体可以采取低中频电疗法、超短波疗法等。以诱发肌肉收缩，延缓和防止肌肉萎缩，改善瘫痪肢体的血液循环，促进功能恢复。如果患者没有认知障碍，病情许可时还可以采用生物反馈疗法，患者通过肌电反馈有意识地控制肌肉收缩。

6. 矫形器应用

发病早期或在下肢软瘫期，卧位时可以用足托来固定瘫痪的踝足，使踝关节保持在中立位，避免以后发生足下垂。

7. 中医

如针灸、按摩等方法，具体方法参阅有关书籍。

8. 教育

对患者及其家属进行相关知识的介绍，使其正确认识疾病、了解治疗过程和目的，这是实施有效治疗的保证。与疾病相关的健康教育应贯穿整个治疗过程。

五、恢复期康复治疗

发病1个月后，进入恢复期，一般持续2年。根据肢体肌张力的表现，可以将恢复期的康复治疗分为迟缓性瘫痪和痉挛性瘫痪两种情况。

1. 迟缓性瘫痪

此时的治疗重点是提高肌张力，诱发肢体的主动运动，强化功能性训练。具体措施如下：

（1）保持正确的体位，定时翻身。

（2）利用促进技术诱发肢体的随意运动。

（3）物理因子治疗：利用功能性电刺激或低中频电疗法，刺激瘫痪肢体的运动点以诱发或辅助肌肉收缩；或用生物肌电反馈疗法促进随意运动出现。

（4）功能运动强化训练：包括体位转换、坐位平衡、从坐到站、站立平衡和行走等。必要时可使用电动斜床或站立架练习早期站立，还可以通过减重装置将患者部分悬吊，在活动平板上练习行走。

（5）矫形器的应用：患者行走时，如果存在足下垂，使用高温材料制作的足托，可以帮助患者行走时保持踝关节在中立位，有助于纠正异常步态。另外，肩吊带可以预防或治疗患肩脱位。

（6）中医：如针灸、按摩等以提高肌张力。

2. 痉挛性瘫痪

此期的治疗重点是缓解肌肉痉挛，降低肌张力，控制异常的运动模式，促进功能性运动的出现。具体方法如下。

（1）降低肌张力　通过采用抗痉挛体位、软组织牵拉、穿戴矫形器以及配合物理因子治疗等方法来抑制痉挛肌群的肌张力，必要时可选择肉毒毒素痉挛肌注射或口服抗痉挛药物。具体方法请参见第二篇第二章第三节。

（2）物理治疗　重点在粗大运动的功能训练，其原则是以运动技能或功能性动作为导向，且训练量应具有一定强度，以达到大脑功能重组、促进技能获得的目的。当残损不能再进一步改善时，应训练代偿能力或采取各种措施代替缺失的功能，尽可能使患者达到生活自理的目标。具体方法可以采用Bobath技术、Rood技术、Brunnstrom技术、PNF技术以及运动再学习技术等，由易到难、循序渐进地训练床上体位转移、从卧到坐、坐位平衡、从坐到站、站立平衡、步行以及各种体位下上肢的功能性动作等等。必要时可以附加物理因子治疗如功能性电刺激（functional electoral stimulation，FES）等，以促进运动功能恢复。另外，训练时不仅要考虑异常肌张力问题还应考虑肌力和体力情况，应进行技能目标导向性肌力训练和有氧运动训练。研究证明当患侧手出现微弱的伸腕、伸拇和伸指时，采用强迫性运动治疗（constraint-induced movement therapy）即通过吊带将健侧手限制起来，强迫患手进行一定强度的功能性训练，这种方法可以加速上肢功能的恢复。有关平衡和步态的训练请参见第二篇第三、四章第三节。

（3）作业治疗　重点在上肢精细运动功能的训练、日常生活活动能力的训练以及感知和认知功能的训练。

①上肢功能的训练法包括肩肘关节活动的控制，前臂旋前旋后的练习，手的精细动作和协调性、灵巧性训练。

②日常生活活动的练习包括训练穿脱衣服、入厕及沐浴的指导和练习，以及自助具的应用（如餐具、梳洗修饰、穿着、洗澡等自助具）。

③对某些患者经积极的康复治疗，腕手、踝足的功能仍没有完全恢复，可佩戴适当的支具，如固定式休息位低温热塑腕手夹板、功能位低温热塑腕手夹板、休息位低温热塑踝足夹板、高温踝足托，等等。

④对有偏盲的患者，先让患者了解自己的缺陷，然后进行双侧活动的训练，例如，将物体放在两侧，让患者通过转头，将有效部分的视野作水平扫描，以补其不足，或用拼板拼排左右结构的图案，用文字删去法多次训练患者，使患者认识到因视野缺损而漏删的部分文字。

⑤如果有可能，对家庭环境和居住的小区环境做必要的改造。

（4）言语治疗　包括失语症和构音障碍的治疗。具体治疗方法请参见第二篇第九章。

（5）心理治疗　患者的心理状况直接影响治疗效果，尤其有抑郁或焦虑症的患者，应给予针对性的心理辅导或咨询。

（6）传统中医康复　包括中药、针灸、中医按摩等方法。

六、其他合并症的处理

1. 肩关节半脱位

是指肩关节中的肱骨头部分向下脱离了肩胛骨的关节盂。完全性偏瘫者中发生率高达60%～80%。由于患臂长时间下垂，患者感到肩部牵拉性不适或疼痛。治疗以预防为主，早期患肢良姿位的摆放非常重要，另外应尽早增加肩关节周围肌肉的张力，必要时佩戴肩吊带，尽可能避免肩关节半脱位的发生。一旦发生肩关节半脱位，应及时加强肩关节周围肌肉的力量，恢复肩胛骨的正常位置，增加关节囊的紧张性，佩戴肩吊带，肩关节半脱位即可逐渐改善。

2. 肩手综合征

又称反射性交感神经营养不良，发生率约占20%，偏瘫越严重，发生率越高，多见于脑卒中后1～3个月内。典型表现是患肩疼痛、手部肿胀疼痛、皮温上升等，后期出现手部肌肉萎缩，甚至挛缩畸形。预防发生是主要的解决方法，包括早期注意患肢良姿位的摆放、进行科学的肢体活动、避免不当地牵拉患肢、尽量在健侧肢体输液等等。一旦发生后要及时消肿止痛，避免腕关节过度屈曲影响血液淋巴回流，已肿胀的手背尽量不要再补液。冰敷或冷热交替治疗以及正确地被动和主动活动关节有助于改善症状。症状明显的患者可用常规剂量的类固醇治疗2～3周，绝大多数病例有良好效果。

3. 关节挛缩畸形

若偏瘫的肢体长时间固定制动，关节囊和肌间的疏松结缔组织因胶原成分增多而变成致密结缔组织，自行缩短变厚而失去弹性，就引起关节挛缩畸形。过强的肌张力也是原因之一。关节挛缩应以预防为主，一旦发生，治疗起来很困难。预防措施包括坚持早期被动、主动的关节全范围运动。对已形成的挛缩畸形，主要是进行牵拉治疗，配合温热疗法，逐渐增加关节的活动范围，部分病例有可能出现可逆性变化。

4. 失用性肌萎缩

由于肌肉不活动或活动减少引起肌容积缩小，肌力和肌耐力下降称为失用性肌萎缩。偏瘫的肢体制动一周，肌容积就出现缩小。虽然其萎缩的程度不及失神经支配的周围性损害，但在很大程度上影响了运动功能的康复。早期给予各种引起肌肉收缩的刺激，诱发肌肉活动，特别是早期进行负重训练，同时加强营养支持，可以预防失用性肌肉萎缩的发生或减轻其程度。

5. 感觉功能障碍

脑卒中患者常伴有深浅感觉障碍，可直接影响运动功能的恢复。

（1）浅感觉异常　治疗时可用多感觉刺激法，加大患者的感觉输入，提高受损神经结构的兴奋或促进新的通路形成，从而恢复正常功能。

（2）深感觉障碍　深感觉如关节位置觉的障碍可产生感觉共济失调，动作不准确，平衡功能差以及姿势异常等。训练方法：①早期进行良姿位训练、患肢关节负重、手法挤压关节以及功能性肢体被动或助力运动，使中枢神经系统和外周肌腱、关节感受器得到输入信号；②训练平衡：坐摇椅，训练直立反应，保护性反应；③视觉生物反馈训练：镜前训练，使关节位置反馈信号的传递和接收通过视觉得到补偿；④放置训练：将上肢或下肢保持在一定的空间位置，反复训练，直到患者自己能完成这一动作。

（3）实体觉障碍　实体觉与本体感觉、两点辨别觉之间有密切联系。实体觉是通过触摸来鉴别手中物体的大小、形状及性质。训练方法：①触觉辨认物体：给不同质地、不同温度、不同形状的物品，让患者触摸鉴别，也可用健手先感知再用患手辨认；②让患者看一些图片，再让患者在暗箱里找出与图片相似的物体。

七、脑卒中结局

1. 生存

（1）存活时间　脑卒中发病后第一天，约有10%～20%患者死亡，发病三周内约有1/4～1/3患者死亡，第三周后死亡速率减慢，5年存活率约为15%～40%。影响存活时间的因素有以下几个方面：①脑卒中类型：脑出血存活率低于脑梗死；②发病后神志状况，深昏迷者存活率低；③发病次数：复发者较第一次发病者存活率低；④年龄，65岁以下患者的存活率高于65～74岁者，后者又依次高于75～84岁及85岁以上者；⑤发病后功能障碍程度，不能自己行走者3年后生存者不到50%。

（2）复发　国内关于脑卒中复发情况的系统性流行病学研究较少。根据北京市的研究资料，复发率大约为12%，男女复发率无明显差异，1年内复发者占总人数的16.5%，2年内复发者占56.3%，5年以上复发者占15.6%。高血压患者卒中复发率高于正常血压者。

2. 影响恢复的因素

康复的效果与病情轻重、脑血管病变的部位、范围、发病时是否有意识障碍及其程度、患者的年龄、治疗的早晚、有无合并症以及患者对康复治疗的积极性等因素有关。一般脑卒中患者经早期有计划的功能训练，约90%患者可恢复步行能力、生活自理能力，有些患者还能恢复工作能力。

3. 最终目标

脑卒中患者康复的最终目标是回归社会，提高患者的生活质量。当脑卒中患者病情稳定，功能恢复到一定程度后，回到家庭和社区，应继续进行家庭康复和社区康复。患者在家庭处于一个自己熟悉、舒适的环境中，有家人的关心，有朋友等人际间的交往，使患者进一步感受到生活的乐趣，显示出自我价值，从而增强自信心，有利于患者在家庭中进一步获得康复训练效果。

康复诊断：脑卒中，左侧基底节脑梗死，右侧肢体痉挛性瘫痪。

康复处方：

1. 抗偏瘫痉挛模式

（1）体位治疗：保持良好的姿势和肢体位置；

（2）佩戴支具：上肢防止手指的屈曲痉挛，下肢防止足下垂；

（3）痉挛肌缓慢持续牵拉。

2. 功能性训练

（1）上肢：重点在诱发主动运动的出现，必要时可采用物理因子治疗，如电刺激、肌电生物反馈等；

（2）下肢：重点在从坐到站、站立平衡、行走等功能训练；

（3）ADL 训练：提高生活自理能力。

3. 感觉训练：右侧肢体感觉刺激训练。

每日至少 30 分钟规范治疗，每月康复评定一次，调整治疗方案。

Summary

Stroke is defined as “rapidly developing clinical signs of focaal or global disturbance of cerebral function lasting more than 24 hours (unless interrupted by surgery or death) with no apparent non-vascular cause” (WHO MONICA Project Principal Investigators, 1988). According to the nature of the cerebral lesion, stroke can be categorized as either ischemic or hemorrhagic one. The former is further divided into thrombotic and embolic stroke, and the latter divided into intracerebral and subarachnoid hemorrhage (Pfeffer and Redding 1998). Ischemic strokes account for 80% of first onset, intracerebral hemorrhages for 16% and subarachnoid hemorrhages for 4% (World Health Organization 1989). Although stroke can occur at any age, its frequency increases with age, doubling every decade after the age of 55, with the vast majority occurring in those over 65 years old (Sacco et al. 1994). Hemorrhagic stroke tends to occur earlier (Rusin 1990).

Stroke is also a leading cause of disability, particularly among the elderly. The latter affects not only the individual, but also the family and the society at large. It was estimated that there were 3, 890, 000 stroke survivors in the United States, many of whom required chronic care (Wolf and D'Agostino 1998). An estimated one-third of all stroke survivors have significant residual disability, with older individuals generally experiencing slower functional recovery (DeLisa and Gans 1998). Although the relationship between neurological impairment after stroke and the resulting disability is complex, sensorimotor impairments are the most frequent presentation in stroke survivors, because survivors and their families are more ready to note them.

Recovery after stroke is based on two factors: natural or spontaneous recovery, and therapeutic intervention. There have been numerous studies on the time course of recovery. Nearly all investigators have found that the most rapid sensorimotor recovery occurs during the first few weeks following onset regardless of initial severity, with continued improvements up to 3 or 6 months (Nakayama 1994; Sonoda 1999). From 3 to 6 months, the recovery is more gradual, and by the 6th month, a statistical plateau is reached, although the period of gradual recovery can last for 2 years (WHO 1989). Moreover, most of the variability in motor recovery at the 6th month post-stroke could be predicted during the acute hospitalization period after stroke. The recovery of upper and lower extremities may differ for a given individual, but the time course of recovery is, on the average, similar for the entire population (Duncan et al 1992; Jorgensen et al. 1957).

Many therapeutic interventions that aimed at restoring sensorimotor function have been developed over the past few decades. Neurofacilitatory methods, such as techniques of Bobath, Brunnstrom, Knott & Voss, and Rood, are based on using sensory stimulation such as quick stretching, tapping, brushing, vibration, reflex stimulation and associated reactions to facilitate movement recovery after a stroke. Exercises that include a progression from assisted to active and resistive mode, have been used to improve muscle strength, balance and gait (Weiss et al. 2000). Electrical stimulation, biofeedback are also commonly employed modalities for stroke rehabilitation. Recently developed methods such as forced use, resistance exercises, enhanced and repetitive training have also been advocated in an attempt to improve function in the affected extremities (Butefisch et al. 1995; Taub et al. 1998).

In addition to physiotherapy, occupational therapy focused on training of activities of daily living; speech therapy aimed at communication skills; and orthothesis mainly used hand- and foot-splint, are all widely applied and effective with evidence supports in stroke rehabilitation. Community-based rehabilitation is the final way to help stroke subjects to cover their disability and improve the quality of life in their living environment.

(燕铁斌)

第二章 颅脑损伤

病例

患者，男，46岁，出租车司机，闭合性脑挫裂伤致记忆力减退6个月。6个月前因车祸致脑挫伤，MRI示大脑皮质多处散在出血灶，颅内水肿，伤后没有进行颅脑手术，住院1个月后出院。目前，肢体运动功能良好，但经常抱怨记忆差，家人也发现不能从事以前的工作，丢三拉四，即使搭乘公共交通工具也会忘记路线。现已伤后半年，症状无好转，作为门诊病人接受认知训练。

第一节 概 述

1. 流行病学

颅脑损伤（head injury）大部分是由于道路交通事故造成，极小一部分是由于家中或工业事故或运动损伤或暴力所致。发病情况很难精确估计。急诊室中颅脑外伤的出现率为1500～2000人/每10万人/年。然而，只有大约1/4伤者进入医院治疗。这些入院患者中大部分为轻度颅脑损伤，10%为中度颅脑损伤，大约5%为重度颅脑损伤。可以表现为一系列复杂的身体、行为、情绪、认知和社会问题。尽管在轻中度颅脑损伤中也伴有很多的问题，但本节将重点介绍重度颅脑损伤的结局。大约每10万人中有100～150位脑外伤患者终身残疾。

2. 分类

脑外伤主要分为两种：闭合性颅脑损伤—有颅骨骨折，但脑外的其他结构完好；开放性颅脑损伤—脑和脑膜有暴露。闭合性颅脑损伤在脑外伤中较少出现，但其损伤程度比开放性颅脑损伤更严重，往往引起颅内组织的广泛性损害。临床上常见脑外伤包括：①硬膜下血肿；②硬膜外血肿；③脑内出血；④多发性陷入性颅骨骨折；⑤脑挫裂伤；⑥急性脑水肿。

由于脑外伤的性质决定其临床表现各异，其临床治疗很少针对某一特征而采取单一治疗。除开颅进行颅内血肿清除术外，可根据总的临床治疗原则，患者个人特点，对昏迷、脑水肿、癫痫、骨折、呼吸系统并发症、认知障碍等给予抢救和综合治疗。

第二节 康复评定

脑外伤后有多种功能障碍，如意识、认知（包括注意、记忆）、行为、运动、感觉。除此之外还涉及视、听、前庭等功能，因此评价应是多方面的。本节将对这些方面的常用评估略作介绍，也可参见本书有关章节。

一、意识障碍及损伤严重程度评定

格拉斯哥昏迷量表（Glasgow Coma Scale，GCS）是颅脑外伤评定中最常用的一种国际性评定量表。该量表内容简单，只有3项（睁眼反应、运动反应、言语反应），评分标准具体，是反应急性期病人损伤严重程度的一个可靠指标（见表3-2-1）。

表3-2-1　格拉斯哥昏迷量表（GCS）

内　容	标　准	评　分
睁眼反应	自动睁眼	4
	听到言语、命令时睁眼	3
	刺痛时睁眼	2
	对任何刺激无睁眼	1
运动反应	能执行简单命令	6
	刺痛时能指出部位	5
	刺痛时肢体能正常回缩	4
	刺痛时躯体出现异常屈曲（去皮层状态）	3
	刺痛时躯体异常伸展（去大脑强直）	2
	对刺痛无任何运动反应	1
言语反应	回答正确	5
	回答错误	4
	用词不适当但尚能理解含义	3
	言语难以理解	2
	无任何言语反应	1

最高计分15分为正常；最低计分3分；7分以下属昏迷；大于或等于9分不属昏迷。昏迷愈深，伤情愈重，得分愈少。

下述两种情况不计入评分：①脑外伤入院6小时之内死亡；②颅脑火器伤。

根据昏迷时间长短，评分高低，颅脑损伤的程度可分为四种类型：

轻型：总分13～15分，伤后昏迷20分钟以内者。

中型：总分9～12分，伤后昏迷20分钟～6小时。

重型：总分6～8分，伤后昏迷或再次昏迷持续6小时以上。

特重型：总分3～5分。伤后昏迷或再次昏迷1周以上。

格拉斯哥昏迷评分，也可大体上用于评价预后。最初Glasgow的评分越低，昏迷时间越长，伤后遗忘时间越长，远期的预后越差。现阶段还没有更精确的方法来判断预后，只能粗略估计脑损伤的严重程度与远期预后的关系。因此，短期内对远期预后只有粗略判断，在几个月后才能做更精确的预后判断。

二、认知障碍评定

脑外伤后认知障碍很常见，脑外伤后会产生一系列严重的认知障碍，在第二篇第十章有详述。常见的问题涉及注意力、专注力、记忆、理解力、信息处理速度和解决问题能力。首先临床神经心理学家需正确评估病变程度及随之的障碍程度。在很长的一段时间后会有自发地恢复，真正的改善在伤后两年才能看得出。据报道，100%的患者都有程度不同的记忆障碍，认知障碍通常与语言障碍并存，亦可单独表现记忆、行为的问题。

1. 神经行为认知状态测试（the neurobehavioral cognitive status examination，NCSE）

（1）评测工具　NCSE 原由 the Northern California Neurobehavioral Group，Inc 编制，中文版本由香港职业治疗师学会翻译而成，并作了简单修订，具有良好的效度和信度。这是一个全面性的标准认知评估表，可按病人的认知状况作初步的筛选和评估。国外及香港普遍应用，目前国内有电子版评估与训练软件，但应用医院不多（详见第二篇第十章第二节）。

（2）评测内容　NCSE 评定的内容包括意识能力、定向能力、专注能力、语言能力、结构组织能力、记忆能力、计算能力、推理能力等八个方面。

（3）评分方法　根据测验时的反应进行等级评分，正常值标准见表 3-2-2。

表 3-2-2　NCSE 得分的正常范围和判断标准

	意识能力	定向能力	专注能力	语言能力			结构组织能力	记忆能力	计算能力	推理能力	
				理解能力	复述能力	命名能力				类似性	判断能力
正常	清醒						—6—			—8—	—6—
		—12—	—(S)8—	—(S)6—	—(S)—	—(S)—	—(S)5—	—12—	—(S)4—	—(S)6—	—(S)5—
					—12—	—8—					
		—10—	—6—	—5—	—11—	—7—	—4—	—10—	—3—	—5—	—4—
轻微	受损	—8—	—5—	—4—	—9—	—5—	—3—	—8—	—2—	—4—	—3—
中度		—6—	—3—	—3—	—7—	—3—	—2—	—6—	—1—	—3—	—2—
严重		—4—	—1—	—2—	—5—	—2—	—0—	—4—	—0—	—2—	—1—
写下更低的分数											

2. 记忆评估 Rivermead 行为记忆能力测验（Rivermend behavior memory test，RBMT）

（1）评测工具　由英国临床神经心理学家 Barbara Wilson 等于 1985 年发展出来。此测验方法几乎能够覆盖记忆障碍的桌面测验和自然观察法，但它是用标准化方法进行测试。其目的是在医院的室内环境下量度日常生活中的记忆功能（everyday memory）。它适用于成年人，其年龄介乎 16～69 岁，儿童版本也随后发展出来。

（2）评测内容　RBMT 包含 11 个项目，包括时空的定向及日期、记忆姓名（延迟忆述）、记忆图片（实时忆述及延迟忆述）、记忆样貌（实时忆述及延迟忆述）、记忆故事（实时忆述及延迟忆述）、记忆要做的事情（延迟忆述）、记忆说话讯息（延迟忆述）、记忆所走路线（实时忆述及延迟忆述）、记忆对象摆放位置（实时忆述及延迟忆述）等。RBMT 的香港广东话译版本是 1996 年完成（Ng，Fong，Wong，Lau，Lee，Lau，Ho，Cheung，Au，Ho，& Man，1998），此译本除了语言上的改变外，最重要的是将记忆样貌的相片改造成中国人的脸孔，增强了译本在本地文化的可信度。

（3）评分方法　病患者于各项目得到的初步积分会转化成标准分数及筛选分数。经过测试后的记忆功能水平可分为正常、拙劣、中度受损、及严重受损。

3. 解决问题能力评估

该项评估包括执行功能障碍的行为评法估（behavioral assessment of dysexecutive function，BADS），后设认知能力面试（metacomponential interview），及Raven的演变图形（Raven's progressive matrices，RPM）。BADS主要是针对前叶执行能力障碍所设计。由于额前叶障碍的患者往往在筛选评估中各方面的认知能力都有好的表现，因此BADS在一些模拟的活动中，例如转换及遵守规则，计划行动，以及思考方法等便能找出患者其他测试找不到的执行能力障碍。

4. 感知功能评定

感知功能评定包括感觉功能、知觉功能两方面。感觉功能方面，一般检查触觉、痛觉、听觉、视觉等，检查方法同神经科检查（略）。知觉障碍包括失认症、失用症。具体检查方法参见第二篇第十章第二节。

三、行为能力测评

Rancho Los Amigos认知功能检查是描述脑损伤恢复中的行为变化，从无反应到有反应分为8个等级，见表3-2-3。

表3-2-3 Rancho Los Amigos认知功能评定

Ⅰ级：没有反应　病人处于深睡眠，对任何刺激完全无反应
Ⅱ级：一般反应　病人对无特定方式的刺激呈现不协调和无目的反应，与出现的刺激无关
Ⅲ级：局部反应　病人对无特定方式的刺激呈现不协调和无目的反应，与出现的刺激无关，以不协调延迟方式（如闭着眼睛或握着手）执行简单命令
Ⅳ级：烦躁反应　病人处于躁动状态，行为古怪，毫无目的，不能辨别人与物，不能配合治疗，词语常与环境不相干或不恰当，可以出现虚构症，无选择性注意，缺乏短期和长期的回忆
Ⅴ级：错乱反应　病人能对简单命令取得相当一致的反应，但随着命令复杂性增加或缺乏外在结构，反应呈现无目的、随机或零碎的；对环境可出现总体上的注意，但精力涣散，缺乏特殊注意能力，用词常常不恰当并且是闲谈，记忆严重障碍常显示出使用对象不当，可以完成以前常有结构性的学习任务，如借助帮助可完成自理活动，在监护下可完成进食，但不能学习新信息
Ⅵ级：适当反应　病人表现出与目的有关的行为，但要依赖外界的传入与指导，遵从简单的指令，过去的记忆比现在的记忆更深更详细
Ⅶ级：自主反应　病人在医院和家中表现恰当，能自主地进行日常生活活动，很少差错，但比较机械，对活动回忆肤浅，能进行新的学习，但速度慢，借助结构能够启动社会或娱乐性活动，判断力仍有障碍
Ⅷ级：有目的反应　病人能够回忆并且整合过去和最近的事件，对环境有认识和反应，能进行新的学习，一旦学习活动展开，不需要监视，但仍未完全恢复到发病前的能力，如抽象思维，对应急的耐受性，对紧急或不寻常情况的判断等

最近有文献报道改良的Rancho Los Amigos认知功能检查，由原来的Ⅷ级划分增加到Ⅹ级，具有更细致的描述。

本章节病例中患者经过康复评定后，其Rancho认知功能分级为Ⅶ级，经NCSE筛查和RBMT评估，患者的认知问题主要是记忆能力严重受损，其中听觉记忆障碍较视觉记忆障碍严重，记忆过程中的储存及提取受影响较大，记忆事件及语意较差，运用代偿技巧的能力也较差，在日常生活的自我照顾方面需要不断的提醒。

四、运动功能评定

脑外伤属上运动神经元的损害，其运动障碍类似中风，但除偏瘫外，也可出现四肢瘫、某一肢体单瘫。脑外伤后的痉挛一般比中风出现早而且严重，但处理恰当，恢复较快。运动障碍的评估详见本书各有关章节。

五、前庭功能障碍

脑外伤前庭损害并非少见，但许多患者急性期后没有进行正规的前庭功能评估。患者往往主诉眩晕、平衡能力下降、复视或恶心。也许没有主诉，但头痛、易怒，对声音、光过度敏感，注意力下降，常与其他神经生理学行为相联系。Berman 评定了 321 例头外伤病人，发生率为眩晕占 40%，50%有客观的眼颤电图（NEG）阳性发现，140 例受伤后 5 年评价有眩晕仍占 14%。Rantance 评价了 41 例头外伤患者在几天之内，60%诉眩晕，进行评估眼球运动体检时，仅有 20%发现眼球颤震，然而用 NEG 闭眼进行检查时，60%的患者可发现眼颤。Stitio 评估了 22 例头外伤后头昏眼花者，ENG 有位置性眼颤，11 个发现了中枢神经系统损伤，另 11 人发现可能有中枢神经系统损伤。

六、电生理评定

继脑电图、肌电图后的临床电生理学的第三大进展是诱发电位，目前较成熟的短潜伏期诱发电位有体感诱发电位（SEP）、听觉诱发电位（BEAP）和视觉诱发电位（VEP）及运动诱发电位（MEP）。详见有关参考书，此处略述。

第三节 康复治疗

一、运动障碍的康复

脑外伤后严重的运动障碍并不多见，然而，为了避免并发症，尤其在恢复的早期阶段，对获得最大程度的运动功能康复非常重要。早期的运动治疗应当强调处理痉挛、避免挛缩的重要性。重视良肢体位、关节活动度练习、利用倾斜床或站立架辅助早期站立、应用矫形器等对此均有帮助，必要时可加用肉毒毒素痉挛肌注射（见第二篇第二章第三节）。后期最重要的是运动控制与协调的再训练。很显然，脑外伤可影响中枢神经系统的任何部分，因此会引起很多潜在的躯体并发症，常见的有交流困难、吞咽障碍、大小便控制问题以及由于手功能障碍引致的日常生活活动能力的问题，这些潜在问题的治疗与康复在本书的部分章节中有详述。

二、认知障碍的康复

神经心理方面的干预是否可促进或改善认知障碍尚有争议，但毫无疑问精心设计的治疗方案可最大程度地减轻认知功能障碍。一些神经心理干预有可能对病损本身有直接的影响，但这个领域的对照实验显示尚有许多疑点。有单病例的报道显示了干预的效果。重要的是以医院为基础的处理程序能够推广用到实际生活中去，这样的干预应对功能障碍和生活质量有影响，而不仅只是影响到某个人为的神经心理测试工具。

1. 注意障碍的康复

注意障碍的康复是认知康复的中心问题，虽然它只是认知障碍的一个方面。只有纠正了注意障碍，记忆、学习、交流、解决问题等认知障碍的康复才能有效地进行。因此在训练中应遵循如下原则：①每次训练前，在给予口令、建议、提供信息或改变活动时，应确信病人有注意；如果可能，要求复述你刚才说过的话。②应用功能性活动治疗，在丰富多彩的生活活动中，提高注意能力与应变力。③避免干扰，运用环境能影响活动执行这个概念，治疗先在一个安静、不会引起注意力分散的环境下进行，逐渐转移到接近正常和正常的环境中执行。脑损伤病人工作时，干扰应严格限制到最低限度，如开始时只允许几个人和他在一起，在某个时间段，宁可一个人呆着，如果可能，在他自己的房间里工作，使环境变化最小。④当病人注意改善时，逐渐增加治疗时间和任务难度。⑤教会病人主动地观察周围环境，识别引起潜在的精神不集中的因素，并排除它们或改变它们的位置，如电视机/收音机位置或开着的门等。⑥强调按活动顺序完成每个步骤，并准确的解释为什么这样做。⑦与患者及家人一起制定目标，实施训练计划。鼓励家人、照顾者参与训练，使其了解患者之情况及照顾技巧，鼓励他们在非治疗时间应用训练时所学到的技巧督促患者。⑧在注意训练的同时，应兼顾其他认知障碍的康复，如记忆力、定向力、判断力及执行功能等，在认知障碍这把伞下，有效地处理各种障碍。常用的训练方法，可分为下列几类：

（1）信息处理训练（information process training）如兴趣法　发现对病人有趣的东西和用熟悉的活动刺激注意，如使用电脑游戏、专门编制的软件、虚拟软件的应用等；还有示范法，奖赏法，电话交谈等。

（2）以技术为基础的训练（skill-based training）　这种训练不仅要集中注意力，尚需要一些理解、判断能力。包括如下方法：① 猜测游戏，②删除作业，③时间感，④数目顺序。这些方法有关中文书中有详细介绍。

（3）分类训练（specific process training）　其目的是提高患者不同难度的注意力。操作方式多以纸笔练习形式进行，要求患者按指示完成功课纸上的练习，或对录音带、电脑中的指示做出适当的反应。内容按照注意力的分类可分为连续性、选择性、交替性及分别性注意训练。

（4）电脑辅助法（computer assisted training）　电脑辅助的认知康复训练（computer assisted cognitive rehabilitation，CACR）软件可归纳为两种不同类型的干预方法，即特殊活动的方法（the specific task approach）和分等级的方法（the hierarchical approach）。前者是针对某一特殊的认知障碍编写程序给予训练，例如有注意问题的患者接受训练注意的程序软件，通过训练达到改善注意之目的。后者按循序渐进的方式从基本训练开始逐步过渡到更复杂的认知功能。如用CACR软件开始接受注意力训练，然后升级到视空间和视知觉训练，同时伴有记忆再训练，最后进行复杂的解决问题项目训练。国内专门针对各种认知障碍编写的软件尚少，在日常生活活动中改善认知功能为重点的应用性软件的开发，如驾车等虚拟软件的开发差距更大。根据国内现状，一般市售的游戏软件、用于儿童益智教育软件也可选择性用于脑外伤后注意障碍患者。

（5）综合性训练（comprehensive process training）　这是在日常生活活动中应用的训练方法，要处理或代偿的策略取决于脑损伤患者在日常生活中所面对的特殊挑战。例如一个接待员需要学习在工作环境中怎样消除分散注意力的技能，保持警觉直到活动被完成为止。对于一个在校学生则需要训练上课期间如何改善记笔记和做指定作业策略，滤掉课堂背景噪音的同时集中听讲，组织和学习准备考试的材料，参加考试。这种日常生活活动中的注意力训练应因人而异。

2. 记忆障碍的康复

记忆康复的方法主要采用环境适应、外在记忆辅助工具、创新性技术、新的学习等手段。从治疗观点看，前3类均是代偿性训练，也称之为外在性训练策略或创新性方法，后一类要求患者学习一些帮助记忆的方法，可称之为内在性训练策略或传统方法。除本书有关章节介绍的方法外，下面分别作一些补充介绍。

(1) 环境适应 (environment adaptations)　适用于记忆系统失去了足够功能的患者。通过环境的重建，满足他们日常生活的需求。例如：①家用电器的安全，通常使用的电水壶、电炊具、电灯等，设计隔一段时间可自动关闭装置，避免健忘者使用时带来的危险。②避免常用物品遗失，把眼镜架系上线绳挂在脖子上，把手机、电子助记产品别在腰带上，可有效地预防把它们遗失在某处而很快忘记掉。③ 简化环境，物品放置井井有条，突出要记住的事物。将重要的物品如笔记本、钱包、钥匙、雨具放在室内显眼固定的地方。一般放在进出家门必经之地，提醒患者出门时不致遗忘。每次用过之后再将它们都放置在原来固定的地方。在生活中养成习惯，每天以同样的次序收集衣服和穿衣服，在同一个地方脱鞋子，这样就知道在哪里找到它们了。对于有记忆障碍的患者，通过有条理的物品放置提高工作效率。在前门的旁边设立一个“记事栏”，安装一个壁柜，将你第2天需要记住带走的东西记在“记事栏”里，并在壁柜里专门放上这些物品。

(2) 外在记忆辅助工具 (external memory aid)　利用身体外在辅助物品或提示来帮助记忆障碍者的方法，对于机能性记忆障碍者也许这是最有用的策略。适用于年青、记忆问题不太严重并且其他认知障碍较少患者。常用的辅助工具除第二章第十节提到的外，还有记忆提示工具包括清单、标签、记号、录音机提示等。① 清单，治疗师或家人为患者列出要记住的事情清单，患者按清单完成任务；② 标签，在橱柜、衣柜、及抽屉、房门上用易粘贴纸条作标签，写上内置何种物品及其位置，补偿记忆丧失。对于那些忘记物品放在家中何处，不知道哪间房属于自己的记忆障碍者而言，则是一个有效的方法；③ 记号，在日历牌上做记号，以刺激患者记住重要约会和事情；④ 言语或视觉提示，口头提示有关的问题，同时让他看有关的图画等。

(3) 创新性技术 (new technology)　像许多其他领域一样，新技术的发展正在给记忆康复带来益处。实际上这是环境适应和外在记忆辅助工具在高新技术方面的延续。例如：①智能屋 (smart house) ②神经传呼机 (NeuroPage) ③交互式活动指导系统 (Interactive Task Guidance System) ④各种电子记忆辅助具 (electronic memory aids) 等，随着科技的发展，还会有许多有助记忆的新技术产品问世。

(4) 新的学习 (new learning)　学习的基本原则是记忆的康复训练不必从零开始，绝大多数患者并不是所有的记忆都丧失了，通常只是在某些时候记不住一些事情。在记忆重建过程中帮助最大的是强化仍留在记忆中的东西，这是一个自然渐进过程，试图促进建立新的脑功能系统；另一个原则是在学习过程中要考虑特异性。一般说来，脑损伤后记忆缺损有两种类型：非特异性与特异性改变。后者是指脑局部损伤所发生的局限于某种感觉性记忆障碍。如左颞叶损伤后，可发生听一词语性记忆的改变，而记忆的非特异性变化基本上与边缘系统的损伤有关，涉及任一种感觉性记忆的改变。新的学习包括：①无错性学习 (errorless learning)；②各种助记术 (mnemonic devices)，如图像法 (imagery)、联想法 (associa-

tion)、故事法（stories)、关键词法（key words)、PQRST 法等；③信息检索法。

三、感觉障碍的康复

大脑皮层感觉区及后束损伤会导致感觉障碍。感觉和本体感觉的障碍会增加症状描述的困难，例如，如果患者有左侧感觉缺失，由于感觉输入差，左侧忽略会更加严重。足部感觉丧失和膝本体感觉缺失会使没有视力代偿时步行困难。在对患者的感觉和本体感觉评价的基础上，训练可帮助患者辨别热、冷、不同质地、形状，清楚肢体的位置和分辨不同的重量。内容包括用患肢提重物，使患者得到本体感觉的反馈；关节的向心运动也有助于本体感觉的改善。除此之外，口述讲授、轻拍物体（听觉)、运动感觉（感觉、本体感觉和视觉）等方法也可使用。

日常生活活动，如穿衣、洗澡、剃须或穿戴可帮助病人训练身体部位失认和给予本体感觉反馈。所有这些活动都需要反复学习，直到养成习惯为止。

四、行为问题的康复

行为问题在脑外伤早期恢复阶段非常常见，尤其是当患者还处于伤后遗忘阶段。包括幼稚行为、荒谬行为、自私、易怒、好斗、缺乏动力、活力下降、懒散、社交技巧缺乏以及性欲亢进或减退等。一小部分患者会有长期的行为问题。应避免使用镇静药和抗精神病药物，这样的药物只会加重思维紊乱。当药物效果逐渐减弱时，又不得不进一步加大剂量。长期的认知和行为治疗措施对改进行为困难是很有效的，在外伤后数年仍可体现出来。然而，这样的治疗措施很难付诸实施，需要专业的病房，所有的工作人员和亲属共同遵守同一个严格的行为制度。

行为修饰是一个比较好的治疗方法，适用于患者日常生活中的所有活动，让患者从个人愿望出发产生需要的行为。这是一项治疗技术，通过修饰某一行为，来抑制或鼓励某一种行为模式。例如，奖励会强化特殊的行为反应。正常的行为应得到医务人员、家属和朋友的肯定与赞赏。当患者表现好的行为时，尽快予以奖励。早期让患者多接受物质奖励，但后期应给予精神奖励。时机要适当，如当患者按目标完成了任务，或者减少了某一不好的行为时，此时给予奖励最合适。有些患者可用图表来显示他们的行为，使他们用直观的方法看到自己的进步。不管那一种形式的奖励，都要求在医院的环境内易于控制执行。所有的小组成员都必须认真小心，使患者能够进步，不会有作假的行为。不管选择哪一种方法去修饰患者的行为，它必须简单易行，否则在忙碌的部门，计划就会失败。

五、个性及情绪问题的处理

在恢复期的某个阶段，临床确诊的忧郁和焦虑非常常见。偶尔可见到较显著的精神方面的问题如精神异常、躁狂症和强迫症。大多数这些精神疾病可用常规方法处理。精神科医师的介入可成为后期康复小组中的一个重要成员。很多轻微的个性改变较易纠正，需要心理咨询或规范的物理治疗，但明确有效的证据还较少。因此治疗师不要期望这一点上患者有很大的改变。然而，在适当的水平，患者可能可以控制其行为。

为了帮助患者更好的应对家庭和工作的环境而对家庭成员和雇主进行教育目前在国内还不多。有人认为向照顾者提供信息、咨询、建议和家庭的实际帮助，与直接帮助脑外伤患者本人一样重要。

六、洞察力的康复（insight rehabilitation）

很多脑外伤患者对自己的障碍没有洞察力，这不是脑损伤的结果，而是因为他们在表达目前存在的问题上不知道如何措辞，不管哪一种，都会使他们的康复动机很差并且不合作。应该清楚患者的问题，他们所具有的活动能力和以及他们感兴趣并愿意做的活动非常重要。治疗中对此类病人应表示理解和宽容，但还是要强调训练应达到某一个可接受的水平，让患者从他们的成绩中得到满足。

七、语言和交流障碍的处理

交流障碍是优势半球广泛损伤时常见的早期症状，一般发生在较高位大脑损伤时。需要较长的时间恢复，有些患者甚至要几年。大多患者会遗留长期的交流障碍。患者会有各种各样的交流障碍，可以是表达障碍、理解障碍或表达和理解混合障碍。构音障碍、口颜面失用、语音障碍等，这些问题可由语言治疗师治疗。详见本书有关章节。

八、长期昏迷与植物状态的预后

有极少数病例会停留在长期昏迷（定义为昏迷两周以上）或持续植物状态。这种病人的预后极差但也有可能有一些后期的改善。一项研究中，持续昏迷一个月的患者有一半最后恢复了意识，其中 3/4 最后返回家庭，虽然还带着严重的长期的功能障碍。恢复意识的患者中大约 10%可返回到有薪工作中去。有人用感觉刺激尝试缩短昏迷期，但没有明确的证据表明有作用。近来也有报道在持续数年意识丧失之后仍有恢复的病例。这些病人只能恢复至大部分依赖性的状态。但不管怎么说这些病例使人陷入了放弃对长期昏迷患者积极的治疗所面临的道德困境。目前推荐做法是在一年后才下这样的判断，部分权威机构甚至说应在两年之后才做决定。避免这些长期昏迷患者的并发症对护理及治疗都是一个严峻的挑战，转至专门的病房也是必要的。

九、后期康复

独立生活能力和社交技巧的再训练则是后期康复治疗的重点。需要不断地进行社会行为方面问题的治疗，现有已有证据显示对记忆、社交技能、独立生活能力如烹调、购物和社区活动方面的专业训练是有效的。目前在上海、广州、北京等大城市建立的“三级康复”机构专门从事此领域的工作，尽管这些训练程序是否能推广到生活中去还难以定论。

十、重返工作（return to work）

有资料显示，脑外伤患者的恢复可持续 10 多年，有些可能更长。尽管进步可能很小。患者所能到达的、似乎不会再有更大进步的平台是基于脑外伤的严重性、患者获得治疗的内容和质量所决定。重返以前的工作。这是最好的想法，但必须看原来所从事的工作是否还对他开放，他是否有能力继续原来的工作。包括他的躯体的情况、情绪和智能。回到以前熟悉的工作环境会比较容易适应，但可能难以接受地位的改变。新的工作需要针对患者的年龄和能力进行培训，可在当地的培训中心进行，也可以远离家到一个合适的中心进行培训。让某些患者做无竞争的工作是一个好介绍，只有很少的工种是无竞争的，特别适合脑外伤患者，因为他们的认知问题也许需要继续相当长的时期。可以考虑的工种包括公共场所的勤杂工，文书工作，电脑打字与复印，手工工作，装订工作等。不管将来的工作前景如何，患者和他的亲属在这一阶段如同在其他阶段一样，必须认真讨论和计划。如果患者已经学会了接受残疾并且改变了生活方式，他应该得到家人的支持和鼓励。

总之，脑外伤很常见，大部分人只是轻度脑外伤，但即使是轻度脑外伤短期内仍会产生一系列的问题，部分会长期存在。那些较严重损伤的患者更有包括躯体、认知、行为和情绪等各方面的问题，对康复小组来说是一个极大的挑战。现在已有证据表明一个协调的、多学科的、专业的康复小组可使患者急性期即有功能性的改善，对长期预后亦有好处。综上所述，在脑外伤后的康复过程中，下列几点应该注意。首先，脑外伤病人的康复训练没有固定不变的方法可循。康复医生与治疗师应该对患者进行全面评估，采用各种各样的方法，力图找出最好的方法。其次，个体化治疗，把每个患者都看作为独立的个体，考虑他们既往的能力如何？需要什么？目标是什么？是否符合实际吗？最后应考虑患者的各种问题对生活及生活质量影响有多大？注意患者的残疾状况和他的特殊需要相关的每一个问题，尽可能力争重返工作岗位。

康复诊断：脑挫伤后遗认知功能障碍

康复处方：

1. 该患者记忆障碍的训练重点是学会使用辅助记忆装置。

2. 根据患者情况设计出日常活动时间指南表，可用计时闹钟帮助提示。

3. 角色扮演记忆训练，可采用记事簿或小型录音机将事情记录下来，在模拟的环境下循序渐进地训练患者记忆能力。

4. 有条件者可应用电脑辅助记忆障碍训练软件等方法帮助提高训练兴趣，或采用新技术产品帮助改善记忆能力。

治疗师应根据患者生活状况设计一张日常生活记忆检查表来记录他的日常生活中的自我照顾能力，由其家人负责给予评分，并根据他的进度定期复查，修改内容，提供训练意见。

Summary

Head injury is a common diseale. The majority of people will sustain only a minor head injury but nevertheless even after minor injuries there is still a significant range of problems in the short term and for some in the long term. Those with more severe injuries have a whole plethora of physical, cognitive, behavioural, and emotional problems and present one of the most significant challenges to a rehabilitation team. There is now emerging evidence that a coordinated, multidisciplinary, and specialist rehabilitation team can produce sustainable functional benefit in the acute phase and into the longer term. In many ways the problems of head injury epitomize the whole range of difficulties encountered by disabled people. A good head injury service should provide a model for a good general disability service.

In conclusion, perhaps three points should be made. First, there are no exact rules for treating a patient with head injury. The therapist must assess all aspects and then try various methods to see which works best. second, think of each patient as an individual. what was his past ability? What are his needs and our aims? Are we being realistic? This leads to the third point, which is to consider how far the patient's problems are going to affect his life and, therefore, how much importance needs to be attached to them. Look at each problem in relation to all the patient's disabilities and to his particular needs.

（窦祖林）

第三章　脊髓损伤

病例

患者，男性，42岁，司机，车祸引起双下肢瘫痪，感觉丧失，大小便不能自控30天。患者被车撞击胸背部，致双下肢活动、感觉消失。急诊X片、MRI检查提示“胸8、9椎体爆裂性骨折，椎体明显移位（3度滑脱），脊髓横断，明显受压”。行后路椎管减压、椎体内固定术，手术中发现胸段脊髓完全断裂。损伤期间无意识障碍，上肢活动正常。生活完全需要他人照料。患者要求康复治疗。查体：神清合作，颅神经检查（一），上肢肌力、肌张力、反射活动对称如常。左侧胸9、右侧胸10感觉平面以下痛、触觉完全消失，双下肢本体感觉消失。双下肢屈伸关键肌肌力均为0级，双侧大腿内收肌张力偏高（Ashworth评定2级），下肢关节被动活动范围正常，球肛门反射存在，肛门指检提示骶部感觉、运动功能完全丧失，腹壁反射、提睾反射消失。双下肢腱反射亢进，双侧巴氏征（＋）。坐位平衡0级。Barthel评分20分，膀胱尿潴留。

第一节　概　述

上述病例提示：患者因车祸导致胸段脊髓损伤，出现下肢感觉、运动及大小便等功能障碍。

1. 定义

脊髓损伤（spinal cord injury，SCI）是由于各种不同疾病、损伤引起的脊髓结构/功能损害，造成损伤水平以下运动、感觉、自主功能的异常以及相应的并发症，导致不同程度的残疾。

2. 病因

脊髓损伤最常见的原因是交通事故、跌倒、运动损伤等。主要由闭合性钝性外伤引起，通常和脊柱的压缩性骨折或脱位有关。脊柱骨折患者中约有20％发生不同程度的脊髓损伤。损伤的部位主要在颈椎、胸腰椎，8％的患者损伤在多个节段。脊髓损伤本身很少导致解剖上的脊髓完全断离，但神经生理功能可完全破坏，致使感觉与运动功能丧失。

3. 分类

按脊柱骨折部位可分为：①上颈段（颈$_{1\sim4}$）脊柱骨折（脊髓损伤亦为相同节段），②下颈段（颈$_{5\sim7}$）脊柱骨折（脊髓损伤为颈$_{5\sim8}$节段），③胸$_{1\sim10}$段脊柱骨折（脊髓损伤为胸$_1$～腰$_1$节段），④胸腰段（胸$_{11}$～腰$_2$）脊柱骨折（脊髓损伤为腰$_2$～骶$_1$节段），⑤马尾神经上部和腰骶段（腰$_3$～骶骨）脊柱骨折（马尾神经下部分损伤）。根据损伤的性质分为创伤性（屈曲型旋转脱位或骨折脱位、过伸型损伤、开放性损伤、挥鞭性损伤）和非创伤性（血管性、感染性、退行性、肿瘤等）损伤。根据病理变化，分为原发性脊髓损伤（脊髓休克、脊髓挫伤、脊髓断裂）和继发性脊髓损伤（脊髓水肿、脊髓受压、椎管内血管损伤）。

病例中该患者为胸8～9段脊柱骨折，损伤性质为创伤性骨折脱位，属于原发性脊髓损伤。

4. 主要病理改变

不完全性脊髓损伤伤后3小时灰质中出血较少，白质无改变，此时病变呈非进行性、可逆；至6～10小时，出血灶扩大不多，神经组织水肿24～48小时以后逐渐消退。完全性脊髓损伤伤后3小时脊髓灰质中多灶性出血，白质尚正常；6小时灰质中出血增多，白质水肿；12小时后白质中出现出血灶，神经轴突开始退变，灰质中神经细胞退变坏死；24小时灰质中心出现坏死，白质中多处轴突退变，完全性脊髓损伤脊髓内的病变呈进行性加重。所以脊髓损伤的早期治疗很重要，通常脊髓损伤后6小时内是抢救的黄金时期。

5. 主要临床表现和诊断

脊髓损伤由于受伤部位、损伤原因和损伤程度的不同，可出现不同的症状和体征，常见临床综合征有：①脊髓半侧损害综合征（又称为 Brown-Seqnard Syndrome）较常见，为脊髓损伤偏于一侧，损伤平面以下同侧肢体的运动和深感觉消失，损伤的对侧，表现为痛觉、温度觉消失；②中央索综合征（central cord syndrome），是由于皮质脊髓束的排列是从中央向外依次为颈、胸、腰、骶，故此综合征表现为上肢受累重而下肢受累轻的现象；③前束综合征（anterior cord syndrome）是脊髓前部损伤，造成损伤平面以下运动和痛、温觉丧失，而深感觉存在；④后束综合征（posterior cord syndrome）是脊髓后部损伤，造成损伤平面以下深感觉丧失，而运动和痛、温觉存在；⑤脊髓圆锥综合征（conus medullaris syndrome）主要为脊髓骶段圆锥损伤，可引起膀胱、肠道和下肢反射消失，偶尔可以保留骶段反射；⑥马尾综合征（cauda equina syndrome）指椎管内腰骶神经根损伤，可引起膀胱、肠道及下肢反射消失。马尾的性质实际上是外周神经，因此有可能出现神经再生，而导致神经功能逐步恢复。外周神经的生长速度为1mm/d，因此马尾损伤后神经功能的恢复有可能需要2年左右的时间；⑦脊髓震荡（spinal concusion）指暂时性和可逆性脊髓或马尾神经生理功能丧失，可见于只有单纯性压缩性骨折，甚至放射线检查阴性的患者，脊髓并没有机械性压迫，也没有解剖上的损害。脊髓损伤导致受损平面以下运动功能障碍（四肢瘫或截瘫）时，在急性期呈弛缓性瘫痪，可持续6周以上或更长时间，然后进入痉挛期。但是，L_1 椎体下缘以下的损伤不会出现痉挛，表现为肌张力低下，肌肉萎缩。此外，脊髓损伤还会出现呼吸障碍、大小便功能障碍（bladder and bowel incontinence）、性功能障碍（sexual dysfunction）、疼痛、自主神经功能障碍、体温调节功能障碍及异位骨化（heterotopic ossification）等等。长期卧床制动导致的关节挛缩（contractures）畸形、肌肉萎缩、耐力减退、压疮、感染、肢体水肿、深静脉血栓（deep venous thrombosis）形成、骨质疏松、心理障碍等都会进一步加重肢体功能障碍、活动能力受限、参与能力受限。

一般来说，脊髓损伤的诊断并不困难，应进行全面系统的神经检查，包括感觉、运动、反射、括约肌功能及植物神经功能等，结合影像学以及其他必要的辅助检查。

病例中患者为脊髓横断性损伤，损伤平面以下感觉、运动功能丧失。主要康复问题：双下肢瘫痪，双大腿内收肌痉挛，双下肢感觉丧失，膀胱和直肠功能障碍，坐站平衡功能丧失，ADL大部分不能自理。

第二节 康复评定

一、损伤程度分类

脊髓损伤后短时间内出现损伤平面以下的脊髓神经功能完全消失，持续数小时至数周，偶有数月之久，此阶段称为脊髓休克（spinal shock）期，此时无法对损害程度做出正确的评估。当出现球（海绵体）一肛门反射（bulbocavernosus reflex，指刺激男性龟头或女性阴蒂时引起肛门括约肌反射性收缩）和肛门反射（直接刺激肛门引起直肠肌肉收缩称为肛门反射）时，提示脊髓休克已经结束，可以开始评定损伤程度。完全性脊髓损伤是指骶段感觉、运动功能完全消失或无骶段保留（sacrel sparing），即：肛门黏膜皮肤连接处和深部肛门无感觉，肛门外括约肌无自主收缩，可以通过肛门指检判断。完全性损伤包括解剖的和生理功能的横断，后者如在恢复过程中出现某些功能的恢复，则应划为不完全性损伤。不完全性脊髓损伤指骶段感觉、运动功能部分保留。

1992年，美国脊髓损伤学会（America Spinal Injury Association，ASIA）制定了脊髓损伤程度分级标准，简称ASIA，2000年又进行了修正，目前已是国际上广泛应用的分级方法。其内容为：A-完全性损害（骶段无感觉或运动功能）。B-不完全性损害（神经平面以下包括骶段 S_{4-5} 有感觉功能，但无运动功能）。C-不完全性损害（神经平面以下有运动功能，大部分关键肌肌力＜3级）。D-不完全性损害（神经平面以下有运动功能，大部分关键肌肌力≧3级）。E-正常（感觉和运动功能正常，但肌肉张力增高）。

病例中患者已度过脊髓休克期，肛门指检无感觉、运动功能保留，为完全性截瘫。

二、神经损伤平面评定标准

神经平面指脊髓具有身体双侧正常感觉和运动功能的最低节段。感觉和运动平面可以不一致，左右两侧也可能不同，可用右侧感觉节段、左侧感觉节段、左侧运动节段、右侧运动节段来表示神经平面。神经平面的综合判断以运动平面为主要依据，但 T_2～L_1 损伤无法评定运动平面，所以主要依赖感觉平面来确定神经平面。C_4 损伤可以采用膈肌作为运动平面的主要参考依据。神经平面的确定采用关键肌（key muscle）和关键点（key point）的积分方法。

（1）感觉损伤平面的确定　感觉检查包括身体两侧28对皮区关键点（感觉神经平面的皮肤标志性部位）的针刺觉和轻触觉（表3-3-1），并按三个等级分别打分：0＝缺失，1＝障碍（部分障碍或感觉改变，包括感觉过敏），2＝正常，NT＝无法检查。正常者两侧感觉总积分为112分。当脊髓完全性损伤时，紧接损伤平面以上可有感觉过敏，而在损伤平面以下所有感觉完全消失。病例中患者胸9以下感觉消失，所以，感觉平面在胸8。

（2）运动损伤平面的确定　由于一根神经支配多块肌肉，而一块肌肉受多根神经支配，因此，根据神经节段与肌肉关系，将肌力为Ⅲ级的关键肌作为运动神经损伤平面，该平面以上的关键肌肌力必须≧Ⅳ级。关键肌是指确定神经平面的标志性肌肉（表3-3-2）。运动积分是将肌力（0～5级）作为分值，把各关键肌的分值相加。正常者两侧运动平面总积分为100分。

表 3-3-1　感觉关键点

平面	感觉关键点部位	平面	感觉关键点部位
C_2	枕骨粗隆	T_8	第八肋间（T_7 与 T_9 之间）
C_3	锁骨上窝	T_9	第九肋间（T_8 与 T_{10} 之间）
C_4	肩锁关节的顶部	T_{10}	第十肋间（脐水平）
C_5	肘前窝的外侧面	T_{11}	第十一肋间（T_{10} 与 T_{12} 之间）
C_6	拇指	T_{12}	腹股沟韧带中部
C_7	中指	L_1	T_{12} 与 L_2 之间上 1/3 处
C_8	小指	L_2	大腿前中部
T_1	肘前窝的尺侧面	L_3	股骨内上髁
T_2	腋窝	L_4	内踝
T_3	第三肋间	L_5	足背第三跖趾关节
T_4	第四肋间（乳线）	S_1	足跟外侧
T_5	第五肋间（T_4 与 T_6 之间）	S_2	腘窝中点
T_6	第六肋间（剑突水平）	S_3	坐骨结节
T_7	第七肋间	$S_{4\sim5}$	肛门周围

表 3-3-2　运动关键肌

平面	关键肌	平面	关键肌
C_5	屈肘肌（肱二头肌，旋前圆肌）	L_2	屈髋肌（髂腰肌）
C_6	伸腕肌（桡侧伸腕长肌和短肌）	L_3	伸膝肌（股四头肌）
C_7	伸肘肌（肱三头肌）	L_4	踝背伸肌（胫前肌）
C_8	中指屈指肌（指深屈肌）	L_5	长伸趾肌（趾长伸肌）
T_1	小指外展肌	S_1	踝跖屈肌（腓肠肌、比目鱼肌）

病例中患者下肢关键肌肌力均为 0 级。运动平面在胸段。胸段的运动平面难以判断，一般用感觉平面确定神经损伤平面。所以，该患者的神经损伤平面为胸 8。

3. *痉挛评定*

多用改良 Ashworth 量表。详细内容请参见第二篇第二章第二节。

4. *损伤平面与功能预后*

脊髓损伤平面与功能预后直接相关（表 3-3-3）。

表 3-3-3　脊髓损伤平面与功能预后的关系

损伤平面	康复问题和 最低功能肌肉	下肢功能预后	日常活动能力预测
$C_{1\sim4}$	呼吸障碍、四肢瘫痪 颈肌	用电动高靠背轮椅（用呼吸、下颌或头运动、声音控制）完成移动	完全依赖—依赖呼吸机、膈肌起搏维持呼吸，可通过环境控制系统（声控、眼球、舌、嘴的运动控制）、机器人方式完成日常活动
C_5	四肢瘫痪 三角肌、肱二头肌	主要借助电动轮椅完成移动	大部依赖—吊带、支具、自助具帮助下保留部分上肢日常活动能力（进食、穿上衣、书写、打字、梳洗）

损伤平面	康复问题和 最低功能肌肉	下肢功能预后	日常活动能力预测
C_6	上肢伸肘、屈腕肌无力，下肢瘫痪。 腕伸肌	可用手驱动轮椅独立完成转移。	中度依赖—在持物器等自助具的帮助下可独立穿衣裤、进食、头面部梳理、排便卫生。
$C_{7\sim8}$	上肢部分瘫，下肢瘫。 肱三头肌、桡侧屈腕肌、指深屈肌、手内部肌	用手操纵轮椅。	大部分自理—可独立完成转移、移动和上肢技巧性日常活动。
T	高位截瘫 上部肋间肌/背肌、腹肌、胸肌、背肌	用长腿矫形器（ARGO、HKAFO、KAFO）扶拐短距离步行，长距离行动需要操纵轮椅。	大部或基本自理
L	截瘫 2-S1 逐一为髂腰肌、股四头肌、胫前肌、拇长伸肌、小腿三头肌	短腿矫形器（AFO）扶手杖步行，不需要轮椅	完全自理

病例中患者的功能预后：ADL 能大部或基本自理，可以用长腿矫形器（ARGO、HKAFO、KAFO）扶拐短距离步行。长距离行动需要操纵轮椅。

5. 神经源性膀胱的功能评定

随着尿流动力学检测技术的发展和完善以及联合同步 X 线或 B 超电视摄像的应用，为了解逼尿肌、膀胱颈部、尿道内、外括约肌各自的功能、形态及其在贮尿、排尿过程中的相互作用，提供了较全面的客观依据。

6. 日常生活活动能力评定

可用改良的 Barthel 指数评定。请参见第二篇第十三章第二节。

7. 其他

对脊髓损伤的患者，还需进行性功能障碍的评定，以及心肺功能和心理障碍的评定。

第三节　康复治疗

一、早期处理

早期外科和临床治疗可以减轻损伤对脊髓的压迫，最大程度的恢复或保存神经功能。脊髓损伤抢救期之后生命体征稳定、脊柱稳定即可开始康复训练。此期的康复目标主要是采取积极的康复手段预防合并症，保持脊柱的稳定性，减轻症状，防止废用综合征，为今后的康复治疗创造条件。急性期（伤后 8 周内）主要采取床旁训练方法。训练内容包括以下几个方面：

1. 康复护理

注意保持肢体处于良好的功能位置。对脊椎稳定者可使用减压床、皮垫床或一般床上加气垫。患者可以采用平卧或侧卧，身体与床接触的部位全部均匀地与床接触，避免局部压力过重，以免发生压疮。病情许可的前提下，逐步让患者由平卧位向半卧位和坐位过渡。强调每 2 小时翻身一次，防止皮肤压疮。协助患者梳洗、大小便及会阴护理，注意避免局部潮湿，大小便后软纸擦拭，避免皮肤擦伤。

2. 关节被动活动和肌肉牵伸

在生命体征稳定之后就应立即开始全身各关节的被动活动，1～2次/天，每一关节在各轴向活动若干次即可，以避免关节挛缩。进行被动活动时要注意动作轻柔，缓慢，有节奏，活动范围应达到最大生理范围，但不可超过，以免拉伤肌肉或韧带。髋关节外展要限制在45度以内，以免损伤内收肌群。对膝关节的内侧要加以保护，以免损伤内侧副韧带。在下胸段或腰椎骨折时，进行屈髋屈膝运动时要注意控制在无痛范围之内，不可造成腰椎活动。禁止同时屈曲腕关节和指关节，以免拉伤伸肌肌腱。腰椎平面以上的患者髋关节屈曲及腘绳肌牵伸运动需要特别强调，因为只有直腿屈髋达到或超过90度时才有可能独立坐在床上，这是各种转移训练和床上活动的基础。高位脊髓损伤患者为了防止肩关节半脱位，可以使用肩矫形器。同时可以使用踝足矫形器防止足下垂和跟腱挛缩。肩胛骨和肩带肌的被动活动与训练对于恢复上肢功能意义重大，不可忽视。对瘫痪肢体进行关节被动运动训练，1～2次/天，每一关节在各轴向活动20次即可，以防止关节挛缩和畸形的发生。

3. 早期坐起训练

脊髓损伤患者若脊柱稳定性良好则应早期（伤后/术后1周左右）开始坐位训练，每日2次，每次30分钟至2小时。开始时将床头抬高或摇起30度，如无不良反应，则每天将床头升高15度，一直到90度，并维持继续训练。一般情况下，从平卧位到直立位需1周的适应时间，适应时间长短与损伤平面相关。

4. 站立适应性训练

站立训练宜在伤后/术后第3周以后开始进行，患者经过坐起训练后无体位性低血压等不良反应即可考虑进行站立训练。训练时应保持脊柱的稳定性，配带腰围训练起立和站立活动。早期可使用起立床，从倾斜20度开始，角度渐增，8周后达到90度，如有不良反应发生，应及时降低起立床的高度。从平卧位到直立位需1周的适应时间。

5. 膀胱和直肠训练

脊髓损伤后早期常有尿潴留，一般采用留置导尿的方式（1～2周）。留置导尿管时要注意卧位时男性导尿管的方向必须朝向腹部，以免导尿管压迫尿道壁，造成尿道内压疮。留置导尿时还要注意夹放导尿管的时机。膀胱储尿在300～400 ml时有利于膀胱自主收缩功能的恢复。要记录水的出入量，以判断放尿时机。留置导尿时每日进水量必须达到2,500～3,000 ml，以避免膀胱尿液细菌的繁殖增长。留置导尿者发生泌尿系统感染可以没有症状，抗菌药物往往无效，最好的办法是拔除导尿管。一旦出现全身性菌血症可以采用敏感的抗生素治疗。拔除导尿管之后可以采用间断清洁导尿，即采用较细的导尿管，导尿插入时外阴部局部清洗干净，导尿管用后用清水冲洗，然后放入生理盐水或消毒液中保存。脊髓损伤后的直肠问题主要是便秘。灌肠、肛门一直肠润滑剂和缓泻剂都可以采用。腹泻少见，多半为合并肠道感染，可以采用抗菌药物及肠道收敛剂治疗。

6. 呼吸及排痰训练

对颈髓损伤呼吸肌麻痹的患者应训练其深呼吸运动或腹式呼吸运动，咳嗽、咳痰能力以及进行体位排痰训练，以预防及治疗呼吸系统并发症并促进呼吸功能。

7. 物理因子疗法

对减轻炎性反应，改善神经功能有一定帮助，早期在损伤部位进行超短波治疗，功能性电刺激预防肌萎缩、控制肌痉挛，脉管仪改善肢体血液循环，经皮电刺激缓解疼痛等。

8. 预防各种并发症

如预防压疮、肌肉萎缩、异位骨化、骨质疏松、关节挛缩、深静脉血栓等。

9. 心理治疗

几乎所有脊髓损伤患者在伤后均有严重心理障碍，包括极度压抑或忧郁、烦躁、甚至发生精神分裂症。因此康复治疗时必须向患者进行耐心细致的心理工作，对于患者的问题给予鼓励性的回答，帮助患者建立信心，积极参加康复训练。

二、恢复期康复

一旦患者生命体征稳定、骨折部位稳定、神经损害或压迫症状稳定、呼吸平稳后即可进入恢复期治疗。恢复期的康复目标为最大程度恢复患者功能，借助一切可能的康复治疗手段提高患者日常生活能力和工作能力。预防和减轻各种合并症。

1. 物理治疗

（1）肌力训练　肌力训练的目标是改善和维持肌力，恢复实用肌肉功能。包括受损肌力的训练和未受损肌力的维持。完全性脊髓损伤患者肌力训练的重点是肩、肘、躯干肌（胸、腰、腹部肌群）。不完全性脊髓损伤患者对残留肌肉进行训练。为了完成床上转移或轮椅训练，要加强肩带肌、肱三头肌、肱二头肌和手握力训练。为了完成支具、拐或助行器的步行训练，除上面的训练外还需要进行腰背肌的训练。步行训练的基础是腹肌、髂腰肌、腰背肌、股四头肌、内收肌等。

（2）痉挛肌肉的牵伸　包括下肢所有痉挛肌肉的牵伸，尤其是腘绳肌、内收肌和跟腱。牵伸的作用主要是控制痉挛，防止出现肌挛缩而影响关节活动范围。腘绳肌牵伸有利于患者直腿长坐；大腿内收肌牵伸是为了避免患者因内收肌痉挛而造成会阴部清洁困难；跟腱牵伸有利于步行训练。

（3）垫上训练　治疗垫上可进行翻身、牵伸、垫上移动训练，适用于早期未完全掌握以上动作技巧的患者继续练习。

（4）坐位平衡训练　坐位训练包括 1～3 级平衡训练，与中风和脑外伤时平衡训练相似，需要良好的躯干肌力量和躯干控制能力。在坐位平衡训练中，还需逐步从睁眼状态下的平衡训练过渡到闭眼状态下的平衡训练。坐位可分为长坐（膝关节伸直）和短坐（膝关节屈曲）。正确的独立坐是转移、坐轮椅、穿裤/袜/鞋和步行训练的前提。实现长坐才能进行床上转移的训练。

（5）转移训练　包括独立转移和帮助转移。包括从卧位到坐位转移、床上或垫上横向和纵向转移、床至轮椅和轮椅至床的转移、轮椅到凳或凳到轮椅的转移以及轮椅到地和地到轮椅的转移等。在转移时可以借助一些辅助具，例如滑板。

（6）步行训练　步行训练的目标是：①治疗性步行：T_6～T_{12}平面损伤患者，佩带骨盆托矫形器或膝踝足矫形器（KAFO），借助双腋拐进行短暂步行。②家庭功能性行走：L_1～L_3 平面损伤患者，可在室内行走，但行走距离不能达到 900 米。③社区功能性行走：L_4 以下平面损伤患者穿戴踝足矫形器（AFO），能上下楼，能独立进行日常生活活动，能连续行走 900 米。完全性脊髓损伤患者步行的基本条件是上肢有足够的支撑力，躯干有一定的控制力。对于不完全性损伤者，则要根据残留肌力的情况确定步态的预后。步行训练分为平行杠内步行训练和拐杖步行训练。先在平行杠内练习站立及行走，包括摆至步、摆过步和四点步，逐步过渡到平衡训练和持双拐行走训练。助动功能步行器（advanced reciprocating gait orthosis ARGO）的出现使 SCI 患者步行功能得到更大改善。行走训练时要求躯干控制、步伐稳定、步速均匀。耐力增强之后可以练习跨越障碍、上下台阶、摔倒及摔倒后起立等训练。目前减重步行训练装置的应用使脊髓损伤患者步行训练变得更容易。详细内容请参见第二章第四节。

（7）物理因子疗法　运用功能性电刺激（functional neuromuscular stimulation，FNS）可克服肢体不动的危害，使肢体产生功能性活动。SCI 后下肢易发生深静脉血栓，电刺激小腿肌肉可减少发生的危险。FNS 可产生下肢功能性活动，如站立和行走。应用超短波、紫外线等理疗可减轻损伤部位的炎症反应、改善神经功能。

2. 作业治疗

（1）轮椅训练　伤后 2～3 个月患者脊柱稳定性良好，坐位训练已完成，可独立坐 15 分钟以上时，开始进行轮椅训练。上肢力量及耐力是良好轮椅操纵的前提。轮椅训练包括向前驱动、向后驱动，左右转训练，前轮跷起行走及旋转训练，上斜坡训练和跨越障碍训练，上楼梯训练以及下楼梯训练，越过马路镶边石的训练，过狭窄门廊的训练及安全跌倒和重新坐直的训练。注意每坐 30 分钟，必须用上肢撑起躯干，或侧倾躯干，使臀部离开椅面减轻压力，以免坐骨结节发生压疮。

（2）日常生活活动能力（ADL）的训练　SCI 患者特别是四肢瘫患者，训练日常生活活动能力尤其重要。自理活动如吃饭、梳洗、上肢穿衣，在床上可进行时，就可过渡到轮椅水平。洗澡可在床上或洗澡椅上给予帮助完成。此外，ADL 训练应与手功能训练结合，包括手功能重建后。

3. 心理治疗

脊髓损伤给患者在精神上带来了难以描述的痛苦，但大多数患者经过一段时间的心理治疗会勇敢的面对现实。康复的目的是帮助患者重新回到尽可能正常的生活中去。康复工作绝不仅限于功能训练，还要强调患者在心理社会方面的适应，这包括在悲伤的时候提供必需的社会支持和帮助重塑自身形象，形成新的生活方式和对世界的重新认识，重新设计未来的计划，帮助患者在社会中找到自己应有的位置。

4. 康复工程的应用

（1）矫形器的应用　下肢矫形器为很多截瘫患者站立步行所必需。通常腰髓平面损伤出现踝关节不稳，但腰、腹肌功能存在，尚能控制骨盆者可用膝踝足矫形器（KAFO）；下胸髓水平损伤致腰腹肌受损时须用带骨盆托的髋膝踝矫形器（HKAFO）或 ARGO。KAFO 与 HKAFO 的踝关节宜固定在背屈 10 度的位置，使站立时下肢稍前倾，以便利用髋过伸姿位保持髋部稳定及平衡。支具的各节段应牢固固定于各节段肢体，使应力分散，防止压疮形成。要教会患者穿脱矫形器，指导其在穿戴矫形器下的坐、站、上下楼梯、步行等日常活动能力训练。

（2）自助具的应用　借助一些自助器具有利于动作的完成。常用的有着衣自助具、饮食用具、洗澡用具、转移助具、书写辅助用具、居家自助用品等。

（3）环境控制系统　环境控制系统主要用于四肢瘫患者，系统包括：①中央处理单元，接受信息，处理命令；②视觉显示器，显示正发生的情况；③控制开关，由患者通过开关发出命令；④周围装置，患者从中央处理单元发出命令，通过这些命令，操纵电话、内部通信联络系统、床、门、电灯、收录机、电视、报警器等电气设备。机器人在严重瘫痪患者的护理方面将发挥很大作用，有关机器人的研究已有一些系统产生，如帮助患者进食，由患者声音控制的机器人能够梳头、刷牙、洗脸等。但有一些问题尚需解决，如患者与人区的隔离，费用，机器人机械失控下引起事故的法律问题等。

（4）助行器的应用　根据患者损伤的部位由康复医师、PT/OT/矫形治疗师决定选择合适的轮椅和拐杖类型。

5. 环境无障碍设计

在国际上无障碍设计是指在城市道路和建筑物的设计上，为方便坐轮椅的残疾人独立进出、参与社会活动所采用的设计措施。我国称为方便残疾人使用的城市道路和建筑物的设计，简称为无障碍设施。建筑物外部无障碍设施主要是指城市道路方面的设计符合脊髓损伤患者轮椅的移动。建筑物内部无障碍设施必须充分考虑到以步行器、轮椅助行者对通道及房屋设施、布局有特殊要求，应有相应的设施，以保障无障碍通行。包括出入口、电梯和楼梯、走廊、卫生间（坐便、浴缸）、室内安排等。

6. 其他

SCI患者根据条件和恢复情况，可进行高压氧治疗，针灸、推拿等中医治疗，文体训练及职业康复训练。

三、并发症的处理

1. 疼痛处理

脊髓损伤患者的疼痛既可以是躯体性，也可以是中枢性。躯体性疼痛的治疗包括：① 预防性措施　疼痛可以由于感染、压疮、痉挛、膀胱和肠道问题、极度温度变化、吸烟、情绪波动等因素诱发。避免或治疗诱因可以有效地防治疼痛。适当运动是预防肩袖损伤和肩周炎最有效的方法。② 心理治疗　所有慢性疼痛均有一定的精神因素参与。放松技术、催眠术、暗示技术、生物反馈、气功、教育均有助于治疗。③ 运动和理疗　运动有助于增加关节活动范围、提高肌肉力量、改善心理状态；按摩、理疗和水疗有助于减轻局部炎症、改善血液循环，从而有助于治疗慢性疼痛。④ 药物治疗　一般使用非甾体类消炎镇痛药。麻醉镇痛药只有在极度严重的疼痛时才可考虑使用。⑤ 神经干注射　神经干注射50%～100%的酒精或2%～5%石炭酸2～5 ml，以解痉止痛。激素注射也有一定效果。

2. 肌肉痉挛和挛缩

肌肉痉挛一般在损伤后3～6周开始发生，6～12个月左右达到高峰。常见诱因包括：膀胱充盈或感染、结石、尿路阻塞、压疮、便秘、疼痛、精神紧张以及机体其他感染或损伤等。因此患者反复发生痉挛时要注意是否有合并症，及时去除诱发因素是缓解痉挛最有效的治疗方法之一。其他康复治疗参见第二篇第二章第三节。

3. 性功能障碍

（1）男性性功能障碍　颈髓和胸髓损伤患者多数有勃起。具有勃起能力的患者76%在伤后6个月内恢复，其余均在1年内恢复。其中23%可以成功进行性交，10%可以射精。5%具有生育能力。恢复勃起的技术有：①血管活性物质阴茎海绵体注射，罂粟碱和酚妥拉明联合使用最为常见，一般注射于阴茎根部外后侧；②真空技术，采用产生负压的装置将阴茎置于其中，利用负压使阴茎涨大，再使用收缩带置于阴茎根部阻断血流，使阴茎保持勃起状态。阴茎假体：阴茎假体包括半硬式和充盈式两大类。骶前神经刺激器可以作为治疗尿失禁的方法，也可以造成阴茎勃起。

（2）女性性功能障碍　脊髓损伤对女性患者的生育无影响，月经一般在1年内恢复正常。女性患者在生殖器感觉丧失后，性敏感区趋向于转移到其他部位，仍然足以刺激产生性高潮。外生殖器在 T_{12} 以上水平可以有反射性分泌，L_1 以下可以有心理性分泌。尽管分泌量可有所减少，但性交活动一般没有重大影响。

4. 膀胱、直肠功能障碍

参见第二篇第五章第三节神经源性膀胱和神经源性直肠。

5. 心血管问题

T_6 平面以上损伤导致交感神经完全失去高级控制，机体的应激能力和血管舒缩能力异常。T_6 平面以下胸髓损伤导致部分交感神经失控，腰骶平面损伤不影响交感神经系统，但可以损害下肢血管控制能力。高位截瘫或四肢瘫的患者最常见的异常是低血压和心动过缓，与心输出量下降平行，与心脏的交感神经张力下降以及血管收缩机制障碍有关。脊髓休克恢复后，节段性交感神经功能逐步恢复，心血管功能也逐步得到恢复，最终达到稳定平衡状态。老年性心脏功能减退在脊髓损伤后将进一步加剧。容易发生冠心病、高血压病以及心衰。自主神经过反射是较严重的心血管问题，表现为发作性高血压、头痛、面部潮红等，常见的诱因是膀胱充盈、直肠刺激、便秘、感染、痉挛、结石、器械操作、性冲动等。处理为：取坐位，口服钙拮抗剂、静脉注射交感神经阻滞剂或硝酸甘油类药物。如果血压持续超过 200/130mmHg，而药物效果不佳时，可以考虑采用硬膜外麻醉的方法阻断交感神经节，以控制血压。

6. 体温调节障碍与康复

高位脊髓损伤会影响体温调节，出现变温血症，体温随环境温度而变化。主要与血管舒缩功能异常导致保存热量和散发热量功能失调。因此要特别注意气温变化时采取适当的衣着。

7. 迟发性神经功能恶化

神经功能状态的恶化可在损伤数年后出现（3～5 年占 12.1%），对患者独立生活能力有明显影响。迟发性神经功能恶化原因不明，可能与过度使用或废用有关，也可能是退变结果。因此，平时应注意控制患者的运动量，不要引起患者训练过度疲劳。

四、并发症的处理

脊髓损伤最主要的致死并发症为压疮并发败血症及尿路感染，其次为呼吸系统及心脏并发症，此外还有深静脉血栓、异位骨化等，因此对并发症的处理很重要。

1. 压疮

参见第二篇第六章第三节

2. 深静脉血栓

据报道脊髓损伤患者中，深静脉血栓的发生率为 40%～100%，但具有诸如大腿或小腿肿胀、体温升高、肢体局部温度升高等临床表现的只占 15%。未发现和未处理的深静脉血栓可导致肺栓塞和突然死亡，因此需要早期诊断采取治疗措施，国外常规立即给予肝素，我国多采用右旋糖酐 40 和尿激酶静滴。

3. 异位骨化

异位骨化指在通常无骨的部位形成骨组织，多见于软组织中。在 SCI 后发生率由 16%～58%不等。常见于髋关节，其次为膝、肩、肘关节及脊柱，一般发生在伤后 1～4 个月，但可以早在伤后 2 周左右，晚至伤后数年。通常发生在损伤水平以下，局部多有炎症反应，伴全身低热，任何SCI患者如有不明原因的低热应想到此症。发病机制不明。SCI后的运动治疗与此病的发生无多大关系，因此休息不动并不能减少异位骨化的发生。病理改变先发生在肌肉周围，以后逐渐与肌肉分开，可包裹部分萎缩的肌肉纤维。一般不累及关节囊。发展过程分为四期：Ⅰ期一软组织炎性反应，肢体肿胀、发热、局部触及较硬的肿块、疼痛、关节活动受限，碱性磷酸酶增高。出现症状的7～10天常规X线检查阴性，骨扫描有助于早期诊断。Ⅱ期一临床表现与Ⅰ期相似，但X线检查为阳性。Ⅲ期一疼痛逐步减轻，但关节活动仍然明显受限。Ⅳ期一疼痛基本消失，病变组织硬化，骨扫描可为阴性，X线可见病变部位骨性改变。治疗包括药物、手术、理疗。早期（Ⅰ～Ⅱ期）常用局部冷疗。Ⅲ～Ⅳ期时可以采用温热疗法。异位骨化后运动训练不可以造成明显疼痛，否则可加重病情。为了预防异位骨化症的发生，进行关节被动活动时要注意动作轻柔，不可采用暴力，以免损伤肌肉或关节，促使异位骨化发生。在预防异位骨化方面有效的药物为Didronel（Etidronate disodium），此药具有能调节骨化生物学作用的焦磷酸盐的性质，与羟磷灰石的钙离子有高的亲和力，主要集中在代谢活跃的骨骼处，在活体中可防止软组织钙化。若骨化限制关节活动则需手术摘除。

4. 泌尿系统感染和结石

参见第二篇第七章。

康复诊断：脊髓损伤（ASIA ：A，T_8），截瘫

康复处方：属于早期康复治疗

1. 早期床上康复护理：包括每2小时翻身一次，膀胱留置导尿管，夹持定时排尿（2～3小时，排尿量为400ml左右），控制进水量；大腿之间用楔型垫控制痉挛。

2. 上肢关节、肌肉主动活动：鼓励患者完成上肢日常活动（进食、洗漱、穿衣等），重点加强上肢屈伸肘肌力训练，采用渐进抗阻练习，3次/天。

3. 下肢关节被动活动和肌群的牵伸：下肢主要关节、肌肉缓慢被动活动或牵拉至少15分钟/次，2次/天。

4. 理疗：功能性电刺激治疗腓总神经，20～30分钟/天，脉管仪改善下肢血循，15分钟/天。

5. 床位抬高：逐渐抬高床头（15度开始），预防体位性低血压。

6. 直立床站立：在胸腹围的保护下练习直立床站立，5～10分钟/次，3次/天，逐渐增加时间。

7. 膀胱训练：间断拔除导尿管，训练膀胱反射性排尿，同时配合膀胱周围区域的感觉性刺激。

注意事项：关节肌肉牵伸避免暴力，早期床上翻身、坐站时注意脊柱损伤部位的保护，避免旋转力量，活动量逐渐增加。

Summary

Most spinal cord injury (SCI) occurs as a result of impact, often with direct tissue and neural trauma. The commonest causes are road traffic accidents, falls and sporting injuries.

However, there are often a number of secondary vascular, biochemical, and electrolyte change subsequent to the initial trauma producing further haemorrhage, infarction, oedema, neuronal injury or death. The distribution of injury is approximately equal between the cervical spine (C), more commonly at lower cervical levels, and the thoraco (T) -lumbar (L) spine. SCIs can be either incomplete or complete injuries. There are different symptoms according to the lesion, the extent, and the causes of injury. The main rehabilitation problems include quadriplegia, paraplegia, spasticity and dysreflexia, respiratory muscle weakness, sensation dysfunction, pain and autonomic dysaesthesia, bladder and bowel incontinence, sexual dysfunction, and psychological disorders. These result in patients' ADL (Activities of daily living) disability and handicap. Common syndromes associated with SCI are Brown—Seqnard syndrome, central cord syndrome, anterior cord syndrome, posterior cord syndrome, cauda equina syndrome, conus medullaris syndrome, and spinal concussion. SCIs often involve complications such as infection, deep venous thrombosis (DVT), contractures, pressure sores, heterotopic ossification, and so on. Rehabilitation evaluations often apply the modified Frankel score classfication. The neurological lesions of SCI are made detected by evaluating ten key muscle points and twenty-eight key points of sensation. Sacral sparing is a reliable indication of the incompleteness of a SCI. Bulbocavernosus reflex recovery indicates the end of spinal shock.. The Ashworth score may be used to measure the extent of spasiticity. The Barthel index helps to evaluate the patient's disability. The incompleteness or completeness of function and functional potential are determined by assessment and analysis. Incomplete lesions have a better prognosis for functional recovery than complete lesions. Patients with quadriplegia (above C7) can expect to remain completely dependent in ADL, and to depend on powered wheelchairs for mobility. Patients with high paraplegia (T level) remain partly dependent in ADL and depend on manual wheelchairs. The patients with low paraplegia (L level) can hope for complete independence in ADL and to depend on orthotic devices that allow for paraplegic ambulation. Early rehabilitation management sholude start on day and even in the immobilization or post-operative phase. Proper nursing attention must be given to skin care, respiratory care, urinary and bowel care, management of spasticity (muscle stretching), passive joint mobilization, sitting or standing training by the bed and prevention of contractures, as well as the necessary levels of information, counseling, and psychological support. More active rehabilitation will obviously start once the individual is mobile and is surgically stable. The aim of rehabilitation is that the patient recovers function and ability in ADL or work. Physical therapy should inculd muscle strengthen execises, stretching muscles and joints, balancing train, and mobility and gait training. Occupational therapy should include wheelchair training, ADL training, the operation and use of environmental control equipment, and the operation and use of orthotic devices.

（王　彤）

第四章　周围神经损伤

病例

患者，男，34岁，2天前跌倒后出现右手腕不能上抬。患者2天前骑自行车时不慎摔倒，当时右侧身体着地，疼痛及右上肢不能活动。急诊X线未见骨折。查体：右前臂内侧可见局部淤血，压痛（+）屈肘伸肘肌力5-级，腕背伸肌力1～2级，伸指肌力2～级，屈腕肌力5级，右前臂和手的挠侧痛觉减退，双侧肱二头肌、肱三头肌反射对称引出。

第一节　概　　述

一、解剖结构

周围神经是指位于脊髓和脑干的软膜外的所有神经结构，即脊神经和脑神经。从功能上看它可包括感觉神经、运动神经和混合神经。周围神经由神经细胞、雪旺氏细胞、结缔组织、血管、淋巴管以及特殊支持细胞组成。神经细胞由胞体和突起组成，脊髓灰质前角细胞是皮质脊髓冲动下传的终点，它是负责运动单位所有一系列活动的开关；而前角细胞的轴突及其周围的保护性结缔组织构成了运动神经；轴突在肌纤维内反复分支，一条运动神经纤维和它所支配的肌纤维构成一个运动单位（motor unit）。一个运动单位支配的肌纤维数目和肌肉收缩控制的程度相关。具有精细运动功能的肌肉比负责粗大运动的肌肉每单位体积需要更多的前角细胞来支配。出脊髓后神经根或轴突的近端只有神经内膜包裹，因而这也是最易受损伤的部位。有髓神经纤维有神经束膜（perineurium）和神经外膜（epineurium）层及髓鞘包绕，髓鞘由雪旺氏细胞及其细胞膜组成，每个细胞构成的髓鞘形成节段性的Ranvier结，起保护轴索及绝缘作用，使神经冲动呈跳跃性传导，周围神经的传导速度大约是55m/s。周围神经末梢分支终止于神经肌肉接头的运动终板。无髓神经纤维发自后根神经节细胞和自主神经的神经节。

神经肌肉接头（myoneural junction）是能量从周围神经传入肌纤维之处。周围神经的突触前终端包裹和释放神经递质—乙酰胆碱，与位于突触后膜的肌膜上的受体相结合，引起去极化，能量传导到肌肉收缩系统从而引起肌肉收缩。

骨骼肌（skeletal muscle）是运动单位的终点，包括Ⅰ型和Ⅱ型肌纤维，纤维本身是肌肉的动力部分，当肌膜去极化时产生收缩，收缩蛋白包括粗丝肌球蛋白、细丝肌动蛋白、原肌球蛋白（tropomyosin）、肌钙蛋白（troponin）。结缔组织和非收缩蛋白构成了肌肉的静态非收缩部分，负责钙离子通道的调节、组织结构的支持及氧气储存。

二、周围神经损伤的病理生理

周围神经损伤（peripheral nerve injury）是指由于感染、外伤、缺血、代谢障碍、中毒、自身免疫病变、结缔组织病变引起的周围运动神经、感觉神经和自主神经的结构和功能障碍。由于病因、病变部位不同，病变程度也不一致。习惯上将炎症性质的病变称为神经炎（neuritis），将外力作用的损伤称为周围神经损伤，将营养、代谢、中毒等所致的病变称为周围神经病（peripheral neuropathy）。

1. 周围神经损伤程度分类

（1）Seddon 分类　神经失用（neurapraxia）是指神经纤维暂时性传导阻滞，但连续性无改变，神经功能于数日至数周内恢复。

轴突断裂（axonotmesis）是指轴索的连续性破坏，但神经鞘膜保持完整，远端神经纤维退变，经过一段时间后可自行恢复。

神经断裂（neurotmesis）是指神经纤维结缔组织鞘全部断裂，需手术缝合，缝合后功能可恢复或恢复不完全。

（2）Sunderland 分类　Ⅰ度损伤传导阻滞，一般由于直接压迫神经纤维或局部严重缺血造成，可在短时间内恢复。

Ⅱ度损伤　轴索中断，但神经内膜管完整，损伤远端发生瓦勒氏变性，多由长期或严重压迫所致，可自行恢复。

Ⅲ度损伤　多由长期或严重压迫所致。神经纤维横断而神经束膜完整。有自行恢复的可能，但多为不完全恢复。

Ⅳ度损伤　神经束内的大部分或全部神经纤维受损，但神经干外膜保持完整，需手术修复。

Ⅴ度损伤　神经干完全断裂。

2. 周围神经病理

瓦勒变性（Wallerian degeneration）

轴突因外伤断裂后，断端远侧的轴索和髓鞘变性、解体，由许旺氏细胞和巨噬细胞吞噬，并向近端发展。

轴突变性（axonal degeneration）

是中毒代谢性神经病最常见的病理改变。轴突得不到必需的营养而变性，继发性脱髓鞘均自远端向近端发展，称逆死性神经病。

神经元变性（neuronal degeneration）

神经元胞体变性坏死继发的轴突及髓鞘破坏。又称神经元病。

节段性脱髓鞘（segmental demyelination）

沿神经纤维有长短不等的髓鞘破坏而轴突保持相对完整。如炎症、中毒、遗传及代谢障碍等。

3. 损伤后的再生

（1）轴突断端的间隙若在 2mm 左右，可依赖神经细胞及成纤维细胞连接起来。

（2）轴索再生　近端轴突在神经中断后数小时开始芽状增生，雪旺氏细胞分裂增殖等待轴突长入。轴索内的神经丝和微管从神经元胞体向远端携带多种物质，具有营养及代谢功能，也向神经元逆向运输，传递信号以增强其代谢活动，产生神经生长因子和轴索再生所需的物质。在损伤区生长速度约为每天 0.25mm。通过神经吻合口约需 10 ～ 14 天。在动物实验中，神经纤维的生长速度约为每天 3 ～4cm，而髓鞘的生长为每天 2 ～2.5cm，由于再生的神经纤维起初无髓鞘包裹，所以在神经再生的早期如叩击损伤神经的远端，可出现麻痛的异常感觉，称为弹扣现象或 Tinel 征。待髓鞘形成，弹扣现象消失。

（3）神经肌肉接头的调整　再生轴索长到终末器官后不再延长而是功能的日趋完善，这一过程一般约需 2 周。

三、临床表现

1. 感觉障碍（sensory disorder）

（1）主观感觉障碍　在没有任何外界刺激的情况下出现感觉障碍，包括感觉异常、自发疼痛、幻痛等。

（2）客观感觉障碍　感觉丧失、感觉减退、感觉过敏、感觉倒错等。

（3）疼痛　可为酸痛、刀割痛或闪电样疼痛。

2. 运动障碍（motor dysfunction）

（1）运动神经刺激症状　包括肌束震颤，肌痉挛和痛性痉挛。

（2）运动神经麻痹症状　肌力减退或丧失，肌肉萎缩，肌张力低下，日常生活活动中某些功能性活动障碍。一般来说肌萎缩与肌无力平行，如 1 年内神经获得再生，萎缩可完全恢复。格林巴利综合征（Guillain Barre syndrome，GBS）和白喉性神经病急性期，肌萎缩可与肌无力不平行，与神经失用有关。

3. 反射减低或消失

常见反射减低或消失。但对于急性多发性神经病，如 GBS 早期，腱反射可不消失，在小纤维受累的神经病，如酒精中毒性多发性神经病，即使痛温觉严重丧失时，腱反射仍可存在。

4. 自主神经功能障碍

（1）刺激性损伤表现为皮肤发红、皮温升高、潮湿、角化过度等。

（2）破坏性损伤表现为皮肤紫绀、冰凉、干燥、无汗或少汗、指甲粗糙变脆、毛发脱落等。

5. 其他

（1）在麻风、神经纤维瘤病等可发生周围神经增大。

（2）慢性周围神经病如发生在发育期之前可有足部、手部和脊柱畸形，如马蹄足、爪形足和脊柱侧弯等。

（3）肌肉失神经支配造成营养障碍，加之痛觉丧失，易发生灼伤和褥疮。

（4）神经再生或功能恢复时，首先出现神经远端敏感，然后痛觉、温度觉、触觉逐渐恢复。痛觉恢复时，自主神经功能和运动功能亦开始恢复。腱反射在运动感觉功能恢复后，也可能不出现。

（5）在断端如有神经纤维瘤，则可摸到硬结且有触痛。

第二节　康复评定

一、运动功能评定

观察肢体有无肿胀、畸形（deformity）、肌肉萎缩（muscle atrophy）、耐力的减退（loss of endurance）、关节和软组织挛缩（contracture of joint and soft tissue）、姿势的异常

(postural abnormalities)，心血管合并症（cardiovascular complication)，肌力（strength）和关节活动度（range of motion）的测定，运动功能（motor function）的评测。

二、感觉功能评定

痛觉、触觉、温度觉、两点辨别觉、定位觉、实体辨别觉、位置觉。

三、日常生活活动能力的评定（ADL）

多用 Barthel 指数评估。详见第二篇第十三章第二节

四、神经电生理检查

包括强度—时间曲线（intensity-time curve，I/T curve)、肌电图（Electromyography，EMG)、神经传导速度（nerve conduction velocity，NCV)、诱发电位测定等。

1. NCV 和 EMG 可协助病变定位

在人类感觉纤维丧失达 30 %～40%时有时还不能检出感觉缺失，但 NCV 可有异常，有助于早期诊断。可鉴别轴突变性和脱髓鞘性神经病，如 NCV 减低至正常的 70%以下，而 EMG 无失神经电位改变，则可能以脱髓鞘为主，如 NCV 正常或稍减低，EMG 有失神经电位，则可能以轴突变性为主；可鉴别运动神经病和肌病所致的肌萎缩。

2. NVC、EMG 和 I/T 曲线协助病变定位

(1) 肌肉用力收缩时，EMG 无运动单位电位，肌肉松弛时无失神经电位，I/T 曲线为正常神经支配，时值在 1ms 以下，提示轴索连续性存在，可判定为神经失用症。

(2) 肌肉松弛时，EMG 有失神经电位，动作电位明显减少，NCV 减慢，I/T 曲线为部分失神经支配，时值在 1～10ms 左右，提示轴索断裂。

(3) 肌肉松弛时，有大量失神经电位，插入电活动延长，自动收缩无运动单位电位，NCV 检查无诱发电位，I/T 曲线为完全失神经电位，时值在 10ms 以上，可评定为神经断裂。

第三节 康复治疗

一、临床治疗

消除病因，减轻神经损伤；对神经性疼痛可使用抗癫痫药物，如卡马西平、本妥因纳等及各种止痛剂。对于周围神经炎或单、多发性神经病可使用激素治疗，如强的松或地塞米松，血浆交换，静脉注射免疫球蛋白，免疫抑制剂，以及 B 族维生素、ATP、辅酶 A，地巴唑等神经营养药物；必要时可手术治疗。

二、康复治疗

1. 损伤早期康复

(1) 去除病因，消除炎症水肿，减轻对神经的进一步损伤。

(2) 运动疗法　保持功能位，预防关节挛缩变形；被动运动和按摩，促进淋巴血液循环，维持肌张力和关节活动度；当出现主动运动时，应积极进行主动训练。

（3）物理治疗　高频及温热疗法如超短波、毫米波和蜡疗、红外线等可改善循环，促进炎症水肿的吸收，缓解疼痛；激光有消炎、促进神经再生的作用；水疗可缓解肌肉紧张，有助于瘫痪肌肉的运动。

（4）对于炎症性或中毒性多发性神经病，如果病情严重累及躯干、肋间肌、颈肌及颅神经，可出现呼吸困难和吞咽障碍，则呼吸支持和营养维持非常重要，以及由于不能移动而导致的大、小便问题也需仔细护理。

2. 恢复期康复

主要是促进神经再生，保持肌肉质量，增强肌力和促进感觉功能恢复。

（1）促进神经再生　实验证明微弱电流刺激、脉冲电磁场可促进神经再生。神经生长因子（NGF）和成纤维细胞生长因子（FGF）等神经营养因子的应用日益广泛并取得一定疗效。

（2）减缓肌肉萎缩　常用的方法包括有神经肌肉电刺激、按摩、被动运动等，神经肌肉电刺激应用指数波或三角波，脉宽大于或等于失神经肌肉的时值，频率 10～25Hz。

（3）增强肌力，促进运动功能恢复　运动疗法（therapeutic exercise）的方法包括助力—主动—抗阻、渐进抗阻、短暂最大负荷训练，等长收缩练习、等速训练等。

电疗（electrotherapy）可采用神经肌肉电刺激（neuromuscular electrical stimulation）及肌电生物反馈（biofeedback），后者是一个再学习再教育的过程，可帮助患者了解在神经再生早期如何正确使用肌肉，建立正常模式，疗效更好。

作业治疗（occupational therapy）可编排一些目的性活动，增强肌力、耐力、柔韧性和协调性。

（4）促进感觉功能恢复　局部疼痛麻木，可采用镇痛、镇静剂；交感神经节封闭；可应用 TENS、干扰电、超声、激光、直流电药物导入及电针等物理疗法。

感觉过敏，可采用脱敏疗法，教育患者使用敏感区，并逐渐增加刺激。具体方法有漩涡浴、按摩和适应性刺激。

感觉丧失，可采用感觉重建的方法，将不同大小、形状、质地、重量的物体放在患者手中，不靠视力帮助进行感觉训练。开始让患者识别不同形状、大小的木块，然后用不同织物识别练习，最后用日常家庭器皿训练。

3. 后遗症期康复

对于损伤严重，经各种治疗仍残留有后遗功能障碍的患者，可使用必要的辅助器具，如支具、助行器、轮椅等，以及对出行工具或周围环境进行必要的改良，以提高其日常生活自理能力，改善生活质量。

4. 社会心理治疗及适应（psychosocial therapy and adaptation）

康复诊断：桡神经损伤（右，因患者肱三头肌功能保持，损伤在发出肱三头肌分支下）

康复评定：

1. 肌力、肌张力、ROM、软组织损伤情况、感觉、腱反射及 ADL 的评估；

2. NCV；

3. EMG；

4. I/T 曲线，判断其受损严重程度和预后。

康复处方：

1. 早期治疗药物可使用激素以减轻受损神经的炎症水肿；

2. NGF、B_1、B_{12}营养神经，促进再生；

3. 使用夹板保持腕、手于功能位；

4. 物理治疗使用超短波于肘部前后对置，无温量～微温量，15～20分钟，消除炎症促进再生；

5. 按摩及被动运动维持关节活动度和预防关节肌肉挛缩；

6. 神经肌肉电刺激提高其兴奋性，保持肌肉容积，防止肌萎缩；

7. 随着病情的恢复，则应采取渐进抗阻训练及肌电生物反馈、作业治疗进行肌肉收缩和运动再学习训练；

8. 感觉减退可用感觉重建的方法练习。

Summary

Peripheral nerve injury is one of the diseases of the peripheral neuropathy. Other two common types in clinical rehabilitation are syndrome of recurrent or relapsing polyneuropathy and mononeuropathy. Clinical assessment and specified examinations help to determine the location, severity, the progression and the prognosis of the diseases, such as NCV, EMG, I/T curve test. Medical treatment of these diseases are based on their etiology and pathophysiology, whereas the rehabilitation treatment are more determined by the clinical manifestation and the stage of the disease, including physiotherapy like ultra-short wave, neuromuscular electrical stimulation to decrease the muscle atrophy, and biofeedback to re-educate the muscle contraction and motor learning; kinesiotherapy to prevent muscle and joint contracture, strengthen muscle, improve the endurance and flexibility, as well as occupational therapy to gain task-specified function and dexterity. If necessary, prosthesis and orthoses can be used to improve the independence and activity of daily living.

（谢　斌）

第五章 脑性瘫痪

病例

患儿男性，8个月，因不会翻身和坐，前来就诊。新生儿期：孕33周早产，出生体重2000g，有缺血缺氧性脑病、颅内出血和吸入性肺炎等病史，当时肌张力低，头颅超声检查示：双侧脑室内出血，脑室扩大。出生以来无抽搐，发育虽不如同龄儿，但略有进步。体格检查：注视、眼追物、对声反应等正常，逗笑出声。头颈、躯干及四肢肌张力高。头易后仰，前屈控制差。上肢不能前伸够物或抱物，双手易握拳，围巾征：肘不过中线，非对称性颈紧张反射阳性。双下肢内收肌角60°，腘窝角90°，足背屈角90°，踝阵挛阳性，扶站时双下肢伸展，双足并拢，足尖着地，无负重。

第一节 概 述

脑性瘫痪（cerebral palsy，CP）是指出生前到生后一个月内各种原因所引起的脑损伤或发育缺陷所致的运动障碍及姿势异常。它是具有不同临床表现的一组综合征，而不是一种单一的疾病。其患病率多数国家报道集中在2‰～3‰。近20多年来，由于围产医学的发展及产科、新生儿重症监护技术的提高，新生儿死亡率明显下降，大量危重新生儿得以生存，由此导致脑瘫的患病率不仅没有下降，反而有所上升。脑瘫是目前儿童运动残疾中最常见的疾患。

与脑瘫相关的危险因素很多，可以发生在出生前、出生时和出生后新生儿期，也有一些病例发病原因不明。具有脑瘫危险因素的婴幼儿也并非一定发生脑瘫。常见的危险因素有：①脑缺氧缺血，导致脑缺氧缺血的因素可以来自母体、胎盘及新生儿疾病；②颅内出血，产伤、脑缺氧、脑血管疾病、出血性疾病等均可导致颅内出血；③早产和低出生体重，在早产儿和低出生体重儿中，脑缺氧缺血和颅内出血的发生率明显增高，出生越早，体重越低，脑瘫的发病率就越高；④感染，母妊娠早期患风疹、带状疱疹、病毒性感冒、弓形虫病、巨细胞病毒感染等均可影响胎儿脑部的发育；⑤高胆红素血症。

由于诱发因素不同、病理表现不同，脑瘫的临床表现较为复杂，不同的脑瘫患儿具有不同的临床表现，同一个患儿在不同时期也可以表现不同，但是，一般具有如下特点：①肌张力（muscl tone）异常：脑瘫患儿的肌张力可高可低，甚至在不同时期可发生改变，如肌张力低下逐渐转变为肌张力升高；②动作及姿势异常：脑瘫患儿具有异常的运动模式和异常的姿势；③原始反射（primitive reflexes）和姿势反应（postural reactions）异常：脑瘫患儿常表现为原始反射延迟消失、平衡反应或保护性反应减弱或延迟出现；④运动发育迟缓：脑瘫患儿的运动发育一般不能达到同龄正常儿的发育水平。脑瘫的临床表现按异常运动的特征可分为五型：①痉挛型（spastic）：以锥体系受损为主；②不随意运动型（dyskinetic）：以锥体外系受损为主，不随意运动增多，表现为手足徐动（athetoid）、舞蹈样动作（choreic）、肌张力不全（dystonic）、震颤（tremor）等；③共济失调型（ataxic）：以小脑受损为主；④

肌张力低下型（hypotonic）：往往是其他类型的过渡形式；⑤混合型（mixed）。其中痉挛型最常见，约占70%。若按瘫痪部位可分为如下类型：双侧瘫（diplegia）（四肢受累，下肢重）、四肢瘫（quadriplegia）（四肢及躯干均受累，程度相近）、双重瘫（double hemiplegia）（四肢受累，上肢重）、偏瘫（hemiplegia）、单肢瘫（monoplegia）及三肢瘫（ triplegia ）等，这种分类在临床上常用于痉挛型脑瘫，其中双侧瘫和四肢瘫较为常见。另外，按瘫痪的程度还可分为：轻度，即生活可以自理；中度，即借助辅助具可生活自理；重度，即不能生活自理，需终身照顾。

脑瘫的诊断主要依靠病史和体格检查，对于小婴儿或程度较轻的可疑患儿，确诊必须建立在一定时期的动态观察基础之上。脑瘫诊断的条件包括：①引起脑瘫的脑损伤为非进行性；②引起运动障碍的病变部位在脑部；③症状在婴儿期出现；④有时合并智力障碍、癫痫、感知觉障碍及其他异常；⑤除外进行性疾病所致的中枢性运动障碍及正常小儿暂时性的运动发育迟缓。上述病例中的患儿具有围产期脑损伤史，在脑发育极不成熟的情况下（早产和低出生体重），出现缺血缺氧性脑病，头颅超声证实脑损伤病理性改变，以后出现中枢性运动功能障碍，肌张力高，运动发育迟缓，但病情无进行性加重，智力尚无明显障碍。由此，该患儿可被诊断为患有脑瘫，为痉挛型四肢瘫，由于月龄偏小，瘫痪程度尚难以确定。在诊断方面应尽可能找出诱因，并确定脑瘫的类型，以便判断预后和制定合理的治疗方案。

第二节 康复评定

康复评定是康复治疗的依据，也是衡量康复疗效的尺度。它应由包括康复医师、小儿内科医师、小儿外科医师、康复治疗师、康复矫形师、心理治疗师、教育工作者和家长等在内的小组来完成，在疗前、疗中及疗后对脑瘫患儿进行反复多次评定，以制定个体化的治疗目标和方案。康复评定内容应包含三个层面，即残疾的三个水平：残损、活动能力和参与能力。脑瘫的评定主要有以下几方面：

1. 肌张力测定

可以通过观察静态体位和运动中各关节角度来评定肌张力情况，如“角弓反张”体位、“剪刀步态”等等。还可以通过被动屈伸肢体或测量关节被动活动角度来了解肌张力。常用的检查方法有围巾征、内收肌角（髋关节外展角）、腘窝角、足背屈角、足跟耳试验等。Ashworth量表和改良的Ashworth量表是评定肌张力的常用量表（详见第二篇第二章痉挛）。病例中患儿的头后仰体位和扶站时下肢表现均提示躯干伸肌和下肢伸肌、内收肌张力高，围巾征、内收肌角、腘窝角和足背屈角等进一步支持四肢肌张力增高。

2. 反射情况

包括原始反射、姿势反应或保护性反应、肌腱反射、病理征等。病例中患儿按纠正后月龄为6个多月，但是，非对称性颈紧张原始反射仍为阳性（正常儿通常3个月以内消失），且踝阵挛阳性。

3. 肌力评定

对于肌力弱的肌肉应进行肌力评定，通常采用徒手肌力测试法，分为0～5级（6级法）。痉挛型患儿常合并肌力弱，如痉挛肌的拮抗肌，以及痉挛肌的痉挛控制后力弱逐渐显现出来。

4. 关节活动范围

测量关节活动范围或肌肉长度是比较可靠客观的方法，但是，对于痉挛性脑瘫患儿，需要鉴别是功能性还是结构性异常，以判断痉挛和挛缩的程度。如果患儿关节活动范围因痉挛而受限，放松时正常，则这种受限为功能性而非结构性。

5. 协调功能

如共济运动、不自主运动等。

6. 特殊感觉检查

如视听功能。

7. 言语功能检查

8. 发育水平测定

主要评定脑瘫患儿的发育水平较正常同龄儿落后的程度。常用的量表有：Gesell 发育量表、Bayley 发育量表、Denver 量表和 Peabody 运动发育量表等。

9. 运动能力评定

主要评价完成功能性运动的质量和数量。常用量表有：①粗大运动功能评定表（gross motor function measure，GMFM），用于评定脑瘫患儿粗大运动功能随时间的变化，常作为疗效评定量表。GMFM 对于轻度脑瘫患儿敏感性稍差；②儿童残疾评定表（pediatric evaluation of disability inventory，PEDI），用于评定患儿在年龄相关的独立能力方面的功能受限或残疾情况。

10. 日常生活能力评定

常用的方法有儿童 FIM 量表（Wee Functional Independence Measure，WeeFIM）。

11. 运动分析和实验室检查

包括：①步态分析，是一种常用且敏感的评定方法；②表面肌电图检查，可以显示主动肌和拮抗肌间的协调情况；③摄像记录，在条件允许的情况下，采用摄像分析的方法，可以客观、准确地评价功能性活动及反映疗效。

12. 患儿和家长或照顾者的满意度评定

这是一种较为主观性的评定方法，但是，它所提供的重要信息是其他评定方法所不能及的，如照顾的容易程度、体位的控制、个人卫生、喂养、转移、在学校的运动能力和耐力，以及照顾者和患儿之间的相互关系等等。

总之，通过康复评定，可以找出存在的主要问题，并制定出短期和长期治疗目标，以指导康复治疗。

第三节 康复治疗

脑性瘫痪是由固定的脑部病变引起，通常难以治愈。治疗以康复治疗（habilitation，or rehabilitation）为主，必要时辅以药物治疗和手术治疗。

1. 康复治疗目的

①最大限度地改善运动功能，尽可能减少继发性残损（如关节挛缩）；②提高生活自理能力；③提高交流能力；④提高社会适应力，改善患儿生活质量。

2. 康复治疗原则

①早发现，早治疗，以达到最佳效果；②抑制异常运动和姿势，促进正常运动发育；

③综合康复治疗，对各种合并功能障碍同时治疗，相互促进；④家庭训练与医院治疗相结合，指导家长积极参与治疗。

3. 康复治疗内容

物理治疗（physiotherapy，PT）、作业治疗（occupational therapy，OT）、语言治疗（speech therapy，ST）、矫形器（orthoses）应用、心理行为治疗及特殊教育等。

（1）物理治疗技术　主要通过制定治疗性训练（therapeutic exercise）方案实施，常用的技术有软组织被动牵拉、抗异常模式的体位性治疗、调整肌张力技术、功能性运动强化训练、肌力和耐力训练、平衡和协调控制、物理因子辅助治疗等等。自20世纪40年代，一些不同国家的学者从不同角度纷纷提出有关中枢神经系统损伤后的康复治疗技术和相关理论，形成各自学派，如Bobath法（或神经发育疗法Neurodevelopmental therapy，NDT）、Vojta法、Rood法、PNF法（proprioceptive neuromuscular facilitation，本体感觉神经肌肉促进法）、Temple Fay法、Domain法、引导式教育（conductive education）又称Peto系统，等等。20世纪80年代以来以Carr和Shepherd教授为代表的一些学者以大量研究成果为依据，将Motor Control and Motor Learning的理论和方法进一步丰富完善，形成以运动神经网络控制理论、生物力学和行为学为基础的功能性治疗体系，成功地应用于成人中风偏瘫、小儿脑瘫等各种运动功能障碍的康复治疗中。尽管上述这些学派在创立时从不同的角度提出了各自的观点，但是随着医学的发展和大量研究的深入，各学派在不断更新。目前，比较公认的功能性治疗原则包括：①以实际生活技能为训练目标，功能性治疗应采用任务导向性训练（task-oriented training）的原则；②从多系统角度进行个体化分析和解决问题，使动作达到或接近正常的力学对线（alignment）；③遵循运动技能学习过程的特点进行训练，以难易恰当的主动运动为主；④反复强化训练；⑤肌张力调整的同时注意必要的肌力训练和耐力训练；⑥指导家长参与，等等。在临床实践中，应针对不同的问题，取各家之长，综合应用各种治疗技术，以达到最佳效果。

（2）作业治疗　是将治疗内容设计为作业活动，患儿通过对这些有目的性作业活动的完成，达到治疗目的。其治疗原理与物理治疗基本相同。其内容主要包括手的精细功能训练、日常生活能力训练、支具和辅助工具的制作和应用，以及生活环境设施的改造等。作业治疗常采用游戏、文娱活动、集体活动等形式来促进患儿感觉运动技能的发展，因此，在物理治疗同时联合应用与患儿年龄相对应的各种作业活动训练，可以提高脑瘫儿童治疗的趣味性，使患儿投入更多的注意力。

（3）支具或矫形器的应用　在物理治疗和作业治疗中常配合使用支具或矫形器以及其他辅助的装置，以达到限制关节异常活动、提高稳定性、协助控制肌痉挛、保持软组织长度、预防畸形、辅助改善运动功能等目的。目前使用比较广泛的矫形器有：矫形鞋垫、踝足矫形器、膝踝足矫形器、髋膝踝矫形器、手矫形器、腕手矫形器、肘腕手矫形器、脊柱矫形器等等。矫形器的应用关键在于根据患儿的个体情况选择最佳佩带时期和类型，因此，应由治疗小组共同商榷决定。

（4）语言治疗　由医师和语言治疗师评定后，根据不同言语障碍类型进行治疗。脑瘫患儿常见类型为构音障碍，由发音器官肌张力异常引起，常合并吞咽、咀嚼不协调，全身肌张力的调整有助于改善发音。

（5）心理行为治疗　脑瘫患儿常见的心理行为问题有自闭、多动等症状。健康的家庭环境，增加与同龄儿交往，以及尽早进行心理行为干预是防治心理性疾患的关键。

（6）特殊教育　应由康复和社会教育机构共同提供针对患儿各年龄段的连续性服务。

4. 药物治疗

常用的药物有脑神经营养药、肌肉松弛剂等。药物治疗只有在必要时才使用，它不能替代功能性训练。对于全身多处痉挛的患儿，可采用口服抗痉挛药物治疗，但是，这些药均有副作用。近年来，巴氯芬通过植入泵进行鞘内给药被证明对肌张力广泛升高并干扰了功能的患者非常有效，且副作用小，比口服巴氯芬更加安全高效。对于那些降低少数几块肌肉的痉挛就能改善功能的患儿，或预计可能会出现局部关节挛缩的患儿，痉挛肌局部药物注射，如酒精或苯酚阻滞和 A 型肉毒毒素（botulinum toxin type A，BTX-A），可以有效降低痉挛，防止早期畸形。近 10 年来，大量研究和临床实践已证明：BTX-A 肌肉注射是一种安全有效治疗脑瘫痉挛的方法，一般在注射后几天显效，可维持 3 ～ 8 个月，此时应及时开展个体化的综合性治疗，以充分发挥肌张力减退带来的最大康复机遇，必要时 4 ～ 6 个月后再注射，BTX-A 成功的关键在于患儿的选择和治疗目标的确定。

5. 手术治疗

主要用于痉挛型脑瘫患儿，目的是改善肌张力和矫正畸形。对于下肢肌肉广泛痉挛且肌力基本正常的患儿，可采用选择性脊神经后根切断术的方法。如果已出现固定畸形，且上述方法无效，则可采用肌肉或骨关节矫形手术。在手术实施的前后，应有规范的康复治疗方案与之相配，严格选择手术适应证。

6. 高危儿的早期干预

近年来，随着有关脑可塑性及环境对脑发育影响的大量研究结果问世，脑瘫的防治被认为应从高危儿（即具有脑瘫高危因素的新生儿）入手，建立高危新生儿追踪随访制度，定期检查，对于可疑或脑瘫早期患儿，进行积极的规范的早期治疗，同时指导家长正确防治方法。通过控制源头，减少或减轻脑瘫的发生和残疾的程度。此项工作需要康复科、儿科、儿童预防保健科及家长等共同协作完成。

总之，在充分认识患儿的病理性问题和各种方法适应证的基础上，明确治疗目的，正确合理地制定并有效地实施康复治疗计划是提高脑瘫疗效的关键。

康复诊断：脑性瘫痪，痉挛型四肢瘫。

康复处方：

1. 抗异常模式的体位性治疗：包括正确卧姿和抱姿等。

2. 软组织被动牵拉：如内收肌、腘绳肌和腓肠肌缓慢持续牵拉。

3. 降低肌张力：利用各种治疗技术降低肌张力。

4. 功能性运动训练：头和躯干前屈控制训练，翻身训练，上肢中线位前伸诱导，下肢足跟负重和屈伸控制训练，坐位训练，等等。

每日至少 30 分钟规范治疗，同时指导家长，将治疗方法融入日常生活中。每月康复评定一次，调整治疗方案。

Summary

Cerebral palsy (CP) results from non-progressive motor impairments due to lesions of the central nervous system (CNS) in the early stages of development. It is often associated with other neurologic difficulties, including communication disorders, mental retardation and strabismus, etc. The incidence of CP is about 2 per 1000 infants. Despite a marked reduction in the perinatal mortality rate in recent years, the prevalence of CP has not decreased, but in fact shown a slight increase because more high-risk infants survive due to improvements in obstetric and neonated care. The high-risk factors for CP are premature, low birth-weight, apnea, hypoxic ischemic encephalopathies (HIE), severe intracranial hemorrhage and neonatal hyperbilirubinemia, etc. The clinical picture of CP can be different in every child or in each stage with one child. They are classified as spastic, dyskinetic (including athetoid, choreic, dystonic and tremor), ataxic, hypotonic and mixed type. According to parts of the body affected, the spastic type can be classified in terms of diplegia, quadriplegia, double hemiplegia, hemiplegia, monoplegia and triplegia. The most common types are diplegia and quadriplegia. Although there are so many differences in the clinical picture of CP, some similarities exist. They are abnormal muscle tone, abnormal movement and posture, abnormal primitive reflexes and postural reactions, and developmental delay. The diagnosis of CP is based on a history of high-risk factors and paediatric neurological examinations, excluding any progressive developmental disorders. Assessment before, during and after treatment is very important. It provides information for formulating the goals of a treatment plan and evaluating its effects. Assessment should include developmental assessment and a neurological examination. The treatment of CP may involve physical therapy (PT), occupational therapy (OT), speech therapy (ST), orthoses, psychological management and special education, and even medication and surgery are sometimes needed. It should be carried out by a treatment team including doctors, therapists, family and staff for education. The earlier the treatment starts, the more improvement can be achieved. Therefore, close monitoring and early therapeutic intervention for high-risk infants with neurologic signs is crucial. A therapeutic exercise program plays a vital role in the habilitation/rehabilitation of a child with CP. There are several theoretical approaches of therapeutic exercise, such as neurodevelopmental therapy (Bobath approach), motor learning approach, etc. Whatever approach is used, the therapeutic exercise program should be set individually and functionally to prevent further disability and help the child with CP be more self-reliant.

（黄　真）

第六章 骨关节炎

病例

患者，女，52岁，家庭妇女。双膝关节疼痛1年，加重伴右膝肿胀3个月。近3个月起步时膝痛伴发僵，活动片刻稍减轻，着凉、下蹲或上下楼梯时膝痛加重，右侧为甚。

体格检查：肥胖体型，双膝关节无畸形，右膝关节轻度肿胀，皮温正常，右侧浮髌试验阴性，髌骨研磨试验阴性，非负重活动膝关节无受限，右膝关节过伸时弹响，双侧股四头肌均萎缩，右侧股内侧肌萎缩明显，大腿周径，髌骨上缘上15cm处左侧41.5cm，右侧39.5cm。双下肢负重时力线正常，跛行，疼痛步态。双膝关节正侧位X-线片示：关节面不平滑，关节间隙变窄，股骨内髁边缘可见骨赘增生，右膝胫骨内髁软骨下有硬化。

第一节 概 述

骨关节炎（osteoarthritis）是常见的关节病，因关节的磨损所致。研究表明自20岁后人的骨关节就开始退化。随年龄增大，患病率迅速上升。发达国家患病率约2‰，国内患病人数估算也不低于七八千万，且多数发生于膝关节。

骨关节炎的主要特征包括软骨退行性变和关节边缘骨赘的形成。一般表现为非对称性的关节疼痛、压痛、强响、关节积液、活动受限、关节畸形以及可有不同程度的局部的炎症。骨关节的病变一般较为缓慢，病变进行性加重，一是软骨细胞的数目逐年减少，二是建造软骨的糖蛋白流失，从而延缓了关节软骨组织的新陈代谢，使得新生合成的速度低于体内分解破坏的速度，导致软骨组织愈来愈薄，并在其表面发生不平滑、粗糙、糜烂的现象。因滑膜的病变使得吸收压力的功能（弹性力）大为降低，甚而消失，最终引起疼痛甚至关节活动受限。主要的病变为：①关节软骨完整性破坏　当人体逐步老化、创伤或疾病时，关节软骨中Ⅱ型胶原纤维出现退化，随后逐渐出现断裂而变短，致使关节软骨失去了弹性。接着进一步发生裂缝、大疱、糜烂与溃疡，从而使软骨表面呈毛刷状。粗糙的软骨面相互摩擦，加剧软骨磨损，关节软骨进一步遭到完全性破坏。②软骨下骨板的病变　随疾病的发展，因软骨脱落使软骨下骨板裸露，并可在软骨骨板下出现大小不等的囊性变，这些囊性变穿破骨板伸向关节腔内，使关节软骨面进一步残缺不全，病变从软骨扩展至整个骨组织。③关节边缘的骨质增生　软骨破坏伴有修复与增生，故滑膜与韧带的病变会使它们在附着点发生骨质增生，附着与增生的位置都在关节的边缘，在X线片上显示为关节边缘唇状骨质增生。

骨关节炎分为原发性和继发性两种。原发性骨关节炎（primary osteoarthritis）常见于中老年女性，可累及所有关节，但常累及膝、髋、远侧指间关节、第1腕掌关节和掌指关节、下位颈椎。主要的临床表现为关节疼痛和肿胀，炎性期血沉稍加快，C反应蛋白增加。继发性骨关节炎（secondary osteoarthritis）常继发于骨关节先天发育不良、代谢性疾病、因创伤、手术后和畸形导致的生物力学改变，长时站立关节过度承载所致。由于解剖结异常导致关节承载过度集中，最终导致关节磨损。

一、临床表现

骨关节炎一般症状包括：深部的关节疼痛、关节轻度僵直、活动受限、关节功能丧失、关节发出吱吱声或劈啪声、肿胀等。不同部位的具体表现如下。

1. 手指骨关节炎

一个或多个手指红肿发痛，手指末端关节发生骨膨大，骨膨大也可发生在近端指关节。为多发性，中年女性多见，以累及远端指间关节为主。有家族遗传倾向。表现为晨起指关节发僵和疼痛，活动后好转，逐渐有对称的隆起并形成结节，最后出现手指畸形，有的有小囊肿形成。

2. 膝骨关节炎

单发或双侧性，中年女性偏多，且多为体重超标者。常见临床表现为早期由坐起立时，感觉膝部酸痛不适，走一会症状消失。进一步发展，活动也不能缓解疼痛，上下楼梯、下蹲或坐至站都有些困难，需用手撑在膝上帮助站立。多走后膝关节出现肿胀，甚至关节腔内积液。由于滑膜与关节囊的病变而增厚，活动伴响声，有的关节内形成游离体，影响关节活动，不时有"关节绞锁"现象。最终膝关节屈曲挛缩，呈O或X形畸形，甚至需拄拐杖行走。

3. 髋关节骨关节炎

出现腹股沟、臀部或大腿外侧的疼痛。

4. 足部骨关节炎

当鞋子太紧或穿高跟鞋时，踇趾根部疼痛，骨膨大（结节突出）发生趾滑囊炎。

5. 脊柱骨关节炎

出现颈部及下背部的疼痛，游走于四肢疼痛，当椎骨增生的骨赘刺激脊神经，受累部位出现麻木或麻刺感。

二、诊断要点

包括询问症状出现的时间及特征，有无外伤史以及家族中有无患该病者。检查患病的关节，并拍摄受累关节周围区域的X光片。通过X光片，可发现有无骨赘，骨沉积，软骨丧失和受累关节腔狭窄等。为排除其他类型的关节炎和疾病，应进行血液和尿液的检查。也可行关节穿刺术，抽取关节液进行化验检查，有助于排除痛风、关节腔内感染和其他类型的关节炎。类风湿性关节炎为全身性对称性多关节炎，是一种自身免疫疾病，病因不明，其疼痛特点是游走性的。骨关节炎无游走性疼痛，首先侵犯的是远端指关节，而类风湿则侵犯的是近端指关节和掌指关节。类风湿是破坏性的疾病，而骨关节炎是骨质发生增生。

影像学检查对本病的诊断十分重要。X线平片表现为关节间隙狭窄、软骨下骨质硬化（象牙质变）、囊性变、关节缘骨质增生、关节内游离体等，严重者关节面萎陷、关节半脱位、畸形，但关节强直并不多见。CT主要用于椎间盘病变的诊断，MRI可显示关节软骨、半月板、软组织等关节所有结构的病变，有利于骨关节炎的早期诊断。

一般从X线片上可以将骨关节炎分为4期：

第1期：只有关节边缘骨质增生，关节间隙无狭窄，关节软骨的厚度无改变；

第2期：除有关节边缘骨质增生外，还有关节间隙变窄，关节软骨逐渐变薄；

第 3 期：除有上述变化外，还有软骨下囊性变，软骨下骨板受累。软骨下囊性变有程度上差别；

第 4 期：关节遭破坏，出现屈曲挛缩，或关节畸形，有不同程度的骨缺损。

根据 X 线片的表现，临床划分为早、中、晚期。早期病变为 X 线片的第 1 期；中期为 X 线的第 2 期和第 3 期较早的病变；晚期为 X 线的第 3 期后期和第 4 期的病变。一般 X 线分期轻于手术时发现，即疾病的实际情况比 X 线表现重。

第二节　康复评定

一、疼痛的评定

目测类比疼痛评定（visual analogue scale，VAS）。详见第二篇第八章第二节。

二、活动能力的评定

1. 膝关节记分法（hospital for special surgery knee score ，HSS）

主要用于评价膝骨关节炎的活动功能，满分为 100 分。包括 7 项，每项最高分分别为疼痛 30 分，功能 22 分，活动度 18 分，肌力 10 分，屈膝畸形 10 分，稳定性 10 分和减分项目。得分越高说明关节功能越好。见表 3-6-1。

表 3-6-1　HSS 膝关节评分标准

疼痛（30 分）		肌力（10 分）	
任何时候均无疼痛	30	优：完全对抗阻力	10
行走时无疼痛	15	良：部分对抗阻力	8
行走时轻微疼痛	10	中：能带动关节活动	4
行走时中度疼痛	5	差：不能带动关节活动	0
行走时严重疼痛	0	屈膝畸形（10 分）	
休息时无疼痛	15	无畸形	10
休息时轻微疼痛	10	小于 5°	8
休息时中度疼痛	5	5°～10°	5
休息时严重疼痛	0	大于 10°	0
功能（22 分）		稳定性（10 分）	
行走、站立无限制	22	正常	10
行走 5～10 街区（2500～5000m）	10	轻微不稳 0～10°	8
行走 1～5 街区（500～2500m）	8	中度不稳 5～15°	5
行走少于 1 街区（500m）	4	严重不稳＞15°	0
不能行走	0	减分项目	
能上楼梯	5	手杖	−1
能上楼梯，但需支具	2	拐杖	−2
屋内行走，无需支具	5	双拐	−3
屋内行走，需要支具	2	伸直滞缺 5°	−2
活动度（18 分）		伸直滞缺 10°	−3
每活动 8°得 1 分，最高 18 分		伸直滞缺 15°	−5
		每 5°外翻减 1 分	−1
		每 5°内翻减 1 分	−1

2. Lequesne 指数（Lequesne index）

评价膝骨关节炎的严重程度和活动能力，最高 23 分。包括 5 项，分别为疼痛（2 分）、发僵（2 分），行走疼痛（2 分）、起坐能力（1 分）、行走能力（8 分）和日常活动能力（8 分）。得分越高说明关节炎越严重，活动能力越差。见表 3-6-2。

表 3-6-2　Lequesne 指数

	积分
疼痛或不适	
夜间痛	
无或轻	0
仅活动或固定姿势疼痛	1
不能活动	2
晨僵或起床后渐进性疼痛	
少于 1min	1
1～15min	2
行走时疼痛	
行走时无疼痛	0
行走一定距离疼痛	1
行走持续疼痛	2
起坐时需手帮忙	1
最大行走距离	
无限制	0
＞1000m	1
1000m	2
500～900m	3
300～500m	4
100～300m	5
＜100m	6
扶单拐	1
扶双拐	2
日常活动	
不能上楼梯	2
不能下楼梯	2
不能屈膝	2
不能走不平道路	2

表 3-6-3　日本膝关节评分法

项目	疼痛	评分
行走疼痛		
长于 1km	－	30
短于 1km	＋	25
500～1000m	＋	20
100～500m	＋	15
短于 100m		10
不能行走		5
不能站立		0
上下楼梯疼痛		
无痛		25
扶把手后无痛		20
扶把手仍痛，但挪步后无痛		15
不扶把手时挪步疼痛		10
扶把手且挪步仍痛		5
不能上下楼梯		0

3. 日本膝关节评分法（Japanese orthopaedic association knee score，JOA）

主要用于评定行走（30 分）和上下楼时（25 分）膝关节疼痛程度。满分为 55 分，得分越高，活动能力越好。见表 3-6-3。

4. Lysholm 膝关节评分量表（Lysholm knee score）

满分为 100 分。8 项：跛行（5 分）、需要支持（5 分）、绞锁（15 分）、不稳定（25 分）、疼痛（25 分）、肿胀（10 分）、上下楼（10 分）和下蹲（5 分）。在 84 分以上膝关节功能正常，66 ～ 84 分为尚可，低于 65 分为较差。

三、生活质量评定

1. 骨关节炎影响量表（arthritis impact measurement scale，AIMS）

共有 9 项，即活动度（4 分）、体力活动（5 分）、灵巧度（5 分）、家务活动（7 分）、社会活动（5分）、日常生活活动能力（4分）、疼痛（4分）、抑郁（6分）、焦虑（6分）。每个项目中有5～8个问题。满分为46分，得分越高，提示关节炎对患者的生活质量影响越大。

2. 健康评估问卷（health assessment questionnaire，HAQ）

又称为斯坦福健康问卷。共有9组问题，即穿衣和梳理、站起、进食、步行、卫生、探（探及物品）、握、活动、性生活。每组分别有1～5个问题，每个问题从“无困难”的0分到“不能完成”的3分，分为4级评分。将每个组内得分最高的问题评分作为该组的评分，然后求出残疾指数（disability index，DI），DI＝各组评分之和/回答问题的组数。正常人的残疾指数接近或为0。残疾指数越高，提示残疾越重。

3. SF-36生存质量的量表（36-item short-form health survey，SF-36）

是美国医学结局研究（medical outcomes study MOS）组开发的一个普适性测定量表。共有8项基本内容，即躯体功能、躯体角色、躯体疼痛、总体健康状况、活力、社会功能、情感和心理健康，共36个问题。所有得分需进行标准化处理，总分最低为0分，最高为100分。得分越低提示生存质量越差，得分越高生存质量越好。

第三节　康复治疗

康复治疗目的：减轻疼痛，最大限度恢复关节功能和延缓疾病进行性发展。

康复治疗原则：早期应控制疼痛，促进肌力，维持关节稳定性。中、晚期还应维护或促进关节运动功能，最大限度减少残疾。

一、物理治疗（physiotherapy，PT）

1. 减轻疼痛

（1）冷疗（cold therapy）　对于急性期患者，特别是关节肿胀明显时，冰疗能减轻炎性反应，消除水肿，提高痛阈而减轻疼痛。每次冷敷约10～15分钟，每日3～4次，肿胀减轻后可改为热疗。

（2）热疗（thermotherapy）　急性期后或慢性疼痛患者，采用热疗，以增加局部血液循环，消炎、镇痛，促进组织再生，改善关节周围软组织条件，配合运动前后治疗，有利于关节活动。

① 短波或超短波（short wave or ultra-short wave）　急性期：无温量，每次7～10分钟，每日1～2次，5～10次为一疗程。慢性期：温热量，每次15～20分钟，每日1～2次，5～10次为一疗程。

② 超声波（ultrasound）　根据不同部位可选择移动法（0.8～2W/cm^2，5～10min）、固定法（0.2～0.8W/cm^2，1～5min）或水下法（10～15min）治疗。每日1次，5～10次为一疗程。移动法最常用。固定法用于较小的病变或痛点，剂量宜小，一般为移动法剂量的1/3或1/2。水下法用于表面不规则的部位，如手或足。

③ 蜡疗（paraffin therapy）　根据不同部位可选择蜡饼法、浸蜡法或刷蜡法，每次20～30分钟，每日1次，5～10次为一疗程。

（3）经皮神经电刺激（transcutaneous electrical nerve stimulation，TENS）　对急、慢性疼痛均有较好的效果，短期治疗较长期治疗效果好。采用频率在1～100Hz范围内可调，双通路四电极可交叉置于患处，每次治疗 30 ～60 分钟，每日 1 ～2 次，5 ～10 天为疗程。

2. 增强肌力

针对性选择弱肌进行肌力训练，以维持关节的平衡和稳定性。肌力训练也有助于防止骨质疏松和关节继续磨损。

（1）肌力增强训练（strengthening） 为减少关节内应力和磨损，以多角度等长肌力训练为主，在整个关节运动范围中每隔 20 度作一组等长训练，以全面增强肌力。

（2）神经肌肉电刺激（neuro-muscular electrical stimulation） 因关节疼痛致肌力训练困难者，可配合神经肌肉电刺激提高肌力。一般选用 100Hz 以上的脉冲频率训练正常神经支配的肌肉能收到较好的效果。

3. 维持或增加关节活动范围（range of motion，ROM）

一般在关节炎症得以控制、疼痛明显减轻的前提下进行无痛范围内运动，以维持正常或逐渐增加已挛缩关节的活动范围。用于增大关节活动范围的运动可致轻微的疼痛，但不应引起肌肉明显的反射性痉挛或训练后持续疼痛。

（1）主动－辅助或主动训练（assistance-active motion or active motion） 按关节应有的解剖运动平面在卧位、坐位、跪位或站立位进行单方向或多方向的运动，动作应缓慢、柔和、平稳、有节律，避免冲击性或暴力运动。膝、髋骨关节炎患者不宜进行重复蹲起训练，更不能在半蹲位进行膝部的摇动，蹲起练习使关节间隙变窄和关节内应力增加，易加重关节的磨损。受累关节各方向的运动每次应达到最大活动范围，每组重复 5～10 次，每日 2～3 组。

（2）牵张运动（stretching） 牵张运动能延长挛缩的肌肉、肌腱和韧带，增加关节活动范围。同时还有益于改善关节内的营养，维护关节面完整，减轻关节内应力。

髋关节应增加伸髋的牵张运动，膝关节屈曲和伸展的牵张运动均不能偏废。牵张运动的前后应配合热疗，增加组织弹性。每次牵张运动持续时间应达到 20 秒，休息 10 秒，重复 3～5 次，每日牵张数次。

4. 平衡与本体感觉训练（balance and proprioceptive training）

如果下肢关节本体感觉受损，负重活动中下肢承载增加，增加的力又加重骨关节炎的症状和体征。因此训练患者负重时的平衡能力及本体感觉是非常重要的。肌肉力量的和有氧步行训练均能增加平衡能力及下肢的本体感觉的加强。促进关节动力性稳定的反应性神经肌肉练习，有利于平衡和本体感觉的重建和恢复。

5. 减轻体重（weight loss）

（1）有氧运动（aerobic exercises） 有氧运动的目的是减轻体重，减少负重关节承载和受累关节的进行性磨损。运动方式为步行、骑车、游泳、水中运动，以慢速运动为主，每次运动 30～60 分钟，每周 3～5 次。初次运动者从 5～10 分钟开始，逐渐增加运动时间。

（2）饮食疗法（diet） 饮食疗法的目的是既要减轻体重，又要维持正常的骨代谢，防止骨质疏松。进食高钙的食品，以确保正常骨质代谢的需要。增加多种维生素的摄入，如维生素 A、维生素 B_1、维生素 B_6、维生素 B_{12}、维生素 C 和维生素 D，以及成骨所必需的物质，如矿物质钙、镁、硒、锌和胶质等食物。适量限制蛋白质的摄入，摄入过多的蛋白质会加速钙从体内排出。

二、作业治疗（occupational therapy）

夹板或矫形器可用于帮助稳定关节减少关节活动，减少受累关节的负重，或将关节支撑在功能位，维持关节活动的最大范围。如：用于维持手功能位，防止手指鹅颈或纽扣样畸形的夹板；防止腕屈曲畸形、为腕关节提供支持的功能性夹板；配戴足或踝矫形器，调整鞋的宽度、鞋跟的坡度，以改变下肢的力线，减轻关节疼痛。因下肢关节疼痛不能负重行走时，可采用减重平板步行训练或借助转移辅助器，如手杖、肘杖、腋杖或步行器维持步行能力；增加座椅的高度和扶手，减少髋或膝骨炎关节患者坐起时增加关节承载导致的关节疼痛。根据患者受累部位配备与日常生活活动相关的辅助具，如：长柄刷、鞋拔等，帮助患者最大限度独立完成日常生活活动，担当好家庭中的角色和参与社会活动。让患者了解和学会在日常生活活动中受累关节的节能使用和关节保护技术。

康复诊断：双侧膝骨关节炎
康复处方：
1. 温热治疗：超短波或蜡疗，15～20 分钟，每日 1 次，10 次；
2. TENS：于膝关节并置，适量，30 分钟，每日 1 次，5～10 次；
3. 维持关节活动范围训练（主动－助力、主动运动）；
4. 增加股四头肌力量训练（多点等长抗阻训练，神经肌肉电刺激股内侧肌）；
5. 减轻体重（坚持有氧运动和调整饮食）。

Summary

Osteoarthritis (OA) is the most common joint disease which is due to wear and tear. OA is strongly related to age. OA is a condition of synovial joints characterized by focal cartilage loss and an accompanying reparative bone response. There is a failure of articular cartilage matrix which damages its surface and activates chondrocytes. Repair defects occur resulting in proteoglycan loss, collagen damage, and finally cartilage thinning and loss. There are two forms of primary and secondary osteoarthritis. Primary osteoarthritis is common condition affects middle-aged and elderly women and characterized by its distribution through joints. It leads to pain and swelling in joints and to the need for eventual joint replacement in hips and knees. Causes of secondary osteoarthritis are developmental diseases, metabolic diseases and mechanical change of direct trauma, previous joint surgery and deformity. Secondary osteoarthritis may occur as a result of long-standing stresses on a joint. Altered biomechanics from anatomical defects can give rise to forces on a joint over a concentrated area and the joint will inevitably wear at this point. Clinical features are pain, stiffness, swelling and loss of function due to restricted joint movement and/or instability. Typical radiographic features are joint space narrowing and the presence of osteophytes and sclerosis. There are the pain assessment by VAS and the activity ability by HSS, Lequesne index, JOA and Lysholm knee score. The goal of each treatment for arthritis is to reduce pain and stiffness, allow for greater movement, and slow the progression of the disease. Physiotherapy for relief of pain includes cold, heat therapy, such as diathermy, wax and ultrasound and TENS. Therapeutic exercises focus on range of motion (ROM), stretching and strengthening to help keep joints more stable, restore mobility and flexibility. Aerobic exercise such as walking, bicycling and swimming will strengthens heart and burns calories. Losing weight by balanced diet and exercise can help relieve the pressure and strain on joints, reducing the wear and tear, can also help reduce the pain and stiffness in the affected joints, especially those in the hips, knees, back, and feet. Occupational therapy is aimed at providing direction in performing the activities of daily living and recommending appropriate devices such as aids and canes to maintain independence.

（郑光新）

第七章 颈 椎 病

病例

患者，女，38岁，办公室职员，主诉颈后疼痛，伴右侧上肢疼痛，右手麻木两周。起病无明显诱因，症状不影响日常活动和夜间睡眠。查体：颈椎各方向活动略受限，低头仰头时右手麻木加重，$C_{5\text{-}7}$脊突轻压痛，右侧颈神经根牵拉试验（+），压顶试验（+），双上肢感觉、肌力、腱反射正常对称，Hoffman's（-）。X线结果：颈椎曲度直，$C_{5\text{-}7}$边缘轻度骨质增生，椎间隙正常，椎间孔无狭窄。

第一节 概 述

一、定义及病因

颈椎病是由于颈椎间盘退行性改变、突出，颈椎骨质增生，椎间孔变形，韧带增厚、变性、钙化等退行性变，刺激或压迫其周围的肌肉、血管、神经根、脊髓，而引起的一系列临床症状和体征。

颈椎病是中老年人常见病，发病率高。颈椎位于较为固定的胸椎和头颅之间，在承重的情况下既要经常活动，又需要保持头部的平衡，容易发生劳损。其中第4～5椎间和5～6椎间活动度最大，应力集中，最容易发生退行性变。办公室工作人员或长期低头工作者更容易发生颈部劳损。

颈椎间盘随年龄增长发生退行性改变，髓核是胶状体，含水量高达70%～90%。随年龄的增长，髓核内的水分减少，使椎间盘的吸收震动的能力下降，并容易发生椎间盘膨出、突出，致椎间隙狭窄，小关节突重叠、错位，椎间孔上下径变短，活动时相邻骨间不稳定。由于纤维环外周纤维的牵拉作用，椎体上下缘韧带附着部的骨膜发生牵伸性骨膜下血肿，血肿先软骨化，随之骨化而形成在小关节、钩椎关节和椎板形成骨刺。项韧带、黄韧带、前后纵韧带发生肥厚、褶皱、变性、钙化等病理变化。所有这些退行性变化刺激或压迫了周围的肌肉、神经、血管、脊髓，产生炎症、水肿、粘连，便出现颈椎病相应的症状。颈椎先天畸形、发育性椎管狭窄也是颈椎病的病因。交通意外、颈部过伸过屈运动、不得法的牵引或按摩等造成颈部损伤也是发病的重要因素。

颈椎病按临床症状分为5型：即神经根型、脊髓型、椎动脉型、交感神经型和混合型。

二、临床诊断要点

1. 神经根型颈椎病

退行性改变的椎间盘侧后方突出，或椎体后骨刺刺激或压迫颈脊神经根而引起感觉、运动功能障碍。

神经根型颈椎病临床最多见，多因受凉，不良姿势，劳累，外伤，反复“落枕”等诱发。主要症状为颈肩部疼痛或颈肩酸胀沉重感，从颈后放射到一侧的肩、背、臂和手，手指麻、木、胀。有时也可表现为一侧上肢的阵发性串麻及肢端感觉异常。转头、仰头、提重物咳嗽、打喷嚏等动作症状加重。查体可见颈后发僵，颈肌紧张，颈部活动受限，尤以颈后伸和患侧侧屈受限明显。病变部位颈椎棘突、棘突旁压痛，受累脊神经支配的肌肉痉挛，肌肉局部压痛，压痛可向远端放射，压头试验阳性，臂丛神经牵拉试验阳性。受累颈神经支配的皮肤感觉早期痛觉过敏，其后痛觉减退或消失，前臂及手可略浮肿。受累颈神经支配的肌肉可出现肌力减退，肌肉萎缩。受累颈神经支配的腱反射异常（活跃、减退或消失），表 3-7-1 是神经定位诊断参考。

表 3-7-1　神经定位诊断参考

受累节段	疼痛部位	压痛点	感觉异常位置	腱反射异常	肌力减退
$C_4 \sim C_5$	颈肩至腕	C_4C_5 棘突，冈上肌	颈后耳下前臂掌侧中线区	肱二头肌反射	冈上肌，三角肌
$C_5 \sim C_6$	颈肩前臂至拇指	C_5C_6 棘突，肩胛内上角	前臂桡侧，拇指	肱二头肌反射，桡骨膜反射	三角肌，肱二头肌，伸腕肌
$C_6 \sim C_7$	颈肩至食指中指	C_6C_7 棘突，肩胛内中部，胸大肌	中指，食指	肱三头肌反射	胸大肌，肱三头肌
$C_7 \sim T_1$	颈肩至无名指小指	C_7 棘突，肩胛内下角	尺侧二指	-	指固有肌，骨间肌

注：以上表中所列的症状体征为单一神经受压的表现，但临床通常见到的病例是一个节段以上的病变，因此会有更为复杂的临床表现。需注意，第 4～7 颈神经中任何一根受刺激或压迫时，可引起颈前斜角肌痉挛，痉挛的斜角肌压迫臂丛神经后，常产生第 8 神经受累及的症状体征

神经根型颈椎病的患者在颈椎侧位片可见颈椎生理前凸减小、变直甚至后凸成角，椎间隙狭窄，椎体前后缘骨刺形成，前纵韧带、项韧带钙化。正位片可见钩椎关节增生变形，关节间隙狭窄。斜位片可直接观察椎间孔是否缩小，钩椎关节骨质增生，椎体后侧缘有无骨赘形成。一般 X 线诊断即可，不一定需要进行 CT 或 MRI 的检查。

2. 脊髓型颈椎病

多为颈椎间盘突出或椎体后缘骨赘压迫脊髓，亦可因各种原因造成的椎管狭窄使脊髓受到反复磨损或发生脊髓血供障碍，引起脊髓传导功能障碍。

脊髓型颈椎病的主要临床表现是一侧或双侧下肢发麻无力，下肢肌肉发紧，抬步沉重，逐渐至跛行，步态笨拙不稳，行走困难。双足有踩棉花感。一侧或双侧上肢也可出现麻木或无力，手持物坠落，日常生活动作困难。胸、腹或骨盆区发紧，有束带感。后期出现四肢瘫痪，小便潴留，大便失禁。查体可发现患者颈后伸或侧屈受限，低头仰头试验（＋），棘突或其旁肌肉可有压痛。双侧或单侧下肢肌张力增高，四肢腱反射亢进，浅反射如腹壁反射、提睾反射减弱，出现病理反射如 Hoffman 征、Rossolimo 征、Babinski 征、Chaddock 征等，踝髌阵挛可阳性。有感觉减退平面。当脊髓半侧受压时可出现 Brown-Seguard 综合征。可

表现为脊髓病手：即患者手掌向下手指伸直时小指呈外展，严重者无名指和小指不能内收，握拳速度减慢。

脊髓型颈椎病的患者的X线可见颈椎变直或向后成角，多节段椎间隙狭窄，多部位骨质增生，椎管狭窄，矢状径小于13mm，颈椎失稳，椎间孔变小，小关节重叠，项韧带钙化等。CT可明确椎体后缘骨刺、椎管大小、后纵韧带骨化、黄韧带钙化、椎间盘突出等。MRI可明确骨、椎间盘、脊髓和软组织影像，可见脊髓是否受压、变细，是否有空洞或肿瘤，可见椎间盘膨出或突出的程度。脊髓造影检查在病变处有梗阻现象。

3. 椎动脉型颈椎病

由于钩椎关节退行性变，骨质增生，或椎间盘侧方突出，刺激或压迫椎动脉，使椎动脉发生痉挛，造成瞬间或长时间血管腔变窄，从而造成脑供血不足。

椎动脉型颈椎病多于颈部突然转动或突然头后仰及侧向旋转时发生症状。主要的症状可为眩晕、头痛、视觉障碍、猝倒。还可伴有复视、眼震、视物不清、耳鸣、听力减退、恶心、呕吐、口舌麻木等。主要的阳性体征为椎动脉扭曲试验阳性。即患者坐位，头颈放松，检查者站于患者身后，双手将患者头部后仰并向一侧快速旋转，如出现头晕、恶心等症状。

椎动脉型颈椎病的患者的X线可见钩椎关节横向或纵向增生，小关节增生，椎间孔变小，颈椎节段性不稳表现。CT可能发现一侧横突孔狭小。椎动脉造影可见椎动脉扭结、迂曲、变细或受压现象。血流图检查在转颈时搏动性供血明显减低。

4. 交感神经型颈椎病

颈椎间盘突出或/和骨质增生，刺激或压迫颈部交感神经纤维而引起一系列反射性症状，可表现为交感神经兴奋症状或抑制症状，而且涉及多系统、多器官。

交感型颈椎病的临床表现为头痛、头晕、视听障碍、眼窝胀痛、心悸，胸闷、胸痛、消化不良、肢体发凉怕冷或肢体发红怕热、易出汗等，症状多样。查体可发现情绪激动、心率加快或心动徐缓、心律不齐、血压偏高或偏低、视力下降、眼裂增大或眼睑下垂、瞳孔散大、肢体局部温度偏低，或肢体发红怕热，疼痛过敏等。影像学检查可见一般颈椎的退行性改变。星状神经节封闭可减轻症状。

5. 混合型颈椎病

以上各类型颈椎病有两种或两种以上同时存在。

第二节　康复评定

一、关节活动度评定

1. 颈椎前屈

患者坐位或站位，以肩峰为轴心，额面中心线为固定臂，头顶与耳的连线为移动臂。正常值为60°。

2. 颈椎后伸

患者坐位或站位，以肩峰为轴心，额面中心线为固定臂，头顶与耳的连线为移动臂。正常值为50°。

3. 颈椎旋转

患者坐位或仰卧位，以枕部中央为轴心，矢状面中心线为固定臂，鼻梁与枕骨结节的连线为移动臂。正常值为70度。

4. 颈椎侧屈

患者坐位或站位，以 C_7 棘突为轴心，C_7 与 L_5 棘突连线为固定臂，头顶正中与 C_7 棘突的连线为移动臂。正常值为50度。

二、肌力评定

以徒手肌力评定的方法对易受累及的肌肉进行肌力评定，正常值为 4^+～5级。

（1）冈上肌：作用为外展、外旋肩关节。

（2）三角肌：作用为屈曲、外展、后伸、外旋、内旋肩关节。

（3）胸大肌：作用为肩关节屈曲、内收、内旋。

（4）肱二头肌：作用为肘关节屈曲、前臂旋后。

（5）肱三头肌：作用为肘关节伸展。

（6）伸腕肌：作用为腕关节伸展。

（7）骨间肌：作用为手指内收、外展。

（8）握力测定：使用握力计进行测定，测试姿势为上肢在体侧下垂，用力握2～3次，取最大值。反映屈指肌肌力。正常值为体重的50％。

三、功能评定

应用颈部功能不良指数（Neck Disability Index）对颈椎病患者进行功能评定，该评测方法共有十个部分，分别为：疼痛程度、个人照顾、提物、阅读、头痛、专心程度、工作、驾驶、睡眠和娱乐。每个部分由轻至重有六个程度的描述，由患者选择与其症状最相吻合的描述并记分，总分最低得分为0分，最高得分为50分，得分越高，功能越差。最后计算得分百分比作为评测结果。

第三节　康复治疗

一、康复治疗目的

急性期减轻神经根的刺激和压迫，消除神经根炎性水肿，改善神经营养血供，镇静止痛，缓解颈椎病的各种症状；慢性期延缓或减轻椎体及关节囊、韧带的钙化、骨化过程，促进感觉、运动神经功能恢复，减轻根袖粘连，预防复发，提高患者各种功能，改善患者生存质量。

二、康复治疗方法

1. 休息

病情严重者宜卧床休息。卧床休息的作用在于能使颈部肌肉放松，减轻由于肌肉痉挛和头部重量对椎间盘的压力，减少颈部活动，有利于组织充血、水肿的消退，特别对突出的椎间盘消肿有利。但卧床时间不宜过久，以免发生肌肉萎缩，肌肉、韧带、关节囊粘连，关节僵硬等，造成慢性疼痛及功能障碍。除严重的脊髓型颈椎病外，其他颈椎病患者应适当工作，不需要长期休息。

2. 围领及颈托

围领和颈托可起到制动和保护颈椎，减少神经的刺激，减轻椎间关节创伤性反应，并有利于组织水肿的消退，巩固疗效、防止复发的作用。适用于各型颈椎病急性发作期。长期应用颈托和围领可引起颈背部肌肉萎缩、关节僵硬，所以穿戴时间不宜过久，在症状减轻时要及时除去围领和颈托，加强肌肉锻炼。

3. 口服药物

（1）解热镇痛药和非甾体类消炎止痛药（NSAID）　疼痛严重时可口服此类药物。通过抑制环氧化酶使前列腺素E减少而产生镇痛作用。用药不超过2周。常用的此类药物有：对已酰氨基酚、吲哚美辛、布洛芬、炎痛喜康等。

（2）扩张血管药物　如烟酸、地巴唑等，可以扩张血管，改善脊髓的血液供给。

（3）营养和调节神经系统的药物　常用的有谷维素、维生素B_1、维生素B_{12}等有助于神经变性的恢复，但不需要长期服用。

（4）解痉类药物　如安坦片、苯妥英纳等，可解除肌肉痉挛，适用于肌张力增高，并有严重阵挛者。

（5）中药治疗　中医根据辨证施治，多采用散风祛湿、活血化瘀、舒筋止痛等法，对减轻疼痛、麻木、头晕等症状有一定疗效。常用的成药有：丹参注射液、颈复康冲剂、祖师麻片、仙灵骨葆、根痛平、肾骨胶囊、活血止痛胶囊等，常用的方剂有四物止痛汤、独活寄生汤、桃红四物汤、骨刺汤、伸筋活血汤等。

4. 药物注射疗法

（1）局部痛点封闭　常用药有醋酸强的松龙、醋酸可的松、普鲁卡因、利多卡因等，每隔5～7日治疗1次，3～5次为1个疗程。

（2）星状神经节阻滞　常用利多卡因，每隔5～7日治疗1次，3～5次为1个疗程。

（3）硬膜外注射　于C_7～T_1棘突间穿刺注射，常用氢化可的松、氟美松、醋酸强的松龙、普鲁卡因、利多卡因等，每隔2周治疗1次，3次为1个疗程。

（4）水针疗法　常用的药物有0.5%～1%盐酸普鲁卡因加强地松龙混悬液、维生素B_1、维生素B_{12}、5%葡萄糖注射液、50%～100%丹参注射液、50%狗脊注射液等。每隔2～3日治疗1次，3～5次为1个疗程。

5. 外用药物

（1）止痛擦剂局部应用对减轻因肌肉筋膜炎和肌肉劳损所引起的疼痛有良好的效果，松节油、冬青油软膏、正骨水、骨友灵、正红花油等。

（2）外用膏药如关节止痛膏、狗皮膏、麝香壮骨膏、辣椒痛可贴等有止痛作用。

6. 手术治疗

有以下情况时需要进行手术治疗：脊髓型脊髓受压症状明显或进行性加重；椎动脉型多次颈性晕厥或猝倒；椎体前方骨赘致吞咽困难或压迫喉返神经；神经根型椎间孔明显缩小、疼痛剧烈。症状频发并逐次加重者，非手术治疗无效时。年迈体衰，严重内脏疾病，病情超过两年，有严重肌萎缩和脊髓功能障碍，估计神经损伤不可逆转时，禁忌手术。

7. 物理因子治疗（physical modalities）

治疗作用包括镇痛，缓解颈部肌肉痉挛，消除神经根及周围组织的炎症水肿，减轻粘连，促进神经功能恢复，改善脊髓、神经根和颈部的血液循环，延缓椎间关节、关节囊和韧带的钙化或骨化过程，调节自主神经功能，防止肌肉萎缩并促使肌肉恢复。可根据患者的症状、体征、病程等特点选用高频电疗、低中频电疗、药物离子导入、超声波、光疗、热疗、磁疗等。治疗举例如下：

（1）直流电离子导入　作用极置于颈后，非作用极置于患侧上肢或腰骶部，电流密度 0.05～0.1mA/cm^2，选择乌头川穹、威灵仙、维生素 B 族药物、碘离子、普鲁卡因、醋离子等药物，20 分钟，每日 1 次，20 次为 1 个疗程。

（2）超短波治疗　颈后单极或颈后、患侧前臂斜对置，无～微热量，15 分钟，每日 1 次，15～20 次为 1 个疗程。

（3）中药电熨疗法　用中药混合碎为细末，分装于棉布袋，蒸热后置于颈后与前臂，再接直流或低频电疗。

（4）微波　颈部照射，微热量，15 分钟，每日 1 次，15～20 次为 1 个疗程。

（5）超声波　作用于颈后及肩背部，接触移动法，0.8～1.0W/cm^2，8～10 分钟，每日 1 次，15～20 次为一疗程。可加药物导入，常用维生素 B、氢化考的松、扶他林等。

（6）低频调制中频电疗　颈后并置或颈后、患侧上肢斜对置，止痛处方，调节交感神经处方，音频电处方或促进血液循环处方，15 分钟，每日 1 次，15～20 次为 1 个疗程。

（7）红外线　颈后局部照射，距离 25～30cm 左右，20～30 分钟，每日 1 次，15～20 次为 1 个疗程。

（8）石蜡疗法　颈后盘蜡法，温度 42℃，30 分钟，每日 1 次，20 次为 1 个疗程。

（9）磁疗　脉冲电磁疗，颈部和/或患侧上肢，20 分钟，每日 1 次，15～20 次为 1 个疗程。

（10）高压电场疗法　患者位于 9kV 的电场内治疗，30～60 分钟，可加局部滚动电极刺激 5～10 分钟，每日 1 次，20 次为 1 个疗程。

8. 颈椎牵引（cervical traction）

作用机制包括调整和恢复已被破坏的椎管内外平衡，消除刺激症状，恢复颈椎正常功能。牵引力使头颈部肌肉松弛，缓解肌肉痉挛；使椎间隙增大，缓解椎间盘组织向周缘的外突压力，有利于外突组织的复位；使椎间孔增大，缓解椎间孔中的神经根和动、静脉等受刺激、压迫情况，松解神经根袖和关节囊之间的粘连；使嵌顿的小关节松开，调整错位关节和椎体的滑脱，改善颈椎的曲度；使扭曲的椎动脉得以伸展，从而改善了脑的血供；使颈椎管纵径延长，弯曲的颈髓得以伸展；使后纵韧带紧张，有利于突出物回纳；牵引限制了颈椎的活动；牵引可以帮助患者学会正确的坐姿。颈椎牵引的方法：通过枕颌牵引力进行牵引，患者可以坐位或卧位，衣领松开，自然放松。操作者将牵引带的长带托于下颌，短带托于枕部，调整牵引带的松紧，用尼龙搭扣固定，通过重锤、杠杆、滑轮、电动机等装置牵拉。进行颈椎牵引治疗需要对患者做好解释工作，嘱患者牵引过程中放松，有任何不适立即停止牵引。注意调整好牵引带的位置，枕部带以枕骨粗隆为中心，颌部带靠近下颌尖部，不要卡住患者喉部。注意调整好牵引带的松紧度，两侧牵引带等长。牵引过程中注意观察患者反应。颈椎牵引参数的选择参考如下：

（1）角度　多用 0°～30°，角度越大，牵引力作用节段越下移。脊髓型颈椎病和颈椎曲度变直或反张时，用 0°牵引，神经根型颈椎病根据病变节段选择牵引角度：$C_{1\sim4}$ 节段选用 0°牵引，$C_{5\sim6}$ 节段选用 15°牵引，$C_{6\sim7}$ 节段选用 20°牵引，C_7～T_1 节段选用 25°牵引。

（2）重量　小重量开始，一般 3～6kg 开始，逐渐增加至 10～15kg，牵引最大重量与患者的体质、颈部肌肉强弱程度和分型有关，年轻体质好的神经根型颈椎病患者可相对用较大的牵引力。

（3）时间　牵引时间多用15～30分钟，重症患者也有采用卧位持续牵引。

（4）频度　每日1次，15～20次为1个疗程。

9. 运动疗法（therapeutic exercise）

运动疗法对颈椎病的治疗作用可增强颈与肩胛带肌肉的肌力，保持颈椎的稳定，改善颈椎各关节功能，防止颈部僵硬，矫正不良体姿或脊柱畸形，促进机体的适应代偿能力，防止肌肉萎缩、恢复功能、巩固疗效、减少复发。运动疗法需要在医师的指导下进行，在急性发作期需要制动，可尝试做少量的减轻症状方向的颈部活动。缓解期可缓慢地进行各个方向的颈部运动，配以肩部运动，以保持颈肩关节活动度和增强颈肩部肌肉力量为主要目的。脊髓型和椎动脉型的患者进行活动时应动作缓慢，幅度由小逐渐增大，活动中不引起任何不适和摩擦感、弹响声。颈椎病患者进行颈部肌力训练时只进行等长收缩。

10. 中医传统疗法（traditional chinese medicine）

按摩推拿手法对颈椎病的治疗作用包括活血化淤、疏通脉络、消肿止痛、止麻，缓解肌肉紧张和痉挛，改善局部血液循环，加宽椎间隙与扩大椎间孔，整复滑膜嵌顿及小关节半脱位，改善关节活动范围，松解神经根粘连，防止肌肉萎缩和关节粘连等。主要的推拿手法有：松颈、摇颈、舒筋、旋转复位手法等，10～20分钟，每日或隔日治疗1次，3～5次为1个疗程。针灸疗法常用颈夹脊穴、风池、颈肩阿是穴、曲池、合谷等，可用穴位封闭疗法，常用丹参或当归等药物。2～3个穴位，隔日1次，14次为1个疗程。

11. 健康教育

（1）体位姿势指导　颈椎病的发病与不良坐姿有很大的关系，应告诫患者平日注意坐位姿势，要求腰背挺直有支撑，不要过度低头或仰头，工作面尽量靠近身体，书和眼睛最好保持同一水平。不要长时间一个姿势工作，需要经常变换姿势休息等。这样可以减少颈椎周围的肌肉劳损，减少颈椎病急性发作次数，延缓颈椎病的进展。

（2）枕头的指导　合适的枕头对颈椎病的预防和延缓发展有重要意义，因为人生约1/3的时间是在床上度过的。过高或过低的枕头都会使得颈部一部分软组织处于牵伸状态而得不到很好的休息。建议在休息时枕头应对颈部有很好的支托，并保持颈椎正常的生理前凸或中立的位置，这样颈部和肩部的肌肉软组织才能充分放松。对于多数人使用枕头的高度应在12～15cm左右，硬度要适中。

康复诊断：神经根型颈椎病

康复处方：

指导患者减少低头伏案工作，避免引起右手麻木的颈部动作。

颈椎牵引：坐位枕颌式牵引，牵引角度15°，牵引重量8～12Kg，牵引时间15分钟，每日1次，连续10次。

直流电维生素 B_1B_{12} 导入：阳极加维生素 B_1B_{12} 置于颈后；阴极置于右前臂，0.05mA/cm^2，20分钟，每日1次，连续10次。

随诊指导颈肩部运动方案。

Summary

Cervical spondylosis is a degenerative condition related to the entire cervical spine. The disk degeneration is followed by facet arthropathy, osteophyte formation, and ligament instability. It is very common over middle aged population. In English literature, patients are classified as neck pain alone, radiculopathy and myelopathy. Cervical radiculopathy may involve one or more levels. It presents radiation of pain into the interscapular area and into the arm either unilaterally or bilaterally. The onset may be acute, subacute or chronic. Sensory involvement, motor changes or reflex changes may be present. The chief complaint of cervical spondylotic myelopathy is variable. Clinical findings may include parenthesis, weakness, abnormal tendon reflexes, abnormal gait, etc. Conservative treatment is effective to cervical spondylosis. The majority of patients respond well to either non-steroid anti-inflammatory drugs or physical therapy. Physical therapy such as ultrasound, electrical therapy, ice, heat, cervical traction, and active and passive exercises are used worldwide.

（顾　新）

第八章　下　背　痛

病例

患者，男，43岁，会计，主诉腰骶部疼痛伴腰部活动受限1周，发病无明显诱因，既往体健，有反复腰痛发作史3年。体检：一般情况可，腰平坦，前凸度减小，腰前屈活动明显受限，弯腰时双手只及膝关节位置，腰骶部轻压痛，双直腿抬高70°（—），双下肢感觉、肌力、反射正常对称。X线检查：腰椎曲度减小，L3-5椎体边缘骨质增生。

第一节　概　　述

一、定义及病因

下背痛（low back pain）是临床非常常见的症状综合征，约有70％～85％的人在一生中会经历下背痛。下背痛的年患病率是15％～45％。据统计，美国45岁以下的人群中，限制活动最常见的原因是下背痛，下背痛占所有就医原因的第二位，占所有住院原因的第五位，因下背痛进行的手术排列手术第三位。每年下背痛的医疗费用及下背痛造成的经济损伤是惊人的。

引起下背痛的原因不能十分肯定。根据近年的文献综述，下背痛的危险因素来自三个方面：

个人史：下背痛的高发年龄是25～45岁，男性略多于女性，既往有下背痛史的患者的复发率高于50％。

生物力学因素：躯干屈曲和旋转应力、姿势应力是引起下背痛的生物力学原因。因此，重体力劳动和坐位工作最易患下背痛，如搬运工、护士、司机、会计等；而中度劳动强度且经常变换体位的职业人群不易患下背痛。

心理因素：越来越多的研究发现心理因素与下背痛密切相关，尤其是与慢性下背痛有直接关系。抑郁、焦虑、工作压力、紧张的人事关系等容易引起下背痛。

下背痛有其独特的发展转归规律。急性下背痛中30％～40％的病例可在2～3周恢复，80％～90％的病例可在2个月内恢复。但是，在第一次下背痛缓解之后，50％以上的病例将再次发作，反复发作后约40％发展为持续性症状。因此，下背痛是一个慢性医学难题，它有不规律的反复发作史，发作间歇期可完全无症状，但反复发作的结果是症状变得越来越重，且发展为持续性症状，并造成患者功能障碍。在下背痛的患者中，40％的患者有意减少娱乐活动，20％的患者日常生活活动明显受限，其中5％的患者日常生活活动严重受限。下背痛已经成为功能障碍的重要原因。

二、临床诊断要点

根据美国、英国、德国等11个国家下背痛临床治疗指南，下背痛的诊断分为三类：

(1) 非特异性下背痛：引起疼痛的原因不清，无特异性病理变化。

(2) 特异性下背痛：肿瘤、感染、骨折等具体的病理变化引起的下背痛。

(3) 根性下背痛：又称坐骨神经痛，多数由椎间盘突出引起症状。

康复医师在临床处理下背痛患者时，应警惕患者有特异性下背痛的可能，详细地询问病史，认真进行体格检查，及时发现下列特异性下背痛的危险信号：

(1) 首次发病年龄小于20岁，或者大于55岁；

(2) 有不明原因消瘦；

(3) 有明显的创伤史；

(4) 有胸痛；

(5) 有多节段的感觉、肌力、反射的神经检查阳性体征。

如果患者有以上情况，需要仔细进行相应的各项检查，以明确下背痛的具体病理原因，并进行相应的临床治疗。

非特异性下背痛的诊断涵盖了除特异性和根性下背痛以外的软组织、小关节和间盘等病变所导致的急慢性疼痛，它的临床特点是下背部疼痛，急性发作期腰部活动受限。查体无特异性阳性体征。

根性下背痛最常见的原因是椎间盘突出症。随着年龄的增加，腰椎间盘的含水量减少，椎间盘受外伤的机会增多，出现了退行性改变。剧烈运动可引起椎间盘纤维环邻层纤维在交叉处互相摩擦，导致纤维变性和透明性变，纤维环出现横行、纵行裂缝，甚至纤维环后部断裂，部分纤维变粗或钙化，最后可致纤维由内向外破裂，髓核内容物由裂缝突出。

腰椎间盘突出（lumbar disc protrusion）可根据突出物的位置分为单侧型、双侧型和中央型。单侧型腰椎间盘突出占绝大多数，其突出发生在腰椎间隙的一侧，仅有单侧下肢的临床表现。双侧型突出发生在腰椎间隙的两侧，可以双侧下肢交替出现症状或双侧下肢同时出现症状。中央型突出物在中央，直接压迫马尾神经，出现大小便异常及鞍区麻木。腰椎间盘突出还可根据突出的方向不同分为后中央突出、后外侧突出及侧方突出，其中后外侧突出最为常见。腰椎间盘突出根据突出的程度不同分为纤维环膨出、髓核突出、髓核脱出和髓核碎片游离。髓核突出与髓核脱出在临床上统称为腰椎间盘突出。从生物力学角度分析，$L_{4\sim5}$和$L_5\sim S_1$椎间盘承受压力最大，弯腰时活动最多，最易发生突出。90%以上的腰椎间盘突出发生于这两个椎间盘。

腰椎间盘突出症的主要临床表现为腰痛、下肢放射性神经痛、下肢麻木感。咳嗽、打喷嚏或腹部用力时症状加重，卧床休息症状减轻，站立时症状较轻，坐位症状较重。中央型巨大椎间盘突出时可发生大小便异常或失禁、鞍区麻木、足下垂。部分患者有下肢发凉的症状。整个病程可反复发作，间歇期间可无任何症状。主要阳性体征有腰椎前凸减小，腰部平坦，可有侧凸畸形。腰椎活动度明显受限，且活动时症状明显加重，尤以前屈受限为多见。病变部位棘突和棘突间隙有压痛，压痛可引起下肢放射性痛。可出现肌肉萎缩和肌力下降。直腿抬高试验（+）多见，加强试验（+）。根据受累神经支配范围可出现相应部位的感觉改变和腱反射的降低或消失（表3-8-1）。

表 3-8-1 腰椎间盘突出的神经定位诊断参考

病变节段	受压神经	疼痛	麻木	肌力	反射
$L_{3\sim4}$	L_4	骶臀区，大腿前外侧，小腿前内侧	小腿前内侧	伸膝无力	膝反射减弱或消失
$L_{4\sim5}$	L_5	骶臀区，大腿和小腿后外侧	小腿外侧上部，趾基底部	踇背伸无力	无改变
$L_5\sim S_1$	S_1	骶臀区，大腿，小腿及足跟外侧	小腿外侧下部及足外侧	偶尔足跖屈和踇屈无力	踝反射减弱
$L_{4\sim5}$ 或 $L_5\sim S_1$	马尾	腰部，双侧大小腿后方	鞍区及双侧大小腿及足跟后方	膀胱或肛门括约肌无力，足下垂	踝或肛门反射消失

腰椎间盘突出的患者 X 线可表现为正常，可见生理前凸消失，或脊柱侧凸，也可见椎间隙狭窄、椎体后缘骨质增生，椎间盘位置可有“真空”现象，可见“游离”骨块，可有脊椎不稳表现，可有 Schmorl 结节。CT 可直接显示椎间盘突出、钙化或“真空”现象。椎间盘膨出的影像是椎间盘向周围均一膨出，超出椎体边缘。椎间盘突出的影像是椎间盘后缘局限性突出，突出物的 CT 值高于硬膜囊的 CT 值，突出物后缘可平滑或不规则。硬膜外间隙两侧不对称，硬膜外脂肪移位或消失。硬膜囊及神经根鞘袖出现压迹、变形及移位，神经根可增粗或隐没于髓核的影块中。可见椎体后缘骨质增生。游离的髓核碎片 CT 值与椎间盘的 CT 值相同，常停留在上邻或下邻的椎弓根处，使硬膜外脂肪消失，椎管内结构不易辨认。MRI 有高密度分辨率，可显示椎间盘变性的程度。当椎间盘含水量减少，胶原纤维增多时，MRI 的椎间盘影像表现为信号强度逐渐减弱并不均匀，椎间盘高度减低。椎间盘突出时在 T_1 加权像，椎间盘呈息肉样或半圆形自后正中或后外侧突入椎管，其信号强度与该变性的椎间盘相同，与高信号的硬膜外脂肪及低信号强度的硬膜囊相成鲜明对比。MRI 矢状面图像可定位游离的髓核碎片，碎片位于椎间隙的上方或下方。脊髓造影可显示硬膜腔前方及侧面压迹，神经根袖变位或不显影。较小的较外侧的突出不易显影。

第二节 康复评定

一、关节活动度评定

1. 腰椎前屈

患者站立位，以第 5 腰椎棘突为轴心，地面垂直线为固定臂，第 7 颈椎与第 5 腰椎棘突的连线为移动臂，用量角器测量腰椎最大前屈角度。正常值为 90 度。

2. 腰椎后伸

患者站立位，以第 5 腰椎棘突为轴心，地面垂直线为固定臂，第 7 颈椎与第 5 腰椎棘突的连线为移动臂，用量角器测量腰椎后伸的最大角度。正常值为 30 度。

3. 腰椎侧屈

患者站立位，以第 5 腰椎棘突为轴心，地面垂直线为固定臂，第 7 颈椎与第 5 腰椎棘突的连线为移动臂，用量角器测量最大腰椎侧屈角度。正常值为 30 度。

4. 腰椎旋转

患者站立位，以非旋转侧的肩峰为轴心，起始位双肩峰连线为固定臂，终点位双肩峰连线为移动臂，用量角器测量最大腰椎旋转角度。正常值为 30 度。

二、腰椎前屈活动度的其他评定方法

1. 简易评分法

患者并腿直立位尽量前屈，以手指最远能触及的下肢的位置进行评分，共分为 7 级。大腿下段为-1，髌骨为 0，小腿上 1/3 为 1，小腿中 1/3 为 2，小腿下 1/3 为 3，足背为 4，地面为 5。

2. 改良的 Schober 法

检查者首先让患者直立位，在患者两侧髂后上棘连线的中点及其正上方 15cm 处皮肤上分别作标志，然后让患者尽量前屈，在最大屈曲位时测量原标记的两点之间的距离。用所测数据减去 15cm，差值作为腰椎屈曲活动度的指标。正常值大于 4cm。

3. 距离测定法

患者并腿直立位，尽量向前屈曲，测量最大屈曲位时中指指尖与地面之间的距离。

4. 电子测角器法

用电子测角器可以直接读出腰椎前屈的角度。

三、肌力评定

1. 躯干屈肌的肌力：患者仰卧屈髋屈膝位，双手抱头能坐起为 5 级肌力；双手平伸于体侧，能坐起为 4 级肌力；仅能抬起头和肩胛为 3 级肌力；仅能抬起头部为 2 级肌力；仅能扪及腹部肌肉收缩为 1 级肌力。

2. 躯干伸肌的肌力：患者俯卧位，胸以上在床缘以外，固定下肢，能对抗较大的阻力抬起上身为 5 级肌力；能对抗中等阻力抬起上身为 4 级肌力；仅能抬起上身不能对抗阻力为 3 级肌力；仅能抬起头为 2 级肌力；仅能扪及腰背部肌肉收缩为 1 级肌力。

3. 躯干屈肌的耐力：患者仰卧位，双下肢伸直并拢抬高 45 度，测量能维持该体位的时间，正常值为 60 秒。

4. 躯干伸肌的耐力：患者俯卧位，双手抱头，脐以上在床缘以外，固定下肢，测量能保持躯干水平位的时间，正常值为 60 秒。

四、功能评定

由于下背痛的反复发作的特点，下背痛对患者的功能活动甚至工作的影响很大，因此对下背痛的患者需要进行功能评定。常用的功能评定量表如下：

1. Oswestry 功能不良指数（the Oswestry disability index，ODI）：应用 Oswestry 功能不良问卷，该问卷共有 10 个部分，分别是疼痛程度、个人照顾、提物、行走、坐位、站立、睡眠、性生活、社交活动和旅行。每个部分都有 6 个陈述句，按轻重顺序排列，由患者选择与他的情况最吻合的1个陈述句。每个部分的得分是0～5分，最轻的是0分，最重的是5分。整个问卷的最高分是50分，用患者实际的得分除以50，乘以100%之后得到ODI。

2. Roland-Morris功能不良问卷（the Roland-Morris Disability Questionnaire，RDQ）：包含24个陈述句，由患者标记出与他的情况相符合的描述，每标记一条得1分，得分范围0～24分，评分高提示功能不良。具体如下：

因为我的背，我多数时间呆在家里。
我经常变换体位，试图使我的背部舒适。
因为我的背，我走路比平常慢。
因为我的背，我没做平常经常做的家务。
因为我的背，我上楼时使用扶手。
因为我的背，我比平常躺下休息的时间多。
因为我的背，我从坐椅起立时需要手抓扶帮助。
因为我的背，我试图让他人帮我做事。
因为我的背，我比平常穿衣更慢。
因为我的背，我只站立很短时间。
因为我的背，我尽量不弯腰，不下蹲。
因为我的背，从椅子站起来困难。
我的背几乎所有时间都在痛。
因为我的背，我发现在床上翻身困难。
背痛使我食欲不太好。
因为我的背痛，我穿袜子困难。
因为我的背痛，我只短距离步行。
因为我的背，我睡觉欠佳。
因为我的背痛，我需要别人帮我穿衣。
因为我的背，我一天多数时间坐着。
因为我的背痛，我避免干重家务。
因为我的背痛，我比平时更易对人发脾气。
因为我的背，我上楼比平常慢。
因为我的背，我多数时间躺在床上。

第三节 康复治疗

一、康复治疗目的

下背痛的治疗目的是缓解疼痛，恢复正常功能，使患者尽早进行日常生活活动、恢复工作，并进行娱乐活动，尽量减少复发，尽量减低下背痛转变为慢性疼痛的比率。

二、康复治疗内容

参考国际上11个国家的下背痛治疗指南，下背痛的治疗原则应该包括以下各项：健康教育、适当卧床休息、药物、运动、手法治疗、必要时手术治疗。在我国，除以上各项治疗方法之外，还在临床广泛应用物理治疗、腰椎牵引、注射疗法、中药和针灸按摩等传统疗法。

1. 健康教育

在下背痛的急性发作期就应开始对患者的教育，告知患者下背痛不是一种严重疾病，多数下背痛预后良好，指导患者保持活动，逐渐增加运动量，尽早恢复工作，指导患者克服恐惧心理及病态行为。研究表明早期的上述指导对加快下背痛的恢复，减少下背痛的慢性发病率有非常积极的作用。由于下背痛的反复发作性，指导患者预防复发至关重要。除指导患者进行适当的运动之外，还应指导患者维持正确的站立姿势和坐位姿势，保持腰椎的生理前凸，避免弯腰弓背，同时要注意工作姿势，不要长时间同一姿势工作，避免弯腰侧转时用力，提重物时应用正确的姿势，即屈膝直腰搬重物，并将重物尽可能地靠近身体。

2. 卧床休息

大样本的临床研究结果都不支持指导下背痛的患者卧床休息，只有在急性下背痛，且患者疼痛较剧烈时，可指导患者短时间的卧床休息，一般不超过 2～3 天。严格的卧床休息不仅对下背痛的恢复无积极治疗作用，而且会使患者产生过多的心理负担等问题而延误功能恢复，造成慢性下背痛。腰椎间盘突出的患者可采用轻度屈髋屈膝平卧位，此时椎间盘的内压最低，有利于突出过程的停止及修复，有利于神经根水肿的消除。

3. 腰围

腰围多用帆布或皮革内衬以钢片制成，上起肋弓，下达腹股沟，起支撑作用，减少腰椎过度活动，减少肌肉和韧带的负担，可减轻症状。腰围不应该长期使用，佩带期间根据情况可增强腰腹肌训练。

4. 药物治疗

（1）解热镇痛药和非甾体类消炎止痛药（NSAID） 疼痛严重时可口服此类药物。它们是通过抑制环氧化酶使前列腺素 E 减少而产生镇痛作用。用药不应超过 2 周。常用的此类药物有：对已酰氨基酚、吲哚美辛、布洛芬、炎痛喜康等。

（2）营养和调节神经系统的药物 常用的有维生素 B_1、维生素 B_{12} 等，这类药物有助于神经变性的恢复，但不需要长期服用。

（3）中药治疗 中医根据辨证施治，多采用散风祛湿、活血化瘀、舒筋止痛等法，常用的成药有：丹参注射液、祖师麻片、仙灵骨葆、根痛平、肾骨胶囊、活血止痛胶囊等，常用的方剂有四物止痛汤、独活寄生汤、桃红四物汤、骨刺汤、伸筋活血汤等。

（4）外用药物 局部应用止痛擦剂或外用膏药，对减轻因肌肉筋膜炎和肌肉劳损所引起的疼痛有良好的效果，如松节油、冬青油软膏、正骨水、骨友灵、正红花油、关节止痛膏、麝香壮骨膏、辣椒痛可贴等。

（5）药物注射疗法 可局部痛点封闭、硬膜外注射、骶管注射，常用的药物为激素和局麻药。

（6）髓核化学溶解术 用木瓜凝乳蛋白酶或胶原酶椎间盘内注射，使椎间盘溶解，促使其纤维化并缩小体积。

5. 物理因子的治疗（physical modalities）

物理因子治疗可促进局部血液循环，缓解局部无菌性炎症，减轻水肿和充血，缓解疼痛，解除粘连，在临床上广泛应用于下背痛的治疗。但是目前应用循证医学的研究方法，还没有足够的肯定证据支持它的疗效。临床常根据患者的症状、体征、病程等特点选用高频电疗、低中频电疗、药物离子导入、超声波、光疗、热疗、磁疗等。治疗方法举例如下：

（1）低频调制中频电疗 腰骶部痛区并置，止痛处方，15～20 分钟，每日 1 次，15～

20次为1个疗程。

（2）超短波疗法（short-wave therapy）　腰腹对置或腰与患侧小腿后并置，无热～微热量，15～20分钟，每日1次，15～20次为1个疗程。

（3）超声波疗法（ultrasound therapy）　腰骶部、坐骨神经走行，接触移动法，0.8～1.5W/cm²，10～15分钟，每日1次，15～20次为1个疗程。治疗前先做直流电导入可增加疗效。

（4）直流电药物离子导入（iontophoresis）　用中药或维生素B类药物，作用极置于腰骶部，非作用极置于患侧小腿后，20分钟，每日1次，15～20次为1个疗程。

（5）水疗法（hydrotherapy）　气泡浴，温度38℃，15～20分钟，每日1次，每周2～3次，15～20次为1个疗程。

（6）红外线疗法（infrared therapy）　腰骶部照射，距离30cm左右，20～30分钟，每日1次，15～20次为1个疗程。

（7）石蜡疗法（wax therapy）　盘蜡法，敷于腰骶部和患侧下肢痛区，温度42℃，30分钟，每日1次，15～20次为1个疗程。

（8）磁疗（magnetic therapy）　脉冲电磁疗，腰骶部放置治疗极，20分钟，每日1次，15～20次为1个疗程。

6. 牵引治疗（traction）

腰椎牵引可以使椎间隙加宽，椎间盘所受的压力减小，甚至椎间盘可产生负压，有利于突出物回纳；使椎管容积增加，减轻对神经根的压力；使关节突关节上下滑动，关节间隙加宽；使后纵韧带张力明显增大，对突出物特别是中央型突出产生向腹侧的压力，有利于突出物的回纳；使松弛的黄韧带伸张，改善黄韧带血循环，增加了黄韧带与椎间盘之间的间隙；松解神经根周围粘连的软组织；缓解肌肉痉挛。因此腰椎牵引是治疗腰椎间盘突出症的较好的方法。常用的腰椎牵引方法：

（1）骨盆重锤牵引法　患者仰卧屈髋屈膝，骨盆牵引带固定在髂嵴，通过床足端的支架滑轮放置牵引重锤。可从每侧5kg开始，每1～3日增加1～2kg，牵引时间可从1小时开始，逐渐增加至持续牵引。

（2）动力骨盆牵引法　电动牵引床提供持续或间歇两种牵引方式。患者仰卧，用胸、骨盆牵引带固定。牵引重量从体重的60%开始，逐渐增加至80%，15～30分钟，每日1次，15～20次为1个疗程。腰牵引前或同时做热疗效果好。

（3）屈曲旋转快速牵引法　需使用特定的设备，为患者设定个体化的参数，为瞬间大力度的牵引。

腰椎牵引治疗是利用外力进行治疗，在治疗中应做好解释工作，消除患者的紧张情绪，嘱患者在牵引中不要屏气，不要用力对抗牵引力。胸背固定带和骨盆固定带要扎紧，两侧牵引绳的紧张度一致。高龄体弱者只能用较小的牵引力。牵引中注意观察询问患者反应。

7. 手法治疗（manipulation）

国际上较著名的治疗下背痛的手法治疗方法有Maitland、McKenzie和Mulligan等，手法的主要作用是缓解疼痛，改善脊柱的活动度。各种手法治疗都各成体系，限于篇幅，关于具体的操作方法请参考相关著作。

8. 运动疗法（therapeutic exercises）

指导下背痛的患者最好不卧床，尽可能保持活动已经成为共识，活动对缩短病程，减少慢性下背痛的发病率，改善功能有重要作用。但是对下背痛患者采用哪种运动最佳，还没有结论。一般来说，下背痛的急性期疼痛较重时，患者不进行特异性的腰背活动，只是尽可能保持日常活动，尽可能坚持工作，而疼痛减轻后以及慢性下背痛的患者除了进行有氧运动以外，还应该着重于腰腹肌的训练和腰及下肢的柔韧性训练。典型的腰肌训练方法为仰卧位桥式运动和俯卧位燕飞运动。腹肌训练的方法为仰卧起坐和仰卧双侧下肢同时直腿抬高。柔韧性训练为腰和下肢各方向的牵伸运动。运动的方式和参数要根据患者的年龄、身体状况、疾病的发展时期、运动是否引起症状等多方面因素制定个体化方案。较著名的治疗下背痛的运动疗法有 William 体操和 McKenzie 方法。William 体操强调腰髋的柔韧性训练，以腰椎屈曲方向的活动为主。McKenzie 方法是通过对患者的评测确定能够缓解疼痛的特异性的腰椎活动方向，并根据患者的具体情况采用不同的体位进行腰椎该特异方向的运动。

9. 中医传统治疗方法（traditional Chinese medicine）

中医推拿按摩手法有擦、摩、推、揉、滚、按、点、拿、搓、抖、拍打、扳等手法，能行气活血、疏通经络、放松肌肉、止痛、整骨复位。针灸常用穴为肾俞、环跳、承扶、殷门、委中、阳陵泉等。备用穴为腰夹脊、承山、昆仑、悬钟、阿是穴等。每次选用 3～5 穴，每日或隔日 1 次。以疏导经气为治疗原则。

10. 手术治疗（surgery）

下背痛患者有以下情况需考虑手术治疗。患者有马尾综合征；神经根受损体征逐渐加重，出现肌肉萎缩；经非手术治疗症状加重、功能严重受限且 MRI 明确显示腰椎间盘突出或脱出。

康复诊断：非特异性下背痛

康复处方：

1. 指导患者保持一般日常活动，坚持工作，并进行相关下背痛的健康教育；

2. 药物：芬必得 0.3 bid，在疼痛剧烈或疼痛影响睡眠时服用；

3. 腰部痛区中频电疗和红外线治疗，每日一次，共两周；

4. 疼痛缓解期复诊，指导运动方法；

5. 如症状逐渐加重，随访下肢感觉、肌力和反射的体征，随访直腿抬高试验，必要时进行 MRI 检查。

Summary

Low back pain (LBP) is a major health problem in the world. Many studies show that low back pain has high prevalence. Seventy to eighty-five percent of all people have low back pain at some time of their life. The annual prevalence of low back pain is 15％～45％. In the USA, low back pain is the most common cause of activity limitation in people younger than 45 years, the second most frequent reason for visits to the physician, the fifth-ranking cause of admission to hospital, and the third most common cause of surgical procedures. The low back pain causes a great cost in medical care, production losses, disability or compensation payments. The natural history of low back pain suggests the majority will have a brief self-limiting episode. 30%～40% of acute low back pain recover in 2-3 weeks and 80%～90% of attacks recover in 2 months. Relapse rate in low back pain population is more than 50%, and about 40% of them become persistent symptoms. Thus, low back pain is a chronic medical problem which cause disability. Among low back pain population, 5% of them are severly limited in activities in daily life. There are three dimensions related to the onset of low back pain. They are individual and lifestyle factors, physical or biomechanical factors and psychosocial factors.

According the clinical guidelines for the management of low back pain in 11 countries, low back pain was classified into three groups: nonspecific LBP, radicular syndrome, and specific LBP. Specific LBP are 'red flag' conditions such as tumor, infection, or fracture. All diagnostic procedures for low back pain focus on excluding the specific LBP through detailed history taking and physical examination, especially neurologic screening. Most radicular syndromes are caused by lumbar disc protrusion.

The therapeutic recommendations for low back pain include education, medication, exercises, manipulation, limited bed rest and referral to medical specialist if there are any "red flags". The low back pain patients should be reassured that they do not have a serious disease and that the prognosis is generally favorable. The patients should be advised to stay active and to progressively increase their activity level. The patients should be helped to remove fear and avoid morbid behavior. They are also instructed the strategies to prevent further relapse. The first choice of medication for low back pain is Paracetamol and the second choice, NSAIDs. Exercises and manipulation are recommended for pain relief and prevention. Bed rest should be discouraged except severity of pain. If bed rest is indicated, it should not be more than 2～3days.

Besides all the recommendation above, we also use physical modalities, lumbar traction, injection, traditional Chinese Medicine in our clinical practice. Few patients with low back pain need operation.

（顾　新）

第九章 人工全关节置换术

病例

患者，女性，63岁。因左膝反复疼痛5年，行走、上下楼逐渐困难，止痛药及理疗效果不显，X线显示“左膝严重退行性改变”，在全麻下行全膝人工关节置换手术。既往无特殊其他病史。术后第一天，完全卧床，体温37度，血压130/80mmHg，心率80次/分，律齐，伤口疼痛，VAS为9，肿胀，右下肢可自主活动，左足趾可活动，左侧其他关节因痛保持伸直静止位。第四天，伤口疼痛VAS减至5，能独立床边坐，左股四头肌、腘绳肌肌力为Ⅳ，左膝屈为50°，伸为0°。左小腿后部肿痛。Homan征阳性。

第一节 概 述

人工全关节置换术（total joint replacement）是指用人工关节替代和置换病损或损伤的关节。近年来，世界范围内关节置换术的数量成倍增长。增长的主要原因是因人口的老龄化、关节病和骨质疏松症的高发病率所致。关节疼痛，特别是接受关节置换术的患者术前因长期患有关节疾患出现关节的反复进展以及活动后慢性疼痛加重，药物和其他保守治疗效果不显；关节严重畸形；X线检查常出现骨质结构破坏、对线问题，降低了关节稳定性等是施行关节置换术的适应证。临床研究证明关节置换手术能够增加患者的活动能力、减轻关节疼痛，短期和中期随访时总的优良率接近90%。其中关节置换术的康复治疗是不容忽视，它是患者获得独立生活能力的关键，也是能提高手术术后效果的有效手段。关节置换术后康复的目的不仅最大增加病人的活动及日常生活的功能，而且最大程度减少术后合并症，使病人回到家庭中过正常人的生活，并最终回归社会，重返工作。人工全关节置换术康复包括康复评定和康复治疗。

第二节 康复评定

使用信度、效度、灵敏度较高的临床常用评定量表或评定方法用于术前、术后评定。包括：肌肉力量、关节的功能状态、稳定性、活动程度、力线、行走辅助器及功能性情况。目前广泛接受和使用的是：膝关节记分法（hospital for special surgery knee score，HSS）（见第三篇第六章第二节）和人工全髋关节置换术Harris评分表（Harris assessment）（见表3-9-1）。

表 3-9-1　人工全髋关节置换术 Harris 评分表

1. 疼痛	
无	44
活动后稍有疼痛、但不需服止痛药	40
活动后轻度疼痛、偶尔需服止痛药	30
活动后中度疼痛、需经常服止痛药	20
稍活动后明显疼痛、偶服强烈止痛药	10
卧床不敢活动，经常服强烈止痛药	0
2. 功能	
(1) 步态	
跛行	
无	11
轻度	8
中度	5
重度	0
支撑	
不用	11
走长路时须用手杖	7
走长路时总用手杖	5
用单拐	4
用两根手杖	2
用双拐	0
用双拐不能行走	0
行走距离	
不受限	11
1 公里以上	8
500 米左右	5
室内行走	2
只能卧床，不能行走	0
(2) 功能性活动	
上下楼梯	
自如	4
基本自如，但须扶栏杆	2
勉强能上楼	1
不能	0
系鞋带、穿袜子	
容易	4
困难	2
不能	0
坐	
任何高度的椅子，1 小时以上	5
只能坐高椅子，半小时以上	3
坐椅子不超过半小时	0
公共交通	
能	1

续表

不能	0
3. 畸形	
固定性内收畸形＜10°	1
伸直位固定性内旋畸形＜10°	1
双下肢长度差异≪3.2cm	1
固定性屈曲畸形＜30°	1
4. 活动度（屈曲＋内收＋内旋＋外展＋外旋）	
210～300°	5
160～209°	4
100～159°	3
60～99°	2
30～59°	1
0～29°	0
	Harris 评分：________分

第三节　康复治疗

康复治疗的目的：①消肿、止痛；②增强肌力；③关节活动范围；④近早恢复生活自理能力，提高生活质量。

康复治疗原则：①手术前教育与评估，获得良好的心理准备，积极配合术后康复；②术后近早开始，不仅获得良好的康复效果，还可预防与降低术后合并症发生；③综合康复治疗，对各种合并功能障碍同时治疗，相互促进；④日常生活能力训练能够促进患者回归家庭，增强社会适应性。

康复治疗内容：①物理治疗（physiotherapy，PT）；②作业治疗（occupational therapy，OT）；③合并症的预防与处理；④健康教育。

一、物理治疗：物理因子治疗

1. 冰疗（ice therapy）

采用骨水泥固定的关节置换术，因骨水泥固定后释放的热量，使得局部周围软组织温度升高，可持续数周。冰疗能降低升高的软组织的温度，减轻术后关节周围软组织肿胀，并进一步减轻疼痛。术后第一天即可使用冰袋，置于手术的关节周围，每日 1～2 次，每次 30～60 分钟，7～10 天为 1 个疗程，至关节消肿、疼痛减轻。

2. 经皮神经电刺激（transcutaneous electrical nerve stimulation，TENS）

静脉或口服镇痛药多用于控制术后疼痛。经皮神经电刺激因其无副作用、无创、操作简单、镇痛效果可作为药物的辅助止痛治疗，并有利于减少药物的过量使用和一些药物的副作用。采用频率常为 100Hz，双通路四电极分别置于手术伤口两侧，治疗时间 30～60 分钟，强度为 2 倍的感觉阈。每日 1～2 次，7～10 天为一疗程，至疼痛减轻。

二、运动疗法（therapeutic exercises）

1. 体位的摆放

髋关节置换术有四种危险而应避免的体位（1）髋屈曲超过 90 度（2）下肢内收超过身体中线（3）伸髋外旋（4）屈髋内旋。根据手术入路，体位有所不同限制。后外侧入路手术后，应避免屈曲超过 90 度，过度旋转和内收；前外侧入路手术后，应避免外旋。所有患者避免伸髋外旋。用枕头使病人的髋关节外展是为了防止患肢内收、内旋，在患者术后睡觉或休息时使用，该枕头通常使用 6～12 周，12 周后，髋关节的假囊形成，此时的肌力也足以控制髋关节的稳定。全髋关节置换术 4～6 周后，患者髋关节能够完全伸直，屈曲 80～90 度，轻度内旋（20～30°）和外旋（20～30°），并且可以在忍受的范围内被动外展。膝关节置换术无特别的体位摆放要求。

2. 增强肌力（strengthening）的训练

手术后 1～2 天，进行手术一侧关节周围的肌肉，如髋关节：梨状肌、臀中肌、臀小肌，髂腰肌、股四头肌、臀大肌、股二头肌；膝关节：股四头肌、腘绳肌的等长收缩，以及非手术关节下肢和双上肢主动活动和抗阻训练，以保持肌肉的力量、耐力和柔韧性。保持 5～10 秒为 1 次，20 次/组，2～3 组/日。手术 1 周后，可进行关节周围肌肉力量的主动收缩和部分抗阻训练。

3. 关节活动范围（range of motion，ROM）的训练

（1）持续被动运动（continuous passive motion，CPM）　目前临床常用的方案是术后第 1～2 天可开始使用，0～45 度开始，每日 2 次，每次 1 小时，每日增加 5～10 度左右。早期应用 CPM 可使关节活动范围明显改善，减轻水肿，预防术后下肢深静脉血栓形成，并有可能降低住院日期。鼓励患者尽早进行主动活动。

（2）关节助力－主动（assistance-active motion）、主动活动（active motion）　肢体只做被动活动的训练是不够的。术后第 2～3 天，患者应尽早辅助、主动活动，可先借助外力：如毛巾，绳，悬吊装置等，帮助活动手术关节，逐渐过渡自行做关节主动屈、伸等各范围的练习。每日 1～2 次，每次 30～60 分钟。

（3）牵伸（stretch）练习　牵伸是针对挛缩的肌肉或软组织进行的牵拉训练，从而增加关节活动范围。牵伸练习可以应用患者自身体重、治疗师或外界的力量。牵伸力量的方向应与肌肉或软组织挛缩的方向相反。在关节可动范围内，先主动，后被动活动关节到受限处。牵伸时，固定关节近端，牵伸关节远端。牵伸不可强力，使关节超过正常活动范围。每次牵伸持续 5～10s，5～10 次为 1 组，每日 1～2 组。

4. 协调训练髋、膝、踝关节

髋、膝、踝关节控制及协调训练髋（膝）关节的稳定对行走至关重要，增强髋（膝）关节周围软组织的生理功能可大大提高其稳定性。

（1）仰卧训练　①骨盆下降训练　患侧下肢外展约 10 度，保持上身不动，令患者做髋关节下蹬动作，治疗师在足部施加适当阻力，20 次/组，2 组/日。②搭桥训练令患者以双下肢和双肩为支点，做臀部上抬、伸髋的动作，20 次/组，2 组/日。

（2）坐位训练　①抬小腿可在不同的角度，维持 5～10 秒，作为 1 次，10～20 次/组，2 组/日，小腿放下时慢放。②分别抬前足和足跟，进行踝关节的背屈和跖屈训练，维持 5～10 秒，作为 1 次，10～20 次/组，2 组/日。

5. 转移能力的训练（transfer ability）

（1）卧位一起坐转移　鼓励患者借助双臂支撑力量起坐。对于髋关节置换术后的患者，切忌借助床头系带，双臂用力牵拉起坐。这是因为双臂支撑力量起坐便于控制屈髋角度，为借助步行器或双拐行走做准备。当用床头系带双臂用力牵拉起坐时，尤其对长期卧床或年长者，因腘绳肌紧张，患者不易控制屈髋角度，屈髋较大易伴屈膝和髋关节内旋，以致髋关节脱位。

（2）长腿坐一床旁坐位转移　向患侧转位移动（后跟进的健侧不能过中线），便于控制患侧髋关节内收，同时利于提高髋外展肌力。

（3）翻身活动　双侧均可。多鼓励向患侧翻身，能在确保安全情况下独立完成。若向健侧翻身，必须在他人的帮助下维持患髋于外展中立位，以免因外展肌力不足受重力的影响而髋屈曲、内收和内旋，导致脱位。

（4）坐一站的转移　健侧膝、足在后，患膝、足在前，双手支撑扶手，保持在起立时躯体重心移动过程中患侧屈髋不能超过 90 度，防止脱位。坐位时，膝关节不能超过髋关节。由站立到卧床的步骤刚好相反。紧记在卧床前，患脚必须有足够支撑。

（5）洗手间的转移方法　向后移动，直至足跟接触硬物，伸手紧握扶手，将患腿放前，缓慢坐下。坐下时，患侧伸直放前，健侧屈曲。站立时，步骤相反。

6. 负重练习和步态训练（weight bearing and gait training）

膝关节置换术后，当病人具有一定的肌力和平衡能力时，可进行部分负重练习。一般可在术后的 3～7 天开始，1 周之后，负重练习可借助平衡杠，助行器进行部分负重，5 周患者可微蹲，逐步过渡到手术后 6～8 周完全负重。完全负重训练方法：①让患者患腿站在体重称上，健腿站在同一平面上，将重心逐渐移到患腿，直至承担全部体重约 5 秒钟，注意要逐渐增加患腿负重的程度，同时保持身体重心的平衡。②患者站立不动，在腿前面放一矮凳，令其做上下楼梯的动作，注意保持躯干直立，身体重心放在患腿上。

步态训练可分为站立相和摆动相。在站立相，训练病人的髋伸展，膝关节屈、伸控制，髋、膝、踝的协调运动，以及患肢的负重练习。在摆动相，训练病人摆动时屈髋屈膝，屈髋伸膝，足跟着地时伸膝和足背屈。除此之外，骨盆的移动和旋转，行走时各关节的协调运动和行走姿势要仔细观察和分析，必要时进行训练和矫正。减重平板步行训练有利于提高患者的步行能力获得一定步行能力后，病人开始进行上、下楼梯的训练。如一侧关节手术，上楼时非手术肢体先上，下楼时手术肢体先下。

7. 平衡与本体感觉训练（balance and proprioceptive training）

训练患者负重时的平衡能力及本体感觉是非常重要的。肌肉力量的增加、反应性神经肌肉练习、关节动力性稳定和有氧步行训练等均可有助于平衡能力及下肢的本体感觉的加强。特别是源于关节与肌肉韧带结构的神经反馈机制对维持关节功能的稳定性提供了重要作用促进关节动力性稳定的反应性神经肌肉练习，可以改善脊髓反射通路的功能，从而有利于平衡和本体感觉的重建和恢复。

8. 运动速度及耐力训练

在不同环境下，如室内和室外、地平和坡度等，增加行走的速度、行走的距离，从而进行运动速度和耐力的训练，能使患者获得良好的运动技巧，能够最大程度地完成各种功能性活动。

三、作业疗法（occupational therapy）

术后鼓励病人立即进行床上的功能性活动，如：桥式运动及翻身练习。病人近早从卧位转为坐位，良好的躯干旋转是病人完成床上功能活动的重要基础。术后1周，鼓励病人自行穿衣，入厕，行走。日常生活活动（activity of daily living，ADL）仍需注意避免特殊的体位，以防假体脱位或磨损，如：不能交叉脚，不能坐低椅，不能使劲向前弯腰拾物品。术后5～6周，病人练习上、下楼梯，骑自行车和乘车等功能性活动。避免任何会增加下肢关节负荷的运动，例如：跑步、跳跃和举重等。

患者应了解日常生活活动中如何保护关节，如何使用能量节约技术。保护关节的要点是维持良肢位，减轻对关节的压力；避免同一姿势长时间负荷；保持良好的肌肉力量和关节活动范围；维持正常的关节和骨的对线；在疼痛时避免继续负重；调整工作环境，以适应身体正常解剖结构。能量节约技术的要点是生活中注意休息、劳逸结合；保持良肢位；对不宜负重的关节尚不负重；急性疼痛时减少活动量。

四、并发症预防与处理

1. 静脉血栓栓塞性疾病

静脉血栓栓塞性疾病是关节置换术后最为凶险的并发症。患者出现小腿肿胀、疼痛、可触及的索条或Homan征（Homan's sign）阳性可诊断深静脉血栓（deep venous thrombosis，DVT），静脉造影和超声检查可进一步明确诊断。肺栓塞（lung thrombosis）的临床症状常无特异性，可表现胸痛、呼吸急促、心率加快等，通气一灌注扫描是一种可靠的肺栓塞筛查方法。抗凝药物是预防静脉血栓栓塞性疾病常用措施。外部充气加压治疗可以增加静脉回流，减少血流淤滞，增强来自内皮细胞的纤溶作用，避免出血危险。间歇性充气加压治疗（intermittent pneumatic compression）和药物治疗联合应用应达到较好的预防效果。患者术后近早进行下肢被动、踝关节“泵”式往返练习、主动活动，近早下床练习应是预防静脉血栓栓塞性疾病的很好的方法。

2. 脱位（dislocation）

脱位是髋关节置换术后最常见的早期并发症，一半以上在术后4～6周内。脱位的发生率在2%～10%之间。膝关节置换术后发生几率低些，髋关节置换术后多见。关节活动范围较大，特别是髋关节屈曲、内收和内旋是引起术后脱位的重要原因。手术的技术、假体的尺寸和对位、肌力降低及肌肉或软组织的不平衡、多次翻修手术后、患者个人的因素等也是脱位的原因。脱位关节要立刻进行闭合复位。复位后，应将髋关节作限制范围内的关节活动以维持其稳定性。最好固定制动4～8周限制髋关节的屈曲、内收和旋转。患者的术前、术后教育，术后正确体位的摆放，日常生活活动中一定限制范围内的关节活动等预防措施可大大降低脱位的发生率。

3. 感染（infection）

感染是关节置换术后较严重的并发症，它不仅延缓术后伤口的愈合，康复的进程，又增加假体松动或脱位的危险性。感染的诊断依赖于临床检查，患者术后疼痛或假体松动，一定考虑感染的存在，同时应该有影响学和实验室的支持（C反应蛋白增加）。关节腔抽液是诊断关节置换术后感染的关键证据，但是穿刺阴性也不意味着没有感染。感染的治疗应基于培养和药敏，机体的抵抗力和假体的固定。表层感染可在早期彻底引流。早期开始深呼吸训练，咳嗽练习可预防肺部感染。

4. 异位骨化（heterotopic ossification）

发生率在5%～71%。常发生在术后1年内。异位骨化可以很轻，也可以使股骨强直于骨盆。它的原因和病理发生仍然不是很清楚。异位骨化可引起关节疼痛和活动受限，用放射性核素扫描可显示局部核素浓集，以后随着骨化过程的稳定，此现象会逐渐消失。放疗可以减少关节置换术后异位骨化的发生。对这些患者活动时应循序渐进，掌握力度。

表3-9-2举例说明全膝及全髋关节置换术的具体康复计划。

表3-9-2　举例

康复时间	髋关节置换术康复（单侧）	膝关节置换术康复（单侧）
术后第1～2天	1. 卧床 2. 消肿止痛：电疗，冰疗 3. 正确体位摆放 4. 辅助髋、膝关节屈曲、伸展 5. 髋外展肌、伸肌、屈肌和股四头肌的等长收缩 6. 踝、足和趾的主动活动	1. 卧床 2. 消肿止痛：电疗，冰疗 3. 踝部，脚趾的主动活动 4. 股四头肌，腘绳肌，臀肌的等长收缩 5. CPM：术后第一天0～45°开始，每天增加ROM5～10°
术后3～6天	1. 继续第1天的训练 2. 床上活动练习（翻身，坐起，移动，坐到床边），注意避免髋关节过度屈曲内收 3. 坐高椅 4. 从高椅或高床沿坐位站立	1. 膝关节主动活动 2. 直腿抬高 3. 床上活动练习（翻身，坐起，移动，坐到床边） 4. 桥式运动：3遍/日，10次/遍 5. CPM：每天增加5～10° 6. 近早开始站立练习（患肢部分负重）
术后7～12天	1. 髋周围肌肉渐进性肌力抗阻训练 2. 部分负重训练 3. 尽可能用辅助器行走训练，达到部分负重（步行车→四脚拐→肘拐→手杖） 4. 上，下楼梯训练（患肢部分负重） 5. 发展独立生活能力，能自我起床，转移和行走 6. ADL训练：穿衣、入厕等训练	1. 股四头肌，腘绳肌渐进性肌力抗阻训练；膝，髋，踝协同训练 2. 部分负重行走训练（步行车→四脚拐→肘拐→手杖） 3. 楼梯，坡度行走（患肢部分负重） 4. 腘绳肌牵伸、股四头肌被动牵伸，增加膝的弯曲度 5. ADL训练：穿衣、入厕等训练
术后3周	1. 增加肌力，平衡，本体感觉，步态，行走速度，耐力，楼梯，坡度练习 2. ADL：洗澡，入厕，乘车等注意坐、卧时避免交叉双腿 3. 3个月之后，可适当开始散步，游泳等活动。 4. 功能训练及达到重归社会 5. 出院宣教 6. 制定随访时间及计划	1. 增加肌力，平衡，本体感觉，步态，行走速度，耐力，楼梯，坡度练习 2. ADL：洗澡，入厕，乘车等。如需要，进行被动牵伸，水疗等 3. 功能训练达到重归社会 4. 出院宣教 5. 制定随访时间及计划

康复诊断：术后疼痛　术后关节活动受限　术后日常生活活动能力受限　术后肌力降低　下肢静脉血栓？

康复处方：

1. TENS：于手术膝关节并置，适量，30分钟，每日1次，5～10次；
2. 冰袋：于手术膝关节，每日1次，每次30分钟，5～10次；
3. 增加肌肉力量和耐力训练（等长训练，等张训练，渐进性抗阻训练）；
4. 增加关节活动范围训练（被动、助力、主动）；
5. 增加日常生活活动能力训练（床上活动、转移、穿衣等）；
6. 下肢静脉造影或超声检查（明确诊断后抗凝、间歇性充气加压治疗）。

Summary

Total joint replacement is a surgical procedure to replace a damaged or diseased joint with an artificial joint (prosthesis). It is one of the most performed and successful of operations, resulting in significant improvements in the patient's quality of life. Severe progressive pain, functional limitation, evidence of intra-articular disease on radiographs are the primary indications for this surgery. Hospital for special surgery knee score (HSS) and Harris assessment can be used as the outcome measurements to evaluate the postoperative physical function, such as postoperative pain, mobility, range of motion, functional activities, etc, after total knee replacement and total hip replacement respectively. Complications after this surgery may occur, for example, deep venous thrombosis, lung thrombosis, dislocation of artificial joint, infection, heterotrophic ossification. By reducing swelling, alleviating pain, minimizing complications, and maximizing function, patients are often able to resume their desired activities, both physical and occupational. Application of physical agents, i. e. ice or TENS, have shown to be effective in reducing local swelling and post-operative pain. Positioning in the early stage after surgery and active movements of the un-operative joints as early as possible can prevent complications effectively. Besides, some parts are very important needed for the postoperative rehabilitation training, i. e., weight-bearing training, ROM exercise, muscle strengthening exercises, use of CPM machine, walking ability and gait training, etc. The specific activity that patients must be performed as a part of therapy program is activity of daily living (ADL). Patients are given more instructions and guidelines on how to ambulance and perform transfers safely to the bed, chair, and toilet, how to put on clothes, how to move their joint with less energy. The postoperative therapy program in which the patient participates can provide the springboard for these positive results. It is essential for any medical staff working with these patients to understand all the aspects of care that will optimize their outcome.

（王宁华）

第十章　骨　　折

病例

患者，男性，42岁，因车祸至右大腿受伤3小时来医院就诊。当时体检发现右大腿中段明显肿胀、畸形，压痛明显，不能活动，X线拍片发现右股骨干中下段斜形骨折，向外上移位。诊断为：右股骨干中下段骨折。入院后2小时在连续硬膜外麻醉下行右股骨带锁髓内钉内固定术。手术顺利，术后X线拍片示骨折对位对线良好，内固定满意。既往无特殊其他病史。术后第一天，卧床，体温37.3℃，血压126/76mmHg，心率86次/分，伤口疼痛，VAS为9，右大腿轻度肿胀，活动受限。左下肢可自主活动。第三天，伤口疼痛VAS减至4，能独立床边坐，右股四头肌、腘绳肌肌力为Ⅳ，右膝屈为100°，伸为0°。

第一节　概　　述

骨的连续性和完整性被破坏称为骨折（fracture）。骨折的原因很多，可由直接暴力、间接暴力引起，也可由肌肉的牵力或骨骼本身的病理原因引起。骨折在日常生活、工作中较常见，在我国由于交通、工伤事故的增加，骨折的发病率逐年增加，高能量创伤（high energy trauma）导致较严重的多发骨折亦不断增加。骨折治疗的三大原则为复位（reduction）、固定（fixation）及功能锻炼（functional training）。骨折治疗的目的不仅在于骨折本身的愈合，更为重要的是受伤肢体的功能恢复。康复治疗有利于促进骨折的愈合，防止或减少后遗症和并发症的发生，减低残障率和残障程度，是骨折治疗不可缺少的重要内容。

骨折的愈合过程与其他组织修复不同，不是以瘢痕形成作为结局，而是骨的新生。熟悉骨折的愈合过程是开展骨折康复治疗的基础。骨折的愈合可分为4期：

一、炎症期（inflammation phase）

骨折断端出血、血肿形成，断端的骨细胞、破损的骨膜和周围的组织发生坏死。主要表现血管扩张，血浆渗出，水肿和炎细胞浸润。随后破骨细胞开始清除坏死组织。

二、软骨痂期（cellular callus phase）

血肿机化，骨折断端充满细胞成分，有明显的新生血管。骨折端新生的软骨细胞出现，软骨样组织逐步代替纤维组织；邻近骨折端的骨膜下新生骨形成；破骨细胞继续清除坏死的组织。

三、硬骨痂期（bony callus phase）

骨折断端邻近的骨膜以膜内化骨的形式成骨，骨折断端以软骨化骨的方式成骨，形成内外骨痂，排列杂乱的骨小梁逐渐趋向规律，骨小管系统重新建立，骨髓腔被骨痂封闭。

四、骨痂改建塑形期（remodeling phase）

骨痂根据再生的力学原则及人体的需要不断改建，骨髓腔再通，恢复骨的原形。

第二节　康复评定

一、临床评定（clinical evaluation）

（1）骨折的固有体征　肢体畸形、异常活动、骨擦音或骨擦感。以上体征只要发现一种即可确诊。但是无以上体征也可能有骨折，如嵌插骨折、裂缝骨折。

（2）骨折的一般体征　骨折局部肿胀、皮下瘀斑、疼痛、压痛、纵向叩击痛、关节活动障碍等。

（3）X光片可显示骨折的部位、类型和移位情况，至少拍正侧位两个位置相。

（4）确定有无合并症。早期合并症血管损伤，脊髓神经损伤，内脏损伤，感染，脂肪栓塞及骨筋膜室综合征等。晚期可见骨折延迟愈合或骨不连接，关节僵硬和骨质疏松，骨化性肌炎，骨无菌性坏死，骨畸形愈合，肾结石及褥疮等。

二、骨折愈合评定

判断骨折是否愈合对于康复治疗是极其重要的，骨折康复治疗中最重要的肌力训练、关节活动度训练及负重训练的时间、强度及方法等，这些均与骨折是否愈合有着密切的关系。骨折临床愈合的标准为：①骨折局部无压痛及纵向叩痛；②局部无反常活动；③X线片显示有连续性骨痂通过骨折线；④外固定拆除后上肢能平举1kg重物≥1分钟；下肢不扶拐在平地连续行走≥3分钟，且≥30步；⑤连续观察2周骨折处不变形。

三、肌力评定

常用徒手肌力检查法（Lovett法）进行，还可以使用特殊器械进行肌群的等张（isotonic）肌力测定及等速（isokinetic）肌力评定。详见第二篇第一章第二节。

四、肢体围度测量

可以发现有无肌肉萎缩或肢体肿胀。通常大腿围度测量髌骨上缘10cm的大腿周径，小腿围度测量髌骨下缘10cm的小腿周径。注意与对侧对比。

五、关节活动范围（ROM）评定

用于判断骨折后关节障碍程度以及康复治疗后关节功能的恢复情况。

六、疼痛评定

通常用VAS法评定疼痛的程度。详见第二篇第八章第三节。

七、肢体长度测量

可以发现骨折畸形愈合后导致的肢体不等长。下肢的相对长度为髂前上棘至外踝尖。

八、步态分析（gait analysis）

下肢骨折有步态异常者应进行步态分析，为步态训练提供依据。详见第二篇第四章第二节。

第三节　康复治疗

骨折的康复治疗应贯穿于骨折治疗的整个过程之中。康复治疗的具体操作应根据骨折愈合的过程来制定。还要强调的是骨折愈合的影响因素很多，如：病人的年龄及一般健康情况、骨折的部位及其血供情况、骨折周围软组织损伤的程度、有无感染、骨折复位及固定的不同方法。这里所述的只是原则性的康复治疗，具体操作时一定要因人而异，制定个性化的治疗方案。

关节运动的应力和肌肉的牵拉力刺激，可以促进局部的血液和淋巴循环；一定的关节运动应力的刺激所产生的生物电场可以帮助钙离子沉积于新生骨，促进骨折愈合，同时防止骨脱钙；关节运动能牵伸关节囊及韧带，改善关节的血液循环，促进关节滑液的分泌，从而防止关节挛缩；维持一定的肌肉收缩是促进肌肉生理作用，防止肌肉失用性萎缩的最佳方法；适量的活动可以促进呼吸系统、消化系统的功能，使患者保持良好的状态。

一、康复治疗的目的

（1）恢复所有受累关节的功能性关节活动度。
（2）尽可能恢复所有受累肌肉、肌腱的功能。
（3）对于下肢做到可以不受限的负重行走，上肢做到无手部功能受限。
（4）促进骨折的愈合，防止并发症的发生。

二、康复治疗的原则

（1）骨折肢体的运动治疗一定要在骨折复位及固定牢靠后进行。
（2）具体的康复治疗措施要依据骨折愈合的过程来制定，并要适时调整。
（3）骨折的康复治疗要因人而异，这就是所谓的个性化原则。
（4）与手术医师密切合作，熟悉手术过程及内固定物的性质及应用。

三、骨折的分期康复治疗

1. 炎症期

此期治疗重点是止痛、止血，促进炎性渗出物的吸收，减轻肿胀；未受累关节及健肢的完善运动，以促进血液循环、防止肌肉萎缩及关节粘连。

（1）运动疗法（therapeutic exercise）　待患者骨折复位和固定，生命体征稳定，一般状态良好，即开始运动治疗。随着骨折固定的技术及稳定性的提高给早期康复提供了良好条件。

①在患肢无痛情况下进行骨折邻近关节肌肉等长收缩训练（isometric contraction exercises），如股骨骨折、胫骨骨折后股四头肌的等长收缩，持续收缩 6 秒，休息 20 秒，重复 20 次，每天一次；也可为持续收缩 10 秒，休息 10 秒，重复 10 次为一组，共 10 组；

②非固定关节的各个轴位上的主动活动，幅度要尽量达到全范围，必要时给予助力，每日 1～2 次；

③健肢维持主动运动，尽可能多做，保持正常的肌肉与关节功能；

④卧床休息时抬高患肢，减轻患肢水肿；

⑤呼吸操训练，以防止坠积性肺炎。

（2）物理因子治疗（physical modality）：及时、合理的应用物理因子治疗可以改善血液循环、消炎、消肿、减轻疼痛、防止肌肉失用性萎缩及促进骨折愈合。电疗及热疗应于受伤后 48 小时，出血停止后开始。

①蜡疗（paraffin therapy），止痛、减少粘连。骨折部位没有石膏外固定及手术切口可以应用蜡疗，每日 1～2 次，20～30 分钟；

②短波或超短波（short wave or ultra-short wave）疗法，改善血液循环、消炎、消肿、减轻疼痛、促进骨折愈合。无温量～微温量，每次 10～15 分钟，每日一次。如身体有金属内固定物，禁用此方法。

2. *软骨痂期*

治疗重点是促进血液循环及骨痂形成，防止肌肉失用性萎缩及关节、软组织粘连。

（1）运动疗法（therapeutic exercises） 继续上述运动治疗并在患肢无痛及健康情况允许、骨折固定牢靠的情况下适当增加频度及强度，开始关节的开链训练（open chain exercise），开链训练是指固定关节近端，活动关节远端的训练；及受累关节的主动及被动关节活动度训练，关节松动治疗。上肢骨折应鼓励患者尽早下地完全负重（weight bearing）活动，下肢骨折在骨折固定牢靠的情况下，带支具、扶拐开始部分负重下床活动，尽早开始日常生活能力（activity of daily living，ADL）训练。

（2）物理因子治疗（physical modalities）

①继续上述治疗；

②直流电钙离子导入：于骨折部电极对置（钙离子阳极导入），电流量以患者的耐受程度为宜，每日 1 次，每次 20 分钟；

③磁疗（magnetic therapy）：骨折局部 0.02～03T 低强度，每日 1 次，每次 15～20 分钟。

3. *硬骨痂期*

治疗重点是促进骨痂生长及硬化，加强肌力及关节活动度（ROM）训练，增加肌肉力量及关节活动度。

（1）运动疗法（therapeutic exercises） 继续上述治疗，增加频度及强度，进行开链（open chain exercise）及闭链训练（close chain exercise），闭链训练是指固定关节远端，活动关节近端。它更符合人体日常的功能性活动的一种训练；加强关节的主动活动度训练，关节松动治疗。肌肉力量在 3 级以上，可进行等张抗阻增强肌肉力量的训练。下肢骨折可以用功率自行车进行关节活动度及协调性训练。上肢骨折下地活动应无障碍，下肢骨折扶拐或使用行走架进行渐进性下地负重（weight bearing）训练，从体重的 10％～20％开始，每周增加 5～10kg。

（2）物理因子治疗（physical modalities） ①根据情况选用上述治疗；②超声波疗法（ultrasound therapy）：接触移动法，0.8～1.2W/cm^2，每次 5～8 分钟，每日 1 次；③音频电疗法：患区并置，中等强度，每次 15～25 分钟，每日 1 次。以促进骨折愈合，软化疤痕，松解关节粘连。

4. 骨痂改建塑形期

此期患者骨折部位的强度较高，康复治疗要增加强度，促使患肢功能尽早、尽快恢复正常，减少肢体的残疾。

（1）运动疗法（therapeutic exercises） 继续增加上述治疗的频度及强度；加强关节的主动和被动活动度训练，关节松动治疗，闭链训练（close chain exercise）至恢复关节的正常活动度；下肢骨折扶拐或使用行走支架进行渐进性下地负重训练，直到能完全负重。单腿能完全负重站立时方能弃拐。日常生活能力训练至生活自理，逐步恢复工作，直到恢复体育运动能力。

（2）物理治疗（physiotherapy） 根据情况选用上述治疗。

四、日常生活能力（ADL）训练

骨折治疗是一个长期的过程，患者的日常生活会受到很大的影响，同时患者的日常生活活动也会因创伤及骨折固定产生一定的影响，所以在患者治疗期间教会患者在治疗的不同阶段的生活能力和动作是一项重要工作。如正确的患肢姿势和体位；正确移动患肢、正确翻身；体位转移；步态训练及手的功能训练等。这样可以减轻患肢的疼痛及异常应力对骨折部位的刺激，防止骨折移位，防止或减少后遗症和并发症的发生，减低残障的发生率和残障程度，使其最大限度恢复生活和工作能力，重返社会。详见第二篇第十三章第三节。

五、骨折病人的心理治疗

患者受伤后心理也受到创伤，特别是受伤较重的患者，情绪会低落或对生活失去信心，甚至产生抑郁。对患者心理治疗非常重要。应与患者多交流，了解患者心理状况及情绪变化，进行心里疏导，使患者保持乐观的情绪，鼓励患者积极治疗，使其树立信心，早日康复。

六、骨折的健康教育

1. 骨折的预防

骨折在日常生活、工作中较常发生，随着交通事故、工伤事故的增加，骨折的发病率有增加的趋势。所以在日常生活、工作中预防骨折的发生极为重要。在工作中要严格遵守安全生产的规章制度，严禁违章操作；提高交通安全意识，严格遵守交通法规，防止交通事故。

老年人要加强身体锻炼特别是身体平衡功能的训练，研究发现打太极拳对提高老年人的平衡功能，防止跌倒引发骨折有显著的效果。另外老年人特别是老年女性还应积极注意预防和治疗骨质疏松，以防骨质疏松引起骨折。

2. 发生骨折的紧急处理

如果受伤的部位出现畸形、不正常的活动或者骨摩擦的声音就极有骨折的可能，这时要想办法固定骨折的部位，以防异常活动引发脊髓、血管、神经和软组织的继发损伤。可以使用木棍、夹板等质硬的物体进行临时固定；脊柱骨折的患者可以使用床板搬运，搬运过程中严禁脊柱弯曲及旋转活动，以防诱发或加重脊髓损伤。紧急处理后要尽快到医院治疗。

3. 积极配合早期康复

康复治疗可以促进炎性渗出、血肿、坏死组织的吸收，促进骨折愈合；防止肌肉和骨萎缩，防止或减少后遗症和并发症的发生，减少残障程度。改善患者身心状态。康复治疗应尽早开始，患者要积极配合康复治疗，骨折的最终治疗效果不仅仅是骨折的愈合，更重要的是肢体及身体功能的恢复。

康复诊断：右股骨干中下段骨折带锁髓内钉内固定术后疼痛

术后关节活动受限

术后肌力降低

术后日常生活活动能力受限

康复处方：

1. 肌力训练：即开始患肢股四头肌、腘绳肌等长肌力训练及直腿抬高训练，最大屈伸踝关节（踝泵）训练；术后5～7天开始下肢开链等张肌力训练，扶拐部分负重下地练习10kg开始，逐渐增加；骨折基本愈合后开始渐进性抗阻训练。

2. 关节活动范围训练：在无痛的情况下进行膝关节主动屈伸训练，术后1周开始被动关节活动训练、关节松动治疗。

3. 蜡疗（paraffin therapy），关节活动范围训练或关节松动治疗前，每日1～2次，20～30分钟。

4. 冰敷：关节活动范围训练或关节松动治疗后肿胀时，20～30分钟。

5. 日常生活活动能力训练（坐位→站立，扶拐不负重→部分负重→完全负重，穿衣，吃喝，入厕，等）

Summary

Fracture occurs frequently, and has tremendous impact on the patients, their family and the society. It can be caused by direct blows, indirect blows, muscle stretching, and bone under pathologic condition. Fracture heals by the formation of normal bone, as opposed to scar formation. Based on the biologic events taking place, fracture healing can be divided into four phases: (1) inflammation, (2) cellular callus, (3) bony callus, and (4) remodeling. Assessment of the fracture include clinical evaluation, muscle strength, ROM, VAS for pain, gait analysis, extremity length and circle measuring. A good understanding of the anatomy, physiopathology of the musculoskeletal system, the operation, the implant for fixation, and the healing process is essential for prompt treatment of the fracture and rehabilitation. The three main principles for fracture treatment are reduction, fixation and functional training.

The rehabilitation rationale are (1) restoration of functional range of motion of all joints, (2) promotion of all muscle function as much as possible, (3) restoration of unrestricted weight bearing for the lower extremities and hand function for the upper extremities, and (4) promotion of the healing of the fracture and prevention of complications.

Rehabilitation treatment should be applied following the process of bone healing. In the inflammation phase, goals include reduction of swelling, inflammation and pain. Isometric contraction exercises are encouraged to do on the affected extremity, and fully range movement be done for all normal joints. Shortwave and paraffin therapy can be chosen. In the cellular callus phase, we should focus on promoting the blood circulation and formation of the cellular, preventing the atrophy of the muscles and adhesion of the joints. The therapeutic exercise in the first phase can be done more in times and intensity. If the fixation is stable, active and passive movement of the joints with the open chain exercise are allowed. Begin with partial weight bearing with crutches or walker and ADL training to tolerance. Magnetic therapy can be used to promote the healing process. In the bony callus phase, the therapeutic exercise can be done more and more. Perform the open chain and close chain exercise as tolerated, and use stationary bicycle to improve the strength of the muscles and ROM. Instruct patient to progress weight bearing in 5-10 kg increment each week as lower extremity affected. Magnetic and ultrasound therapy can be chosen to reduce adhesion and improve the joint function. In the remodeling phase, all above exercises should be done much more in times and intensity. Closed chain exercise and ROM training should be performed until all joints regain full ROM. Patient should have progressed to full weight bearing. The crutches will be continued to use until the patient can bear full weight in the affected limb stance. ADL training should be continued until patient can handle it. Gradually resume work, recreational activities and sports as tolerated. Ultrasound and magnetic therapy can be chosen for the treatment as needed.

（周谋望）

第十一章　软组织损伤

病例

患者，男性，21 岁。足球比赛射门时出现右膝关节剧痛伴活动受限 2 小时，患者右膝屈曲外翻准备射门时出现右膝关节剧烈疼痛，不敢活动而来医院就诊，检查发现：右膝关节呈强迫屈曲位，内侧明显肿胀，皮下瘀血，局部皮温较对侧升高，内侧副韧带区压痛明显，外翻试验时疼痛加重，外翻角度较对侧无明显增大，浮髌试验阳性，前后抽屉试验阴性，X 线检查未发现骨折征象，外翻位可见关节间隙稍增宽，VAS 评分为 8，右膝关节被动 ROM：30°⇌45°（活动受限因素为疼痛）不能独自行走。

第一节　概　　述

软组织通常是指人体的皮肤、皮下组织、肌肉、肌腱、筋膜、韧带、关节囊、滑囊、滑膜和神经、血管等。凡因不同原因引起上述组织的病理损害，称为软组织损伤（soft tissue injury），但在临床上，软组织损伤一般不包括骨、软骨、关节及内脏等组织的损伤。然而，严重的软组织损伤有时可以合并骨、关节及内脏组织的损伤，相反，骨折或关节脱位时，也必然引起周围软组织的损伤，因此，在临床处理过程中应多加注意，及时治疗合并损伤。康复治疗是使软组织损伤患者早日功能恢复的重要措施，其主要作用是消肿、止痛、消炎、预防及控制感染、促进组织愈合、减小粘连与瘢痕。

一、软组织损伤的病因

1. 外力作用

软组织损伤的直接原因多是由于外部作用力对组织的直接伤害，如撞击、跌倒、扭转、碾压等。外部直接作用多引起软组织钝挫损伤，程度较严重，如棍棒打击、撞击、碾压等。如外力远离损伤部位，而是通过力的传导引起的组织损伤，多为撕裂伤或扭伤，如因肌肉急骤、强力而不协调地收缩和牵拉，易造成肌肉、肌腱、韧带的撕裂或断裂。

2. 持续劳累性损伤

持续劳累性损伤是指较小的力反复、持久地作用引起的组织损伤。长时间行走、坐、卧、站立，长时间以不正确的姿势劳动、学习等使人体某一部位处于过度用力而引起的组织伤害，如长期低头或弯腰工作而致的颈、腰肌劳损，持续伸腕用力而致的网球肘等属于此类损伤。

3. 风寒侵袭

单纯的风寒侵袭很少引起软组织的损伤，但当人体受到外力伤害或有慢性劳损损伤时，风寒侵袭可使局部组织血液供应下降，从而使组织损伤进一步加重。

二、软组织损伤的分类

软组织损伤的分类方法较多，目前临床上采用的有以下几种：

1. 按受伤的原因或性质分类

（1）扭伤　指在外力作用下，使关节（包括可动和微动关节）发生超过生理活动范围的活动，使筋膜、肌肉、肌腱、韧带等组织被过度牵拉、扭曲而导致的损伤或撕裂。如行走或由高处跌下使足突然发生过度内翻或外翻，引起踝关节侧副韧带的损伤，就属于扭伤。

（2）挫伤　指软组织直接受到外力的打击、撞击、或因运动的不协调等引起的损伤。

（3）挤压伤　是指软组织直接受到外力的挤压或碾扎引起的损伤。

（4）撕裂或断裂伤　指由于较大的外力作用而致韧带、关节囊、肌腱等组织的部分撕裂，甚至完全断裂的一类损伤。

2. 按受伤的时间分类

（1）急性期　一般指伤后不超过 48 小时的损伤，其特点是局部疼痛、肿胀、皮下组织瘀血或血肿、功能障碍等症状及体征较明显。

（2）亚急性期　指伤后 48 小时以后，特点是局部疼痛。肿胀、功能障碍等。

（3）慢性期　一般指急性损伤后超过两周未愈者。多因急性损伤后未及时治疗或治疗方法不当而转变为慢性损伤。慢性劳累性损伤也属此类。

3. 按受伤后皮肤有无破损分类

（1）开放性损伤　皮肤破损有创面与外界相通，如切割、枪击、爆炸伤等，此类损伤容易发生感染。

（2）闭合性损伤　损伤局部的皮肤保持完整，无明显的创面，如挤压伤等。

4. 按受伤后累及的部位多少分类

（1）单发损伤　指发生单一部位的组织损伤，如挤压伤、切割伤等。

（2）多发损伤　指身体不同部位的软组织均受到损伤，是一种严重的损伤，往往伴有神经、血管及内脏等组织的损伤。

第二节　康复评定

一般地说，单纯的软组织损伤引起全身症状的较少，主要表现为局部症状，如疼痛、肿胀、畸形和肢体运动功能的障碍。因此，软组织损伤的康复评定包括临床症状及体征，以及肢体运动功能两个方面。

一、临床症状、体征的评定

1. 疼痛

应明确疼痛的性质和程度。急性损伤引起的疼痛较剧烈，慢性损伤的疼痛多表现为胀痛、酸痛，疼痛多与活动牵拉有关。皮肤及皮下组织损伤的疼痛较轻，肌肉、韧带损伤则疼痛较明显。如伴有麻木感或电灼样剧痛，表明有神经损伤。

2. 压痛

压痛点往往代表病灶的所在，通过寻找压痛点，就可以明确病变的部位。因此，应仔细查压痛的位置、范围、程度、深度，以便明确损伤发生在何种组织。

3. 局部肿胀、畸形

局部损伤的程度可以通过局部肿胀或畸形的程度得到反应。一般地说，外力较大时，损伤程度重，局部肿胀就较严重，可发生皮下组织瘀血、深层组织血肿，甚至出现畸形；外力较小时，损伤程度轻，局部肿胀也就轻；如有异常活动时，表明合并有骨折或关节脱位。因此应判断损伤与骨关节、神经、韧带、肌肉、肌腱的关系，并进行有关的运动测试检查，如关节稳定性测试、神经牵拉试验等。

二、运动功能的评定

发生在肢体部位的软组织损伤，由于疼痛、肿胀大多会出现不同程度的运动功能障碍，应仔细检查明确运动障碍是属于关节源性、肌源性的，还是神经源性的。常用的评定方法有关节活动度、肌力和神经功能评定，必要时可作肢体柔软度评定。

第三节 康复治疗

一、康复治疗的目的

软组织损伤多发生于四肢及躯干部位。康复治疗的主要目的是消肿、止痛、消炎、预防和控制感染、促进组织愈合、减少组织粘连与瘢痕、促进功能的尽早恢复。

二、康复治疗方法

1. 软组织损伤早期治疗

（1）损伤后的早期综合治疗　软组织损伤的早期应采取综合的治疗方法，以控制创伤性炎症反应，促进损伤组织的愈合。临床上常采取的方法是实施“PRICE 常规”，即：①“P”保护（protection）要用弹性绷带、夹板或矫形器固定患部，保护患区免受进一步伤害；②“R”休息（rest）局部制动、固定以利于局部休息，避免刺激损伤区及牵拉未愈合牢固的组织；③“I”冰敷（ice）在损伤后 24 小时或 48 小时内，局部冰敷、冰水浸泡或冰按摩 12～15 分钟，或冷疗更长时间有镇痛、防止出血、渗出的作用；④“C”加压（compression）早期用弹性绷带加压包扎，以减少局部出血及水肿；⑤“E”抬高（elevation）抬高患部以利于局部血液和淋巴液循环，减轻水肿。

（2）物理治疗法　物理治疗法是应用最普遍的方法，具有明显的解痉止痛、消炎消肿、改善局部血液循环、促进创面愈合的作用，在损伤后期还有预防或消除组织粘连。

①温热疗法：一般在损伤后 48 小时开始，先采用低温度、短时间，然后逐渐增加，每次治疗时间应小于 30 分钟，每日 1～2 次。②低、中频电疗法：经皮神经电刺激、干扰电或调制中频电疗法有较好的止痛、消肿作用，可适当选择应用，每日 1 次，每次 20 分钟。③高频电疗法：伤后 24 小时，可采用小剂量或中等剂量的超短波或微波治疗，每次 20 分钟，每日 1～2 次。主要作用是消肿、止痛。开放性损伤合并感染时，小剂量的高频电疗可控制和消除感染。④超声波疗法：超声波治疗有较好的消肿和止痛作用，在损伤后 24 小时后即可采用，中等剂量，每日 1～2 次，每次 8～15 分钟。

（3）局部封闭治疗　应用皮质类固醇激素加局部麻醉剂的混合液作局部痛点注射，可重复注射 3 次，每次间隔 1 周。

（4）药物治疗　药物治疗旨在消除疼痛，减轻炎症反应。非甾体类抗炎药物，如扶他林或芬必得有利于减轻疼痛及炎症反应，可适当应用。对疑有感染的开放性损伤应适当应用抗生素治疗。

（5）手法治疗　损伤后早期即可开始，在损伤部位的近端做向心手法按摩，以促进静脉回流，减轻水肿。2～3天后也可做损伤局部轻手法按摩，以促进吸收。手法治疗时，动作要轻柔，不可引起或加重损伤。

（6）运动疗法　组织损伤或损伤后的制动、固定有可能使肌肉、肌腱、韧带、关节囊缩短，从而使关节的活动受到限制；另一方面，关节内外的瘢痕粘连以及肌肉痉挛等也可导致关节活动受限。因此，在软组织损伤的康复治疗过程中，既要避免使损伤组织过早地承受不适当的应力负荷，妨碍其愈合或转变为难治的慢性损伤，又要使患肢保持及时而必要的运动，以防止骨、关节及肌肉等组织失用性改变的发生，恢复运动功能。尽早、及时地应用适当的运动治疗方法就可以达到目的。

①主、被动运动练习　其作用在于保持和恢复关节的活动度。伤后即可开始健肢和全身轻微的主动活动。患肢应尽早做被动运动、辅助运动和主动运动来维持和扩大关节各方向的活动度。做运动练习时，动作宜平稳可控，避免暴力或冲击性运动，活动时应无明显的疼痛。关节活动练习应每日1～2次，每次每个关节活动3～5遍。②恢复肌肉功能的练习　制动、固定的肢体做等长练习是一种有效地防止肌肉萎缩和恢复肌肉功能行之有效的方法，伤后应尽早开始此项练习，此后应视病情逐渐增加运动量进行等长、等张练习和抗阻练习。未固定的肌肉也应进行适当的等长或等张练习。对由于神经损伤引起瘫痪的肌肉进行电刺激，如生物反馈治疗。③牵张或伸展练习　其作用可恢复和保持肌肉、肌腱及韧带等结构的正常长度，分解已发生的粘连。在损伤后的早期应做被动的牵伸手法，当存在牢固的关节活动受限时，使用关节功能牵引法或伸展手法可获得较好的疗效。

2. 软组织损伤后期的康复治疗

治疗的主要目的是针对存在的问题及功能障碍，如疼痛、关节活动受限以及肌肉萎缩和功能减弱等。早期所采用的各种方法仍可继续应用，但要有所侧重。物理疗法主要用于减轻组织粘连，软化瘢痕等，常用的有温热疗法、低频电疗、超声波疗法以及直流电碘离子导入疗法等；运动疗法以主动抗阻练习来恢复肌肉功能，牵张或伸展练习来恢复或改善关节活动功能为主。

第四节　常见软组织损伤的康复治疗

一、肩部软组织损伤的康复

肩部软组织损伤或炎症是引起肩部疼痛的常见原因，其中以肩部撞击综合征、肩袖肌腱炎或肩袖损伤、肱二头肌长头腱鞘炎以及粘连性肩关节炎等最多见。

1. 肩部撞击综合征（Impingement syndrome）

肩部撞击综合征又称肩峰下疼痛弧综合征。肩关节外展活动时，肱骨头及大结节反复撞击肩峰前缘及肩峰下结构，可引起局部骨质增生及硬化，肩峰下滑囊受挤压，造成肩部疼痛、肩无力及活动受限所致，称撞击综合征。本病多见中年以上者，是一种慢性肩部疼痛综合征，包括肩峰下滑囊炎、冈上肌腱炎、冈上肌腱钙化、肩袖损伤、肱二头肌长头腱炎等。

其共同临床特征是肩关节主动外展活动时有一疼痛弧，即肩在外展60～120度范围内可出现明显疼痛，而被动活动疼痛明显减轻甚至完全不痛。肩部撞击试验阳性。

肩部撞击综合征的处理与康复治疗与其他软组织损伤疾病的处理基本相似，治疗的主要目的是消炎止痛，恢复肩关节的功能。其中一个重要原则是避免进行各种使疼痛加重的肩部活动。轻中度患者应限制肩部活动直到疼痛消失，必要时也可限制其活动量，待疼痛缓解后再指导进行各种康复训练，可防止病情加重和帮助恢复肩关节功能。

2. 肱二头肌长头腱鞘炎

肩关节活动时，位于腱鞘内的肱二头肌长头与腱鞘长期磨损而发生退变、产生炎症粘连，引起肩痛的肩关节活动受限，称肱二头肌长头腱鞘炎。本病多见于40岁以上，且逐渐起病，主要症状表现为肩部疼痛和肩关节活动受限。疼痛主要位于肩关节前面，即肱骨结节间沟部疼痛。肩关节活动受限主要以肩后伸活动受限较明显，故病人常以手托肘，限制肩部活动。提物时可引起疼痛，肩前屈或外展时疼痛减轻。Yergason征阳性，即抗阻力屈肘及前臂旋后时，在结节间沟处出现剧痛。慢性病人，有时可触及肿大的腱鞘。

临床处理与康复治疗大体与粘连性关节炎相同。急性期，疼痛严重者可暂时悬吊上肢于胸前使肩部制动、休息。疼痛较重者，可适当服用消炎止痛药物。一般保守治疗效果不明显者，可用确炎舒松A与利多卡因混合液2ml作局部封闭。慢性期也可进行局部封闭，一般1～2次即可。此病无论是急性期或慢性期，均适合作物理治疗，如温热疗法、高频透热、低中频电刺激、超声波或碘离子透入等。治疗期间应避免再损伤或过度地做可使疼痛加重的肩部活动。一旦疼痛缓解，就应该做肩部功能练习，主要是肩上举和肩部旋转活动以及增强肩带肌力量的训练。保守治疗无效或个别特殊病例可用外科手术治疗。

3. 肩袖肌腱炎或肩袖损伤（rotator cuff tendonitis or tears）

肩袖肌群由冈上肌、冈下肌、肩胛下肌及小圆肌所组成。位于肩峰下及肱骨头前上方的冈上肌及肩胛下肌肌腱，因日常生活中的慢性撞击、挤压、牵拉发生急、慢性损伤，严重时甚至可导致肩袖肌腱的完全性断裂。

肩袖损伤后表现为肩部疼痛和肩外展活动受限。急性完全性肩袖破裂的当时即可有局部锐痛，但随即减轻，隔日疼痛又趋严重，呈持续性，患者不敢活动肩关节，只能借助于肩胛、胸壁间滑动做轻度肩外展。破裂后大约一周左右，疼痛逐渐减轻。慢性部分性肩袖损伤或破裂多发生在40岁以上，当肩部受到轻微的外力作用、增加肩部负荷或肩突然外展后，肩部有撕裂感，尔后疼痛加剧，肩外展功能障碍，可有肌痉挛或肌萎缩。患臂坠落试验阳性。

肩袖损伤的治疗与康复取决于损伤的程度及类型。其方法有：①一般非手术治疗；②肩关节零度位牵引治疗；③手术治疗。此外运动训练也是改善或恢复功能不可缺少的重要环节，应贯穿于治疗的始终。对损伤程度的鉴别，一般认为，当压痛点给予封闭后，患者可自动将上肢上举90度并保持不动，则表明为部分损伤、不完全破裂或未破裂，应采用非手术治疗。若封闭后仍不能自动外展或不能保持被动外展的位置，则表明损伤严重或完全断裂，即应考虑手术治疗。

二、肘部软组织损伤的康复

肘部软组织损伤包括内侧副韧带损伤、肱骨内上髁炎、肱骨外上髁炎及肘关节创伤性滑囊炎等，其中以肱骨外上髁及内上髁炎最多见。肱骨内上髁炎与肱肌外上髁炎的发病机制、临床表现以及康复治疗基本相似。

肱骨外上髁炎（lateral epicondylitis）又称网球肘或桡侧伸腕肌肌腱损伤。该病与职业有关，多见于需反复用力伸腕活动的成年人，尤其是频繁用力旋转前臂者，如网球运动员及常用前臂工作的搅拌工和家庭妇女等。

普遍认为，前臂伸肌起点部位慢性损伤，特别是桡侧伸腕短肌的慢性牵拉损伤是肱骨外上髁炎的病因。早期主要表现为肘关节外侧疼痛。起病可急可缓，大多呈缓慢发病，病初疼痛可轻微，尔后逐渐加重。前臂活动时，尤其是前臂旋后运动时，如用力握物，拧物动作，疼痛加剧。症状严重时，患者的日常生活活动都会受到影响，如患肢拎物、拧毛巾、甚至扫地等动作均感疼痛、乏力。在肱骨外上髁处即桡侧伸腕短肌起点处有局限性压痛点。后期在肱肌外上髁处可触摸到条索状变硬的伸肌腱。腕伸肌紧张试验（Mills 征）可阳性。

（1）一般治疗　对早期或病程较短，症状轻微者，应避免引起疼痛加重的前臂活动，如患侧腕部用力、前臂旋转动作等；

（2）局部固定制动；

（3）物理治疗，如热敷、激光、低中频电刺激；

（4）局部封闭；

（5）运动疗法　主要做主动的前臂伸肌伸展与肌力增强练习，也可做前臂被动伸展练习。肱骨外上髁炎是一种自限性疾病，保守治疗常能奏效，极少行手术治疗。

三、腕部软组织损伤的康复

腕管综合征（carpal tunnel syndrome）是腕部软组织损伤中最常见、症状较严重的一种，是指由于正中神经在腕部受压而引起其支配区域疼痛和麻木的症候群。该病是神经受压综合征中最常见的一种。其治疗方法：

（1）一般处理　发病初期或症状轻者，应注意休息，减少腕部活动，尤其是避免引起疼痛加重的活动。

（2）局部固定、制动　夜间疼痛严重者，应用夹板或石膏固定腕关节于手背伸位 1～2 周，以达到腕部制动的目的。固定期间应定期取下固定物作腕部主动运动。

（3）物理治疗　常用的方法有局部热敷、高频透热治疗、经皮电刺激、超声治疗以及激光治疗等。

（4）局部封闭治疗　疼痛严重者，常用局麻药与激素混合液 2～3ml 作腕管内注射，每周一次，1～3 次即可。

（5）手法治疗与运动训练　可用轻手法按压痛点或外关、阳溪、鱼际、合谷等穴位，然后将患手在轻度拔伸下旋转数次。被动屈伸腕关节，在每一个方向保持最大的伸展位约 1min，使前臂屈肌获得牵伸的作用。也可要求患者自己作腕关节无负重的屈伸活动，然后作轻度负重的腕屈伸，每天至少做 2 次，直到疼痛缓解后 6 个月。进行手法操作时，切勿用力粗暴，也不应有不能忍受的疼痛发生。

（6）手术治疗　经上述方法治疗，尤其是经局部封闭治疗均无明显疗效，症状持续且不断加重，出现大鱼际萎缩或有进行性感觉障碍者，则考虑手术治疗，松解粘连，改善局部血液供应情况。

四、膝部软组织损伤的康复

膝部软组织的急性损伤以侧副韧带损伤较多，本文描述的病例为侧副韧带损伤。急性期正确、及时的处理可避免转为慢性期。慢性损伤则以脂肪垫损伤、膝关节创伤性滑膜炎较多。

1. 侧副韧带损伤（lateral ligament injury）

膝关节侧副韧带主要起稳定膝关节的作用。当外部力量作用于膝部并超过韧带或其附着点所能承受的限制时，即会产生韧带损伤。侧韧带损伤可分为内侧副韧带损伤和外侧副韧带损伤，根据损伤程度的不同有部分损伤和完全损伤（或称断裂）之分。临床上以内侧副韧带损伤最多见，并常与交叉韧带损伤、半月板损伤同时发生，称为膝关节损伤三连症。侧副韧带损伤后，表现为局部性疼痛、肿胀及皮下瘀血，损伤侧局部局限性压痛，膝关节侧向试验阳性，膝关节内翻或外翻位X线摄片可见关节间隙增宽。

侧副韧带损伤的治疗依据损伤程度的不同而异。侧副韧带部分损伤的治疗：①早期一般处理：损伤后早期可采用局部冰敷或冷疗，抬高患肢。②局部制动、固定并加压包扎。③物理疗法：损伤后24～48小时或局部出血停止后，可采用局部温热治疗，如红外线疗法、短波或微波疗法等，恢复期可用音频电疗法、超声波疗法、碘离子导入疗法等。④运动疗法：运动疗法对膝关节损伤后的功能恢复，尤其是恢复膝屈伸肌肌力有重要作用，因此在损伤后应尽早开始功能练习。侧副韧带完全断裂的治疗以手术修复断裂的韧带为最佳的治疗方案。

2. 脂肪垫损伤

脂肪垫位于髌骨下面、髌韧带后面与胫股关节之前。主要作用是加强膝关节稳定和减少摩擦。髌下脂肪垫损伤多发生于运动员及膝关节运动较多者，尤其是膝关节过度伸展时易发生损伤。主要表现是伸膝痛及髌韧带两侧肿胀与压痛，劳累后症状加重。膝关节屈伸障碍大多不明显。膝过伸试验及髌腱松弛压痛试验可阳性。临床上采用以下方法治疗：

（1）一般处理　症状较明显时，应适当减少膝关节活动量，使局部暂时休息、制动。

（2）物理疗法　可采用局部热敷、短波、超短波及微波电疗法。

（3）运动治疗　早期应适当做幅度较小的膝关节屈伸练习，但避免作过度伸膝的动作。当症状有所减轻时，应加强股四头肌力量的练习及膝关节活动范围的练习。

（4）手术治疗　保守治疗无效，可考虑手术治疗，术后应加强膝关节功能练习。

五、足踝部软组织损伤的康复

1. 踝关节韧带损伤

踝关节韧带损伤在临床多称之为踝关节扭伤（ankle sprain），一般分为内翻扭伤和外翻扭伤两大类，其中内翻扭伤多见，可发生于任何年龄，但以青壮年居多。踝关节扭伤的治疗方法有：

（1）冷疗　损伤后即可进行局部冰敷或冰水浸泡，有明显的止血、消肿和镇痛作用。早期切忌揉捏伤区，以免加重损伤和出血。

（2）局部固定、制动　经局部冷疗治疗约半小时后应对患部进行固定。损伤较轻时，采用胶布或弹力绷带固定。外翻损伤采取内翻位固定，内翻损伤则外翻位固定，固定时间为2～3周。损伤严重或伴有内外踝撕脱骨折者应采用石膏固定，固定时间为4～6周。

（3）物理治疗　损伤后24～48小时即可开始，早期可选用小剂量的温热疗法，如红外线疗法、蜡疗等，还可应用有明显的止痛、消肿作用的低中频电疗法、磁疗法；若不便打开固定物时，可选用温热量的超短波或微波治疗；恢复期用超声波疗法、音频电疗法。

（4）运动治疗　损伤后2～3天开始做关节主动活动及局部手法按摩，有止痛、消肿和防止粘连的作用，还有助于踝关节功能的早期恢复；若进行石膏固定，固定拆除后即可做恢复踝关节功能的练习，其中应包括作踝关节内翻、外翻练习。有条件的也可借助于四肢关节等动训练仪行踝关节功能训练。

2. 跟腱损伤

跟腱损伤包括跟腱腱周炎和跟腱断裂。前者多数因跑跳过多导致局部劳损致伤，损伤后跟腱部疼痛、局部压痛，尤其在跑跳时更明显，慢性累积性损伤者，可触及跟腱呈梭形变粗、变硬。跟腱断裂可分为开放性与闭合性两种，有明显的外伤或在突然剧烈运动后可出现跟部剧痛，足屈伸活动受限视损伤程度而定，跟腱完全断裂时，足不能背屈和跖屈。

踝关节侧副韧带损伤分为三度。Ⅰ度损伤为轻度扭伤，侧副韧带仅有捩伤而无撕裂，轻度肿胀，无或仅有轻度功能障碍，无关节不稳。Ⅱ度损伤为中度扭伤，侧副韧带有部分撕裂，中度肿胀，丧失部分关节功能，轻度关节不稳。Ⅲ度损伤为重度扭伤，侧副韧带完全撕裂，严重肿胀，患肢不能负重，关节不稳。

前抽屉试验（anterior drawer test）：常用于甄别有无关节不稳。踝关节前抽屉试验：检查者一手固定胫骨前下端，另一手握住后跟向前用力，若前移超过 5mm 则为阳性，表示距腓前韧带（ATFL）撕裂。内翻加压试验（inversion stress test）：检查者一手固定胫骨前下端，另一手内翻踝关节，若移动超过 5mm 则为阳性，表示距腓前韧带（ATFL）及跟腓韧带（calcaneofibular ligament CFL）撕裂。所有特殊检查均应与对侧对比，特别是病人关节比较松弛时，这样才能避免误诊。

（1）康复治疗的目的　①急性期止血、止痛，防止肿胀；②稳定期促进血肿及渗出液的吸收及创伤恢复；③ 恢复期加强损伤肢体肌力、关节活动度，平衡及协调性、柔韧性的训练。促进疤痕软化，防止关节粘连或关节不稳，尽早恢复生活及运动能力。

（2）康复治疗原则　踝关节扭伤的康复治疗应遵循功能性康复的原则，所有治疗应使病人尽早恢复关节功能、日常生活能力，重返工作岗位，防止关节不稳、疼痛、关节僵硬及肌肉无力等后遗症状。轻度跟腱损伤的治疗原则是局部制动休息，可积极进行物理治疗和功能锻炼以改善症状，促进功能恢复。其方法为穿高跟鞋或用粘膏支持带将踝关节保持在稍跖曲的位置，辅助物理治疗（如蜡疗、超声波疗法音频电疗）及局部按摩手法治疗，症状较重者亦可行跟腱周围局封治疗。在做上述治疗的同时也应加强踝关节功能练习。跟腱完全断裂时或保守治疗无效的跟腱周炎应采取手术治疗，术后用石膏托固定 3 周。固定拆除后做蜡疗、音频电疗、水疗及踝关节功能练习，术后 6 周可开始持重和逐渐进行跟腱被动牵伸练习，3 个月后可恢复正常跑跳动作。

3. 跟痛症

跟痛症是指多种慢性疾患所致跟部周围疼痛，尤其是跟骨跖面疼痛多见，行走时足跟部不能着地。本症的发生与组织的长期累积性损伤和退化有密切的关系，常见的病因有，足跟脂肪垫炎或萎缩、跖筋膜炎、跟骨骨刺。跟痛症常用的治疗方法有：

（1）一般治疗　急性期疼痛较重者，应休息少活动，减少患足负重，鞋底内放置软足跟垫，尤其是跟部中间偏内侧挖空的厚软橡皮海绵足跟垫有助于缓解对炎症的刺激，缓解疼痛。

（2）物理治疗　可应用局部热敷、高频电疗、激光及超声波治疗法等。

（3）局部封闭治疗　可用确炎舒松 A 与利多卡因混合液 2ml 作局部注射，每周一次，如操作方法正确，1～3 次即可。

（4）手法治疗　用较重手法每天按摩足跟部 1～2 次，以达到促进局部血液循环，松解粘连的目的。

（5）功能锻炼　疼痛已缓解应指导患者进行下肢功能练习，以增强下肢关节活动范围及肌力。进行跟部的负重训练，逐渐增加负重行走时间和距离。

康复诊断：右膝内侧副韧带损伤，伤后疼痛伴关节活动受限，伤后日常生活活动能力障碍。
康复处方：

1. 急性期（伤后48小时内）：右膝局部加压包扎、抬高、冷疗以减轻水肿，患肢充分休息，避免负重，可于支具保护下无痛范围内主动活动训练。

2. 亚急性期（伤后48小时以后）：

（1）物理治疗：短波（微温量10～15分钟d）或干扰电、调制中频电疗，TENS（适量15－20分钟d）以缓解疼痛，促进循环进一步消除水肿。

（2）关节活动范围训练：主动→被动→关节松动治疗，均应在无痛范围内进行，防止再次损伤。

（3）肌力训练：等长训练→等张训练→渐进抗阻训练。

（4）日常生活活动能力训练：部分负重→完全负重→恢复正常步态防止再次损伤

（5）如韧带完全断裂应予手术治疗恢复正常解剖结构后再行康复治疗。

（6）定期评估，确定损伤恢复的情况，调整治疗计划。

Summary

Everyone who participates in sport or daily activifies runs the risk of suffering a soft tissue injury. It includes the infuies of ligments, muscles, tenders and articular capsles. It is how that injury is treated which can determine its erentual severity and disability Appropriate theatment measures can minimise the consequences of the injury and reduce the recorery time needed for the patient. The treatments should be chosen differenly to the different phases of the injury. In the acute phase, the PIRCE (protection, rest, ice-more strictly, cooling, compression and elevation) principle should be followed. The aims of these rehabilitation treatments include minimising the swelling, inflammation and pain. In the swbacute and chronic phase, the rehabilitation treatments are applied to improne the ROM of the joint, muscle strength, balance, propioception, weight bearing and restore the normal functions. In conclusion, the overall managtment of most sofe tissue injuries should be based on six principles: Minimising the extent of the initial damage and swelling; reduing and controlling associated inflammation and pain; promiting healing of the damaged tissue; maintaining or restoring flexibility, strtngth, proprioception and overall fitness during the healing phase; Functionally rehabilitating the ihjured athlete/patient to a safe return to sport/work; assessing and correcting any predisposing factors to reduce the risk recurrence.

（李泽兵）

第十二章　冠　心　病

病例

患者，男性，60岁，急性心肌梗死后7周，体力明显下降。曾有冠心病史10年，7周前突发急性心肌前壁梗死，经住院治疗病情稳定，无明显合并症，但由于卧床一个半月，目前轻度活动自觉心慌，乏力。

第一节　概　　述

心脏康复（cardiac rehabilitation）是康复医学中的一个重要分支，其目的是提高心脏病患者对运动的耐受能力，从而改善生活质量；另外，通过综合的康复治疗，降低心脏病的发病率和死亡率。

心脏康复起始于心肌梗死（myocardial infarction，MI）后的康复治疗。早在20世纪初，患有心肌梗死的病人需早期严格卧床6～8周，等待坏死的心肌形成瘢痕。20世纪40年代，Levine对此提出质疑，认为长期制动带来诸多不利影响，提出“椅子疗法”，即在心肌梗死后的第一天，让患者坐椅子1～2小时，以后逐渐延长时间，结果没有出现一例与坐椅子有关的并发症。由此，引发了大量的相关性研究，进一步证明坐位时的心脏负荷比卧位时减少，另外长期卧床会引起病人恐惧、焦虑，增加心脏负荷，还会引发血管栓塞、骨质脱钙、胃肠功能紊乱等并发症。50年代Newman和Brummer相继提出心肌梗死后第4周、第2周开始步行和早期活动。1963年世界卫生组织（WHO）成立心血管疾病康复专家委员会，肯定了心肌梗死后早期活动的疗效，建议开展无合并症的心肌梗死的康复治疗。70年代，心肌梗死后的早期运动治疗逐渐在英、美等国得到广泛应用并日趋成熟，有关的研究也成为热点。其中，美国Wenger教授贡献卓越。他和他的同事首先发表了以运动疗法为主的心肌梗死后14天的住院期康复方案，以后又缩短到7天、5天。80年代，出现了心肌梗死合并心功能不全的康复治疗，以及冠状动脉旁路术（coronary artery bypass graft，CABG）后的康复治疗。1993年WHO在发表的有关心血管病康复报告中提出：心脏康复的适应证从无合并症的心肌梗死已扩展到所有心脏疾病，包括CABG术后、经皮冠状动脉腔内成形术（percutaneous transluminal coronary angioplasty，PTCA）后、心脏移植术后、心脏瓣膜置换术后、慢性心功能不全及心律失常等等，心脏康复已成为所有心脏病患者治疗中的一个重要组成部分。

心脏康复医学进入我国是在80年代初期，近20年来发展较快。在康复治疗技术方面，不仅采用了国际上规范的治疗原则和方案，而且将祖国医学的某些方法，如气功、太极拳等，融入西方医学，形成了具有我国特色的心脏康复治疗学。

第二节 康复评定

一、病史、体格检查、实验室检查

临床常规的病史采集、体格检查、有关的化验、心电图、超声心动图、核医学检查、冠脉造影等等，是全面评价患者病情的重要信息来源，也是康复评定的重要内容。其中有关症状的特性、发病前后体力情况、个人生活和饮食习惯、职业性质、家庭情况、心理状态、当前用药情况、既往其他病史等等，是制定康复方案前必须了解的内容。

心脏康复治疗可以减轻患者的症状，因此，评定中除了一些客观指标外，患者主观感受的评定也很重要。心功能分级就是一种症状量化评测法。此外，自觉劳累程度分级（rating of perceived exertion，RPE）是心脏康复评定及康复治疗监测中常用指标之一（详见第二篇第十二章体力降低）。

二、运动试验

运动试验是评价心功能和制定康复方案的主要依据，详细内容请参见第二篇第十二章体力降低。

三、生活质量评价

生活质量（quality of life，QOL）评价是对病人的疾病、体力、心理、情绪、日常生活及社会活动等进行综合评价的方法，它注重患者的主观感受和对生活的满意程度。通常以问卷形式，在康复治疗前后，由患者填写。康复治疗是以提高患者的生活质量为宗旨，所以，生活质量评价是指导康复治疗和评价康复效果的重要手段。尤其在慢性病患者中，由于他们长期受疾病困扰，不仅生理功能受到障碍，在心理上和社会交往方面均可能出现问题，常规的临床检查尚不能确切地反映患者的生活质量，传统的疗效评定指标如复发率、治愈率、死亡率等，也无法准确地反映疗效，所以，对患者生活质量进行量化评价，越来越具有重要意义，已成为康复评价中重要内容，它不仅能反映疾病的康复疗效，还能反映康复治疗的社会效应。

第三节 康复治疗

冠心病的康复治疗是以有氧运动（aerobic exercise）疗法为主，配合健康教育和心理治疗等综合性康复治疗，应该由相关专业人员组成的小组来制定康复方案并实施，小组成员主要包括：康复医师、心内科心外科医师、康复治疗师、护士、心理治疗师、社会工作者及其他有关人员。

一、作用机理

1. 提高机体最大耗氧量（maximal oxygen consumption，VO_{2max}），改善体力

有氧运动训练可以明显提高患者的 VO_{2max} 和最大运动负荷，而对于一定强度的亚极量运动，经过训练后，患者会感到更加容易完成。由此，可以增强患者对运动的耐受能力

(exercise tolerance)，缓解因运动出现的症状。产生此效果的原因，一般认为主要是有氧运动的外周效应（详见第二篇第十二章体力降低中有氧运动的作用机理）。这是心脏康复治疗的主要作用机理。

2. 提高最大心输出量、心脏每搏量，降低亚极量运动时的心率，改善心功能

有氧运动可以增加最大心输出量，提高心脏每搏量，降低安静和亚极量运动时的心率，缓解患者心慌症状，改善心脏功能。这种运动训练引起左心室泵血功能的提高，称为有氧运动的中心效应。此效应在正常人中，作用明显。但是，研究表明：该作用与运动强度、坚持训练的时间、训练频率以及心脏病损程度等有关，对于心脏受损严重的患者，低强度有氧运动不能肯定产生此效应。

3. 降低安静和亚极量运动时的心肌耗氧量

此作用是心脏康复的重要疗效。有氧运动训练后，患者在安静时，或进行一定强度的活动时，即使心肌供血没有改善，由于心肌耗氧量的减少，使发生心肌缺血的可能性降低，心绞痛症状得以缓解；而对于相同的心肌耗氧量，经过训练后，患者可以完成更大强度的运动。一般认为此作用机理主要是有氧运动的外周效应引起，由于机体利用氧的效率提高，在进行相同强度的运动或安静时，心脏做功降低，心肌缺血的发生减少。

4. 促进冠状动脉侧支循环的建立，改善冠状动脉血运

动物实验已证实：运动训练可以引起冠状循环适应性改变。表现为：运动训练后动物的冠脉血流增加，近端冠状动脉增粗，横切面积加大，血管阻力减少，另外，毛细血管的弥散能力增大，提高了心肌的供血和供氧。在人体研究方面，由于受到方法学的限制，尚未充分证明运动所导致的上述适应性改变。但是，无论动物研究还是人体研究，均证明心肌缺血或血管狭窄可以引起冠状动脉侧支循环的建立，而运动训练可促使侧支血管生长更为明显。核医学研究发现：冠心病患者经运动训练后，心肌缺血区域减少，心肌灌注改善。此外，运动训练可以降低亚极量运动时的心率，延长心舒张期，从而改善冠状动脉血运，延长心肌灌注时间。

5. 延缓冠状动脉病变的进程

规律运动和控制冠心病的危险因素可以延缓和改善冠状动脉粥样硬化的病变进程。对于冠状动脉已出现狭窄的患者，虽然药物治疗、PTCA术或冠脉内放置支架可以缓解病情，但是仍有出现再狭窄的可能。研究证明运动训练可以抑制血管平滑肌细胞增殖、降低血脂、改善凝血系统，从而预防再狭窄的发生。此外，规律运动有助于提高急性心肌梗死溶栓治疗和冠状动脉再通的成功率。原因是运动可以降低血小板粘附和聚集，提高纤维蛋白溶解活性，使溶栓效果更为显著。

6. 降低冠心病的危险因素

运动训练可以降低冠心病的危险因素，主要表现为：

（1）运动训练降低血压　运动增强迷走神经张力和降低血液去甲肾上腺素水平，从而降低外周血管阻力，扩张血管，降低血压。

（2）运动训练改善血脂　运动可以降低极低密度脂蛋白、低密度脂蛋白、胆固醇、甘油三酯，提高高密度脂蛋白，防止动脉硬化的形成。

（3）运动可以减肥，控制体重。

（4）运动提高机体对胰岛素的敏感性，降低血糖，改善糖耐量。

（5）运动提高血液纤溶蛋白活性，降低血小板粘附和聚集力，改善血液粘稠度。

(6) 运动可以减少抑郁和焦虑状态，改善精神心理状况，提高患者的自信心，对生活采取积极乐观的态度。

7. 降低冠心病的发病率、心肌梗死后的复发率和死亡率

近年来，不少文献报道：以运动疗法为主，同时控制冠心病危险因素、纠正不良生活方式的综合性康复治疗方法，可以降低冠心病的发病率、复发率和死亡率。其原因主要与下述作用有关：运动训练提高机体运动功能储量，降低心肌耗氧量，促进冠脉侧支循环，减轻心肌缺血，控制甚至逆转病因。另外，运动增加迷走神经张力，降低去甲肾上腺素水平，从而减少心律失常的发生，如心室纤维颤动，降低猝死的发生率。

上述病例中患者由于急性心肌梗死导致体力明显下降，目前病情稳定，应接受康复治疗，提高对运动的耐受力，改善生活质量。

二、心肌梗死后的康复治疗

心肌梗死后的康复方案是心脏康复的经典模式，主要分为四个阶段：①从心脏监护室开始的住院阶段；②出院后至受损心肌修复的恢复阶段；③利用有氧运动提高患者功能储量的训练阶段；④通过规律运动保持训练效果的维持阶段。每个阶段除运动疗法以外，均包括对病人及其家属进行有关降低冠心病危险因素和纠正不良生活方式的健康教育。

1. 住院阶段

此阶段的目的主要是通过急性心肌梗死后的早期活动，使患者从监护室的卧床阶段尽快且安全地逐渐恢复到能进行一般日常生活的水平，将发病所导致的失健（deconditioning）和心理不适降至最低限，而通过有氧运动提高患者体能并非是此阶段的目标。

（1）监护室　一般在急性心肌梗死发生后 2～4 天，待患者生命体征稳定，意识清醒合作后，便开始康复治疗。此阶段主要是在心电图的监护下进行每日渐进性低强度（1～1.5 METs，详见第二篇第十二章体力降低）运动，包括床上肢体助力运动或主动运动、床上坐位、床边坐位等等。肢体活动从下肢开始，逐渐过渡到上肢，从肢体远端过渡到近端。运动量一般为各关节各方向活动 5～10 次；床上、床边坐位训练 5～10 分钟，每天两次。日常活动能力训练（ADL）包括：床上自行翻身、进食、刷牙、洗脸、梳头、床边便桶等。此阶段约为 2～5 天。如果出现合并症，如心肌缺血、心衰、心律失常等，应随时调整康复程序。

（2）普通病房　待患者转入普通病房后，运动训练从床边站逐渐过渡到行走、体操、踏车等。一般强度为 1.5～3.5METs，运动时心率比安静时增加 15～20 次/分钟，服用β受体阻滞剂的患者，心率增加 10～15 次/分钟，自觉劳累程度（RPE）达到 2～4 级（轻度～稍累，详见第二篇第十二章体力降低），每天两次，每次记录运动量。注意每次训练前、中、后，监测心率、血压、RPE、有关症状及体征等，在增加运动强度时必须监测心电图。若无合并症发生，此阶段约为 2 周左右。

（3）出院前　主要为出院做准备。根据患者情况，进行 6 分钟步行试验或低强度运动负荷试验，运动终点必须根据患者个体情况而定，通常达到 RPE 4～5 级（稍累～累）。根据运动试验结果，制定院外初期康复计划，运动处方的强度一般采用 50%～70% HR_{max}（HR_{max}指运动试验的峰值心率）；或心率比安静时增加 20 次/分钟，服用β受体阻滞剂者增加 10～15 次/分钟；或 RPE 达到 3～4（稍累）。运动时间约为每次 20～30 分钟，频率为每天 1～2 次。一般采用步行或踏车运动形式。出院前还应对患者及家属进行康复教育，包括介绍冠心病的有关医学知识及康复治疗的作用和目标、了解冠心病的危险因素、指导建立健

康的生活方式、教会掌握运动量及自我监测方法、了解日常活动的强度（详见第二篇第十二章体力降低）、学会有关症状的处理等。

2. 院外恢复阶段

此阶段指出院后至急性心肌梗死发病的第 6 周左右，是心肌修复阶段。目的是维持早期活动的效果，逐渐增加运动耐力，而强度基本保持在出院前的水平。此阶段应在医院门诊康复科进行监护下的低强度有氧运动治疗。如果不具备此条件，可以按出院前制定的指导性家庭康复治疗方案进行更低强度的运动训练，并定期复查，及时调整运动处方。

3. 院外训练阶段

这是有氧运动的主要阶段，通常在医院门诊的康复科进行。一般从症状限制性运动试验（symptom-limited exercise stress test）开始，根据试验结果制定个体化的运动处方，具体方法请参见第二篇第十二章体力降低中“运动处方”部分。此阶段由于病情比较稳定，无需经常心电图监护，只有在调整运动处方，增加运动强度时，应进行心电图监护。对于以家庭训练为主的患者，应了解停止运动和降低运动强度的征象。当运动中出现下述情况时应停止运动：①胸部、咽喉部、肩背部疼痛或压缩感；②心悸、脉律不整或突然减慢；③面色苍白、口唇发紫、气短、大汗、头昏、眩晕等。而下述情况则说明强度过大，需降低运动强度：①运动后恶心、呕吐；②疲劳恢复缓慢、失眠；③心率过快，恢复慢；④呼吸快，持续 10 分钟以上；⑤肌肉、关节酸痛持续至次日。

4. 维持阶段

此阶段对维持疗效具有重要意义，忽视了这一点，有氧运动的效果会在几周内消失。此重要性应在康复治疗的初期向患者及家属说明，以便病人能积极主动地长期坚持。根据患者的兴趣、习惯和职业，选择有针对性的运动形式是本阶段考虑的重点。由于此时运动强度已趋于平台阶段，患者的功能储量不再增加，所以，运动量一般为低中等强度的有氧运动，每周 3 次，每次至少 30 分钟，无须心电图监护。同时，仍需要定期复查，预防复发，保持健康状态。

三、冠状动脉旁路术（CABG）后的康复治疗

CABG 术后的康复治疗，主要有以下作用：①提高心肌缺血阈，增加心肌最大耗氧量，使心脏可以承受更高强度的负荷；②改善左心室功能；③促进冠脉侧支循环；④改善血脂；⑤降低血中儿茶酚胺含量；⑥降低血小板的凝集和提高纤溶系统活性；⑦改善心理状态。由于 CABG 术后的患者大部分没有近期的急性心肌梗死，而且狭窄的冠脉得到重建，所以，他们是很好的心脏康复对象，与心肌梗死后的康复方案相比，可以进程快一些，症状限制性运动试验可在术后第 3～4 周进行。另外，CABG 术后的康复方案还应包括有关的术前准备和开胸术围手术期的呼吸康复。具体内容如下：

1. 术前准备

除常规的术前准备外，康复方面包括：①术前宣教，介绍术后康复的意义和方法，以取得患者的主动参与；②呼吸运动训练，教会膈肌—缩唇呼吸方法和哈气、自主性咳嗽等技术，以便术后及时应用，减少术后并发症的发生；③指导避免术后疼痛的体位和方法；④利用肺活量计训练肺活量，以促进术后肺功能的恢复；⑤介绍手术情况，改善患者心理状况。

2. 术后监护室阶段

早期低强度的肢体运动原则上与急性心肌梗死后的相同。术后第一天，如果病情稳定，

可以从下肢的主动运动、床上坐位、床边坐开始，逐渐增加活动量。早期活动可以减少深部静脉血栓形成和肺部并发症。此外，呼吸康复治疗和伤口护理也是此阶段的主要内容，包括：①膈肌—缩唇呼吸训练（具体方法见第三篇第十三章慢性阻塞性肺气肿），以促进肺通气，改善肺功能；②间断进行哈气和自主性咳嗽，清除分泌物，保持呼吸道通畅，必要时采用叩击、摇震等辅助排痰方法，对于昏迷的患者，可以通过按压胸骨上窝处的气管，刺激患者诱发反射性咳嗽，具体方法见第三篇第十三章；③因摘取大隐静脉而导致下肢水肿者，可穿着医用弹性长袜；④对于手术切口愈合不良和肺部有感染者可行理疗，以促进愈合和控制感染，常用的有超短波、短波、紫外线、红外线等。

3. 普通病房阶段

在心电图的监护下，每天逐渐增加活动量，大部分患者在术后第 3～5 天可以独立行走，1～2 周可以出院。出院前应进行低强度的亚极量运动试验，以指导制订出院后的康复计划。该阶段还应继续呼吸康复治疗，待伤口疼痛减轻后，应进行下胸部的深呼吸训练，促进肺扩张，增加胸廓活动度，改善肺功能。

4. 出院后阶段

大部分患者可在家中进行有指导性、自我监测的康复训练。出院早期以低强度的耐力训练为主，使体力逐渐恢复到术前水平。在术后第 3～4 周，行症状限制性运动试验，以后的康复方案制定请参见第二篇第十二章体力降低中“运动处方”部分，注意应遵循个体化和循序渐进的原则，以及教会患者掌握运动强度和自我监测的方法，定期复查，调整康复方案。待运动强度增至平台期后，康复训练进入维持期，方法同心肌梗死后维持期的康复治疗。

四、经皮冠状动脉腔内成形术（PTCA）后的康复治疗

PTCA 术后的康复治疗具有与 CABG 术后康复相同的作用，不仅可以提高心肌缺血阈，而且可以预防冠脉的再狭窄。PTCA 术后再狭窄是影响远期疗效的主要原因，研究表明康复治疗可以抑制 PTCA 术后引起的血管平滑肌细胞增生和向内膜迁移，保持血管通畅，另外，通过运动疗法的抗凝作用和改善血脂，可以减少 PTCA 术后再狭窄的发生，提高疗效。

PTCA 术后的康复治疗方法与 CABG 术后康复治疗基本相同。术后一般需卧床 1～2 天，冠脉内放置支架者，一般卧床 3～4 天。卧床期间行床上肢体助力运动和主动运动，股动脉穿刺侧肢体，主要以远端的关节活动为主。穿刺处有血肿或皮下淤血者，可行紫外线和高频电理疗。待患者进入普通病房后，康复治疗与 CABG 术后的相同，注意治疗方案因人而异和循序渐进。

五、稳定性心绞痛的康复治疗

对于患有稳定性心绞痛的病人，一旦临床治疗满意后，便可以进行运动试验，开始低强度的有氧运动，逐渐进入训练期、维持期，康复治疗方案与心肌梗死后的基本相同。康复治疗虽然不能提高心肌的缺血阈，但是可以改善症状，增强患者对运动的耐受力，提高生活质量。除了有氧运动以外，健康教育、营养及心理治疗同样具有重要作用，不容忽视。

六、无症状型冠心病的康复治疗

以持久的有氧运动为主，同时包括控制危险因素、指导饮食、调整心理行为的综合性康复治疗，对尚未出现临床症状的冠心病早期患者而言，具有重要意义，它可以改变疾病的自

然进程，大量研究已证明了这一点。美国心脏病学会为此提出建议：无症状型冠心病早期患者应长期坚持强度为（40%～60%）VO_{2max}的有氧运动，每次 20～30 分钟，每周至少 3～4 次。

康复诊断：急性心肌梗死后恢复期

康复处方：

1. 症状限制性运动试验；

2. 根据运动试验结果制定有氧运动方案；

3. 对患者和家属进行相关的健康教育；

4. 根据患者情况，2～4 周再评定，调整康复处方。

Summary

Cardiac rehabilitation was begun with patients with coronary artery disease about 50 years ago, especially started after acute myocardial infarction (MI). But nowadays it has been broadened to patients with other types of cardiovascular disease, such as post-coronary angioplasty or post-heart surgery, etc. The most clearly established favorable outcome of cardiac rehabilitation is enhanced exercise tolerance, less angina, less fatigue, less depression and improved quality of life. The cardiac rehabilitation benefits derived from exercise include both peripheral training effects and central or myocardial effects. Peripheral training effects include increased oxygen extraction and improved utilization of oxygen by trained muscle, so arteriovenous oxygen difference becomes bigger. Therefore, the heart can do less work to bring adequate oxygen to the tissues. An angina patient may be able to perform certain activities below the angina threshold. By a result of improvement in skeletal muscle efficiency, the maximal oxygen consumption and physical work capacity are increased, endurance is thus enhanced and there is less fatigue. In some patients with mild cardiovascular disease showed myocardial effects after exercise training, such as improvement in ventricular contractile function. In addition, cardiac rehabilitation could decrease mortality, morbidity and risk factors for coronary disease.

A comprehensive cardiac rehabilitation program involves the total care of the patient, including aerobic exercise, education, medical aspects as well as psychological, social and vocational services. The program could be divided into two stages mainly. The first stage is inpatient rehabilitation started from ICU when patients are stable post-MI or post-heart surgery. The progressive exercise provided is from passive to active exercise in the bed, then gradually to low-level ambulation training to produce heart rate about 20 to 30 beats per minute higher than rest heart rate and without related symptoms and signs. Patients and their family education focuses on the anatomy and physiology of cardiac disease, rehabilitation process and goals, medication purpose, cessation of smoking, healthy diet and life style. A low intensity stress test should be performed for the patients predischarge in order to make an early outpatient training program. The second stage is outpatient rehabilitation begun with progressively increasing the duration and then the speed of walking which is the most popular exercise type. Between 4 and 8 weeks after the acute episode, the patient should perform a symptom-limited exercise stress test and then start on a more vigorous aerobic reconditioning program. Periodically, the exercise stress test should be repeated and a new training program could be made, until physical work capacity of the patient reaches the maximum level. Then a recreational physical training should be encouraged to carry on continuously as a part of the patient's lifestyle. Otherwise, the beneficial effects would disappear after cessation of exercise.

（黄　真）

第十三章 慢性阻塞性肺病

病例

患者，男性，68岁，间断咳嗽、咳痰30余年，加重伴轻度活动时气短6个月。现病情平稳，行走百米左右出现气短，咳嗽，痰多，为白色粘痰。查体：端坐式呼吸，双肺呼吸音过轻，可闻干啰音，未闻湿啰音。肺功能诊断：通气功能显著减退属阻塞型障碍，肺气肿。X线胸片示：双肺透亮度大，纹理稀疏，肺动脉及心影正常。血气分析：PaO_2 78.9mmHg，$PaCO_2$ 45.2mmHg。曾吸烟20余年，已戒烟10年。目前诊断：慢性支气管炎，肺气肿。

第一节 概 述

慢性阻塞性肺病（chronic obstructive pulmonary disease，COPD）是一组慢性进行性呼吸道损害并引起气流受阻的疾病，主要包括慢性支气管炎和阻塞性肺气肿。在我国，COPD是常见病之一，尤以老年人多见，它具有高患病率、高致残率和高死亡率的特点。该病早期主要以慢性支气管炎的临床表现为特征，即反复发作的慢性咳嗽、咳痰或伴有喘息，随着病情的缓慢进展，常并发阻塞性肺气肿，甚至肺动脉高压、肺源性心脏病。进行性呼吸困难（dyspnea）是困扰肺气肿患者生活的主要问题。肺气肿并发肺部感染，常使病情急剧恶化，导致呼吸衰竭及心力衰竭，甚至引起死亡。肺气肿是不可逆性改变，即使戒烟、规范的药物治疗，也无法控制其发展。目前，国内外学者都十分强调COPD的康复治疗，认为药物治疗只是一种被动治疗，而康复治疗可使患者发挥主观能动性，积极参与治疗，增强体力，打破因气短而惧怕活动所带来的恶性循环，从而起到改善或稳定病情的作用，从根本上提高患者的生活质量。上述病例中患者患有COPD，且已出现肺气肿，严重影响了活动能力，因此，需要康复治疗以提高对运动的耐受力，提高生活质量。20世纪80～90年代出现了手术治疗肺气肿的方法，即肺移植术和肺减容术，为了提高手术的成功率及加快术后恢复，围手术期的康复治疗已被列在肺气肿手术的常规术前准备和术后处理之中。

呼吸康复医学（pulmonary rehabilitation）出现于20世纪40年代末和50年代初，当时主要用于治疗肺结核及小儿麻痹症引起的呼吸肌麻痹。后来，随着疾病普的改变及呼吸康复医学的发展，呼吸康复越来越广泛地应用于各种疾病所引起的呼吸功能障碍，尤以COPD、神经肌肉和脊髓疾患以及开胸术的围手术期呼吸康复为多见。大量研究证明：呼吸康复治疗可以改善或稳定病情，减少住院次数，缩短住院日，减轻症状，提高运动耐力（endurance），改善生活质量。1993年，美国健康研究院在肺康复的研讨会上提出的呼吸康复概念是："呼吸康复应是多层次、多方面为呼吸功能障碍的患者及其家属提供连续性的直接服务，这种服务是通过由不同专家组成的小组进行实施，其目标是达到和维持个体最佳独立生活能力并回归社会"。不同专家包括：呼吸科医师、胸外科医师、康复科医师、影像学医师、物理治疗师、作业治疗师、护士、心理治疗师、营养师、社会工作者及其他相应专家。

第二节　康复评定

为更科学地制定康复治疗方案，并对康复疗效进行客观评估，在康复治疗的前、中、后，应对患者进行全面的评价。评价内容包括：病史、体格检查、肺部影像学检查、呼吸功能、血气分析、运动试验、生活质量等等。由于康复治疗可以改善患者症状，因此，对呼吸困难程度应进行量化评定，可采用下列简易分级法：

0级：如常人，活动不受限，无症状。

1级：一般劳动时气短。

2级：较快行走、上坡或上下楼梯时气短。

3级：行走百米气短。

4级：说话、穿衣轻微活动时气短。

5级：安静时气短，不能平卧。

有关运动试验，请参见第二篇第十二章体力降低部分。

生活质量（quality of life，QOL）评价是对病人的疾病、体力、心理、情绪、日常生活及社会活动等进行综合评价的方法，它注重患者的主观感受和对生活的满意程度。常用的量表有：诺丁汉健康评定表（Nottingham Health Profile，NHP）；关于功能状况的SF-36量表；1995年WHO提出的QOL制订总则和范围（WHOQOL-100），1996年又提出了简略表（WHOQOL-BREF）；针对呼吸系统疾病的圣·乔治呼吸问卷调查表（St. George's Respiratory Questionnaire）等等。国内，在1993年卫生部“八五”攻关课题“慢性阻塞性肺病缓解期康复治疗”的研究成果中，推出了我国的COPD患者QOL评价量表，它包含了日常生活能力、社会活动情况、抑郁心理障碍和焦虑心理障碍等四个类别，全表共35项，每项分4个等级。QOL评价通常在康复治疗前后，由患者在医务人员指导下完成。

第三节　康复治疗

呼吸康复治疗的内容有：有氧运动（aerobic exercise）、胸部的物理治疗、健康教育、营养疗法、心理治疗等等。

一、作用机理

1. 提高或维持体力，增强运动耐力。此作用主要通过有氧运动的“外周效应”实现，是康复治疗主要且肯定的作用。详见第二篇第十二章体力降低中有氧运动的作用机理部分。

2. 增加最大肺通气量和潮气量，改善肺功能；提高最大心输出量、心脏每搏量，降低亚极量运动时的心率，改善心功能。这是有氧运动的“中心效应”，它与心肺功能受损情况有关，当心肺功能严重障碍时，此作用不明显。

3. 解除气道阻塞中的可逆因素，清除分泌物，改善肺通气。

4. 提高机体免疫力，改善全身状况，减少复发和并发症，改善或稳定病情。

5. 改善心理状况，缓解焦虑、抑郁、紧张、暴躁等心理障碍。

二、有氧运动

慢性疾病如COPD患者由于长期慢性病程，使身体一般状况减退，尤其肺气肿患者，肺功能的进行性减退，使呼吸困难逐渐加重而惧怕运动，活动量的明显减少导致全身各系统功能进一步下降，即所谓失健状态（deconditioning），使运动量更加减退，形成恶性循环。有氧运动可以打破这种恶性循环，逐渐提高患者对运动的耐受能力，维持或改善全身状况，即所谓复健治疗（reconditioning）。有关具体方法请参见第二篇第十二章体力降低部分。

三、胸部物理治疗

1. 膈肌（腹式）—缩唇呼吸（diaphragmatic breathing and pursed lip exhalation）

是一种高效的呼吸方式，它可以增加膈肌的移动度，提高肺通气，减少残气量，改善肺功能。具体方法：让患者采取放松体位，常用半卧位和前倾坐位。治疗师将自己的手或患者的手置于患者剑突下方，嘱咐患者用鼻缓慢吸气，然后用嘴呼气。吸气时，患者应放松，让吸入的气体达到肺底部，并感受气体将治疗师的手推起。呼气时，治疗师的手轻轻按压，帮助膈肌上移，这样也有利于激发下一次吸气时膈肌更好的收缩。缩唇呼气方法：患者在呼气时，将嘴唇缩小并向前撅出，使气体缓慢呼出。这样呼气可以延长气体流出的时间，提高气道内压力，从而防止远端气道的过早闭合，使气体充分排出，减少残气量。可以用吹蜡烛方式进行练习，将火苗吹斜，注意不要吹灭，以免过度用力呼气。也可以将手置于嘴前约20cm处，通过手感觉气流进行练习。膈肌呼吸配合缩唇呼气时，吸、呼时间比例为1∶2。吸气时，让患者默数1、2；呼气时，默数1、2、3、4。

注意事项：①吸气时，避免背部过伸体位。②避免单纯活动腹部。③患者应放松上胸部。④避免过度换气。⑤缩唇呼气时，应避免用力呼气，否则胸腔内压力增高，反而可能会导致气道的过早闭合。⑥鼓励患者将膈肌呼吸方式作为常用呼吸模式，在卧位、坐位、站位、行走及上下楼时练习使用，使之成为习惯。⑦指导患者在任何呼吸困难时，应用膈肌呼吸进行自我调整。⑧对于极度严重的阻塞性肺病患者，膈肌呼吸方式应慎用，因为有可能干扰胸壁的协调运动，使呼吸困难进一步加重。

2. 放松技术

COPD患者由于气促常处于比较紧张的状态，呼吸时常过度使用颈、肩和上胸部肌肉，这些肌肉对改善肺通气帮助很小，却使呼吸做功明显加大，从而导致呼吸运动本身需氧量增加，使呼吸困难进一步加重。所以，指导患者尽可能全身放松，尤其放松颈、肩和上胸部肌肉，是纠正异常呼吸模式的重要技术。常用且简单易行的方法是：令需要放松的肌肉先尽可能地收缩，可以采用抗阻等长收缩法，然后放松，必要时再加以肌肉牵伸。另外，还有一些放松技术如生物反馈、催眠术等，可以缓解患者紧张、恐惧的情绪，从而减轻呼吸困难。

3. 呼吸肌训练

由于在呼吸运动中，吸气需要吸气肌收缩使胸腔扩张，而呼气是吸气肌舒张，肺组织依靠自身的弹性而回缩，所以，呼吸肌训练通常是指吸气肌肌力训练。虽然呼吸运动有助于改善呼吸肌肌力，但是，借助某些训练器对吸气肌进行一定强度的特殊训练，对提高呼吸肌肌力，效果更为显著。常用的训练方法有：膈肌抗阻训练、持续性最大吸气训练、抗阻吸气训练及阈压力负荷吸气训练等。呼吸肌训练主要用于有吸气肌力弱或易于疲劳，甚至呼吸肌出现萎缩的患者。COPD患者也存在呼吸肌力弱的问题，大多数研究认为：呼吸肌训练可以提高COPD患者呼吸肌肌力和耐力，呼吸肌训练加有氧运动比单纯有氧运动效果要好。对于高肺容量的肺气肿患者，吸气肌肌力训练应慎用，因为有可能造成胸腔内压力过高，出现危险。另外，如果呼吸肌明显无力，或同时伴有高碳酸血症，应在呼吸肌训练前或间断采用辅助呼吸使呼吸肌休息，常用的方法是无创性呼吸机间断正压通气（IPPV），它既能辅助通气又能防止气道塌陷。

4. 清除气道分泌物

（1）控制性咳嗽（coughing）　咳嗽是呼吸系统一种防御性反应，它可以因气道受到刺激引起反射性咳嗽，也可以在主观控制下产生自主性咳嗽。COPD患者应学会控制性自主性咳嗽，避免持续性反射性咳嗽，后者可以使胸腔内的压力过度增高，给病人带来危险，尤其是有下列疾患的病人：严重的COPD、外科性气肿、低心输出量、颅脑损伤（咳嗽会使颅内压升高）等。当有效的自主性咳嗽产生不满意，特别是对于昏迷的病人，可以通过按压胸骨上窝处的气管，刺激患者诱发反射性咳嗽。由于此方法极为不舒服，一般情况下不使用。咳嗽只能将支气管树第6～7级内的分泌物向近端移动，更远部位的分泌物需要靠其他技术进行清除，如哈气技术、叩击法、摇震法、体位引流等。

（2）哈气技术（huffing）　是声门打开的咳嗽，方法是咳嗽时发“哈”的音。哈气技术可以将远端气道内的分泌物移向近端，且由于哈气时胸腔内压力较咳嗽时低，所以比较安全。

哈气和咳嗽均可以加强气道梗阻，尤其在低肺容量时，所以必须与呼吸运动交替进行，以保证良好的肺通气。在膈肌—缩唇呼吸中间断进行哈气或咳嗽是常用的排痰技术。但是，当过多的分泌物在气道的远端，咳嗽和哈气无效时，应采用叩击法、摇震法和体位引流等其他排痰技术。

（3）叩击法（percussion）　利用叩击所产生的机械震动波，通过胸壁传递至气道，使其内的分泌物松动而易于排出。方法：将双手拇指与其余四指内收并对握成杯状，在需要治疗的肺部所对应的胸壁上，进行有节律地交替叩击。操作时，在叩击部位，应盖上毛巾或棉布，避免直接刺激患者皮肤。治疗师操作时还应随时观察患者的面部表情及重要体征。禁忌证：肋骨骨折；肺出血；皮下气肿；近期植皮术后；开放性伤口或新鲜烧伤；近期脊椎术后；直接在肿瘤部位；严重的气管痉挛（叩击可能诱发气管痉挛）。

（4）摇震法（vibration）　患者呼气时，治疗师通过在患者胸壁上加压并摇震，使气道内浓稠的分泌物松开，并从远端向近端移动。方法：嘱咐患者深吸一口气，在吸气末，治疗师开始摇震并加压患者的胸壁，此摇震力一直持续至呼气结束。操作时，治疗师的双手可置于患者胸壁两侧，或并置于胸壁一侧，或双手重叠置于一侧。禁忌证：与叩击法相同。

（5）体位引流（postural drainage）　是将支气管树置于某种位置，通过重力的作用，使肺部某一特定部位的分泌物易于排出。方法：根据支气管树的走形和分泌物所在的不同肺叶，选择恰当的引流体位（表3-13-1）。为加强疗效，体位引流同时，常配合叩击法和摇震法。患者体位的选择，还应根据病情而定。禁忌证：心血管系统不稳定；肺水肿；头颅术后；食道术后；切开心包膜的肺切除术后。

5. 吸入治疗（inhalation therapy）

当患者呼吸道内分泌物粘稠不易排出时，通常先进行吸入治疗，治疗结束15～20分钟后，再采取哈气、咳嗽、叩击、摇震及体位引流等清除分泌物的方法，这样使药物或蒸汽能充分发挥作用，提高疗效。

表 3-13-1　肺部引流体位

肺叶或肺段	体位
双上叶尖段前部	躯干后倾坐位
双上叶尖段后部	躯干前倾坐位
双上叶前段	仰卧位
左上叶后段	右侧卧位，左侧向前转 45°，头侧抬高 45°
右上叶后段	左侧卧位，右侧向前转 45°
左舌叶	右侧卧位，左侧向后转 45°，头低位 30°
右中叶	左侧卧位，右侧向后转 45°，头低位 30°
双下叶前基底段	仰卧，头低位 45°
双下叶后基底段	俯卧，头低位 45°
双下叶背段	俯卧位
左下叶外基底段和右下叶内基底段	右侧卧，头低位 45°
右下叶外基底段	左侧卧，头低位 45°

6. 躯干活动

通过颈、肩、胸壁、脊柱、肢体等主要部位的主动活动，增加关节活动度，促进肌肉放松，提高胸壁及整个躯体的柔韧性。躯干活动常与呼吸运动相结合，以强化呼吸运动的作用。

7. 氧气治疗（oxygen therapy）

常用于以下适应证：①配合其他治疗，增加机体的氧储备，如在叩击、摇震、体位引流及吸痰时间断氧疗；②运动训练时，如果 $SaO_2 < 90\%$，可给予吸氧，以提高运动耐力；③持续低氧血症。氧疗浓度采用 $FiO_2 = 21 + 4 \times$ 氧流量，氧流量约为 1～3L/min，运动时氧流量＜5L/min。家庭氧疗可以减轻肺动脉高压和肺心病，提高活动耐力，延长生命。但是，吸入任何高于大气氧浓度（在海平面为 21%）的氧气，均属于药物治疗，应在医生指导下进行。

8. 高频电疗法

主要利用其消炎作用治疗肺部感染。

四、营养治疗

多数 COPD 患者存在营养不良问题，尤其肺气肿病人，出现体重明显下降。营养不良使包括呼吸肌在内的骨骼肌肌力降低，肌肉萎缩，活动耐力进一步下降；营养不良使机体免疫力下降，感染性并发症增多；营养不良还使肺部病损进一步加重，使与肺部疾病有关的住院率、住院时间、死亡率等升高。所以，对于营养不良的病人，营养支持疗法必不可少。尤其术前肺气肿患者，营养状况的改善可以降低手术风险，加快术后的恢复，提高手术成功率。1997 年，卫生部“八五”攻关课题对我国 COPD 患者营养状况进行了调查研究，并设计出饮食指导软件系统，为我国 COPD 患者的营养治疗提供了科学依据和指导方案。

五、心理治疗

COPD患者由于长期受疾病困扰，呼吸功能受损，活动耐力下降，甚至日常生活难以自理，社会交往明显减少，由此，常出现焦虑、抑郁、性情急躁等心理行为障碍，使生活质量进一步降低。心理治疗可以改善异常的心理状态，同时，有助于患者以积极主动的态度参与康复治疗，提高疗效。对于术前病人，心理治疗可使患者以平静的心态迎接手术，是术前准备的重要内容。

六、健康教育

为获得满意的康复治疗效果，患者及其家属的积极配合和自觉主动参与是非常重要的，而这种自觉程度是建立在对疾病和康复治疗的认识基础之上，所以，对患者及其家属进行有关疾病知识及康复意义的教育，是康复治疗顺利进行并取得良好效果的重要保证。教育内容主要包括：简介呼吸系统解剖及生理功能；COPD的病因和主要病理改变；康复治疗的意义、方法和注意事项；纠正不良的生活习惯，如戒烟，建立健康的生活方式；以及肺气肿手术的有关知识，等等。

康复诊断：慢性阻塞性肺病恢复期

康复处方：

1. 症状限制性运动试验；

2. 根据运动试验结果制定有氧运动处方；

3. 放松训练，尤其以颈部、肩部及上胸部等肌肉为主；

4. 纠正异常呼吸运动，腹式一缩唇呼吸训练；

5. 清除气道分泌物，包括咳嗽或哈气训练，必要时给予雾化吸入；

6. 高频电疗，如：短波，于气管部位前后对置，微温量，20分钟；

根据患者情况，2～4周再评定，调整康复处方。

Summary

Chronic obstructive pulmonary disease (COPD) is characterized by obstruction of airway, mainly including chronic bronchitis and obstructive emphysema. It is the fifth leading cause of death in the United States. Its incidence is high in China as well and is increasing with the increasing life expectancy of the general population. In the United States, 50% of patients have activity limitations, 25% are bed disabled. It is the fourth cause of major activity limitation. The main dysfunction of patients with COPD is progressive physical deconditioning. Pulmonary rehabilitation was defined as a multidimensional continuum of services directed to persons with pulmonary disease and their families, usually by an interdisciplinary team of specialists, with the goal of achieving and maintaining the individual's maximum level of independence and functioning in the community. Patient evaluation before and after rehabilitation program is important. It includes history exploration for pulmonary disease, the presence of symptoms especially dyspnea assessment, physical examination, chest radiograph, pulmonary function, arterial blood gases, clinical exercise test, quality of life (QOL), nutrition and psychological condition. A comprehensive rehabilitation program should be organized by a interdisciplinary team. It can consist of doctors of respiratory medicine and rehabilitation medicine, physical therapists, nurses, psychologists and dieticians. The pulmonary rehabilitation for patients with COPD includes reconditioning aerobic exercise, chest physiotherapy, counseling and education (cessation of smoking), nutrition and psychological therapy. The chest physiotherapy consists of breathing retraining (such as diaphragmatic breathing and pursed lip exhalation), airway secretion elimination (such as coughing, huffing, percussion, vibration and postural drainage), relaxation exercises, inspiratory muscle exercise, trunk mobilization exercise, inhalation therapy, oxygen therapy and physical modalities therapy (such as short wave therapy). By review, all studies indicated that pulmonary rehabilitation results in significant increases in ambulation capacity and exercise endurance of patients with mild or advanced COPD. Most of them reported significant decreases in perception of dyspnea, and improvements in confidence and general well-being. Quality of life measures and hospitalization rates were also reported to be significantly improved in the majority of studies. But pulmonary function parameters, such as FEV1, did not significantly improve in many studies. Outcomes were equivalent for inpatient and outpatient programs, although many of the outpatient programs were predominantly home based. The benefits of rehabilitation can extend to all patients with COPD, regardless of the severity of pulmonary disease.

(黄 真)

英语专业词汇索引

J

K

L

M

N

O

P

Q

R

S

参 考 文 献

1. Michael P. Barnes，Anthony B. Ward. Textbook of Rehabilitation Medicine. UK：Oxford University Press，2000
2. Randall L. Braddom. Physical Medicine & Rehabilitation. 2nd edition. USA，Philadelphia，W. B. Saunders Company，2000
3. Joel A. DeLisa. Physical Medicine and Rehabilitation，Principles and Practice. 4th edition. USA，Philadelphia：Lippincott Williams & Wilkins，2005
4. 殷秀珍主编．康复医学．北京：北京医科大学出版社，2002
5. 南登昆主编．康复医学．第三版．北京：人民卫生出版社，2004
6. 卓大宏主编．康复医学．第二版．北京：华夏出版社，2001
7. 周士枋，范振华，主编．实用康复医学（修订本）。南京：东南大学出版社出版，1998
8. 缪鸿石主编．康复医学理论与实践．上海：上海科学技术出版社，2000
9. 励建安，王彤．康复医学，第二版．北京：科学出版社，2002
10. 黄永禧主译．中风病人的运动再学习方案．北京：北京医科大学出版社，1999
11. 窦祖林主编．痉挛——评定与治疗．北京：人民卫生出版社，2004
12. 燕铁斌，窦祖林，主编．实用瘫痪康复．北京：人民卫生出版社，1999
13. Wall PD. and Melzack R. Textbook of Pain. 4th edition London：Churchill Livingstone，2000
14. Kirtley C. Clinical Gait Analysis：Theory and Practice. Washington：Churchill Livingstone，2005